獣医学教育モデル・コア・カリキュラム準拠

獣医免疫学

―― VETERINARY IMMUNOLOGY ――

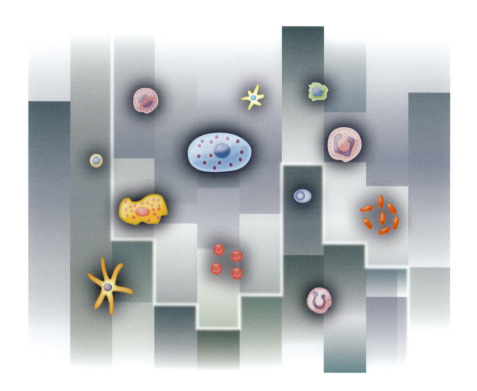

監修　池田 輝雄　小川 健司　松本 安喜

緑書房

はじめに

　免疫応答は，ウイルス，細菌，真菌，寄生虫などの多様な病原体に対する複雑な生体防御システムであるが，現在では生体恒常性維持のひとつの機構であるとも考えられるようになった。免疫応答における複雑な細胞間相互作用は，免疫担当細胞あるいはその細胞が放出する活性物質間の相互作用に基づくものであることが明らかにされている。しかし，免疫応答の全容解明には未だ多くの課題が残されており，その全貌を分子，細胞，組織，臓器そして個体のレベルで正しく理解することは困難である。さらに，獣医学における免疫学は動物種によりその機構が異なるために，より複雑なものとなっている。免疫学は，新しい技術と知見を導入しながら現在も進歩を続けている発展途上の生命科学の中心分野である。だからこそ，その基本を理解する必要がある。

　免疫学の基礎知識は，基礎獣医学を習得するためにも必要不可欠であるとともに，臨床獣医学を習得するための基盤にもなっている。多数の学科目のひとつとして，限られた時間のなかで免疫学の基礎と応用を学び，理解しようとする学生諸君にとって，全てをフォローすることが難しいのは言うまでもない。

　本書は，2011年3月「獣医学教育モデル・コア・カリキュラム」が策定されたことから，その一般目標および達成目標に準拠した免疫学のテキストとして企画された。獣医学部生として身につけるべき免疫学の基礎知識（基本を中心に応用まで）を理解し，日常学習や獣医学共用試験および国家試験対策に役立つことを念頭に執筆・編集している。

　本書ではこの点に配慮し，前半の章では，学生諸君が免疫学の全体像を理解するうえで重要な原理をわかりやすく記載し，最新の知見を含め詳細に解説した。また，ひとつの事柄について多くの箇所で繰り返し同様の記載がみられるが，これは各事項の相互関係と意義とを，わかりやすく体系的に理解できるよう記述した結果である。抗原抗体反応を中心とした免疫反応が各種疾患の検査，診断，治療に応用されていることから，後半の章ではそれらの原理の理解と，疾患に対する応用の意義などが正しく身につくよう構成した。

　今後の獣医学を担う学生諸君にとって，本書が免疫学の十分な基盤の一助となることを願っている。

　最後に，分担執筆に快く応じていただいた先生方と，編集・刊行の労をとられた緑書房編集部および関係各位に深謝する。

平成27年2月

監修者を代表して　池田　輝雄

監修者および執筆者一覧

所属：2018年3月現在／五十音順

監修者

池田　輝雄	麻布大学	
小川　健司	国立研究開発法人理化学研究所	
松本　安喜	東京大学	

執筆者

間　　陽子	国立研究開発法人理化学研究所	第6章
池田　輝雄	上掲	第2章，第15章
岡村　雅史	北里大学	第14章
岡本まり子	麻布大学	第2章，第5章
小川　健司	上掲	第1章
後藤　康之	東京大学	第4章
今内　　覚	北海道大学	第13章
清水　　隆	山口大学	第3章
下島　昌幸	国立感染症研究所	第7章
杉浦喜久弥	大阪府立大学	第11章
竹嶋伸之輔	国立研究開発法人理化学研究所	第6章
田中あかね	東京農工大学	第10章
田仲　哲也	鹿児島大学	第2章
前田　貞俊	岐阜大学	第9章
松本　安喜	上掲	第2章
保田　昌宏	宮崎大学	第12章
横山　直明	帯広畜産大学	第8章

獣医学教育モデル・コア・カリキュラム準拠
獣医免疫学

カラーページ

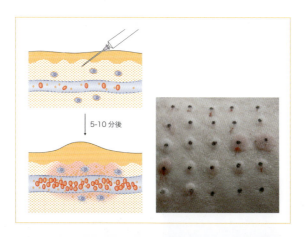

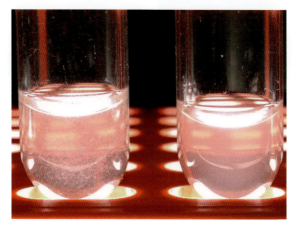

第4章

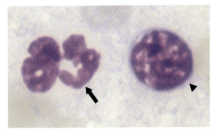

口絵 4-1
好中球の分葉核(矢印)とリンパ球の単核(矢頭)

第6章

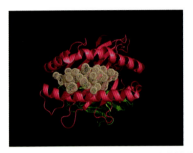 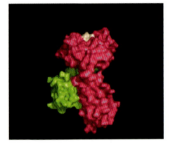

口絵 6-1　MHC クラス I 分子の立体構造
MHC クラス I 分子を TCR 側から見たときの立体構造(左)と横から見た図(右)。赤はクラス I α鎖,緑は β2 ミクログロブリン,肌色は抗原ペプチドを示している。α1 ドメインおよび α2 ドメインで構成されるペプチド収容溝は両端が閉じられており,8〜10 アミノ酸のペプチドが結合し,T細胞に提示される。立体構造構築には,HLA-A2 分子に Epstein-Barr virus の EB2 タンパク質由来ペプチドが結合しているものを使用した(PDB:3MRE)。

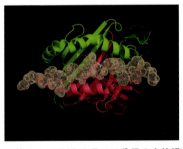 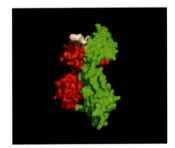

口絵 6-2　MHC クラス II 分子の立体構造
MHC クラス II 分子を TCR から見たときの立体構造(左)と横から見た図(右)。赤はクラス II α鎖,緑はクラス II β鎖,肌色は抗原ペプチドを示している。α1 ドメインおよび α2 ドメインで構成されるペプチド収容溝は両端が開いており,9〜30 アミノ酸のペプチドが結合し,T細胞に提示される。立体構造構築には HLA-DR2 分子に Myelin basic protein 由来ペプチドが結合しているものを使用した(PDB:1FV1)。

第9章

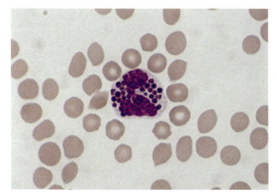

口絵 9-1 チェディアック・東症候群のウシに認められた好酸球
細胞質内に巨大顆粒を認める。
（写真提供：東京大学名誉教授 小川博之先生，浜名克巳監修．カラーアトラス 牛の先天異常．学窓社．2006 より転載）

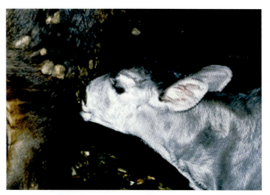

口絵 9-2 チェディアック・東症候群のウシに認められた被毛の退色
（写真提供：東京大学名誉教授 小川博之先生，浜名克巳監修．カラーアトラス 牛の先天異常．学窓社．2006 より転載）

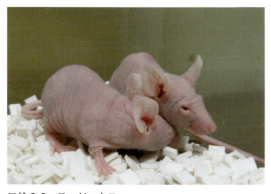

口絵 9-3 ヌードマウス
胸腺を欠く以外に，体毛も欠如している。
（写真提供：岐阜大学生命科学総合研究支援センター動物実験分野 平田暁大先生）

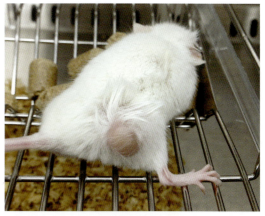

口絵 9-4 イヌの肥満細胞腫を移植された non-obese diabetic（NOD）/SCID マウス
重度な免疫不全が生じていることから，イヌの肥満細胞腫が拒絶されることなく生着する。
（写真提供：山口大学共同獣医学部臨床病理学分野 水野拓也先生）

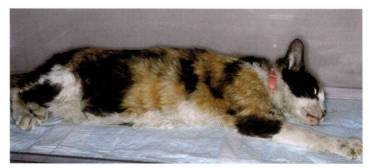

口絵 9-5 FIV に感染したネコにおける免疫不全の発症
免疫不全を発症したネコは易感染性を示し，やがて死亡する。
（写真提供：大草動物病院 大草潔先生）

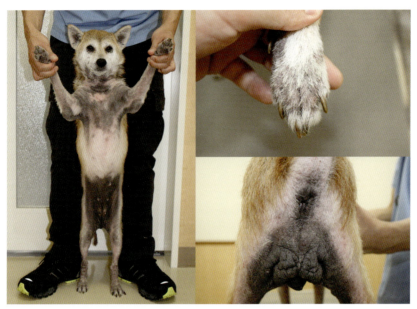

口絵 9-6　犬アトピー性皮膚炎に罹患したイヌ
重度の瘙痒を示し，腋窩部，下腹部，肢端部および会陰部において紅斑，脱毛，苔癬化，色素沈着および脱毛が認められている。

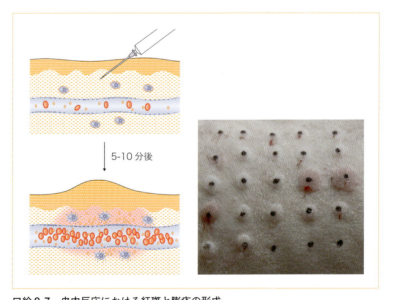

口絵 9-7　皮内反応における紅斑と膨疹の形成
抗原の皮内投与によって，マスト細胞からヒスタミンなどが放出され，血管の拡張と透過性の亢進が生じる（左図）。このような変化は，肉眼的には紅斑や膨疹として認められる（右写真）。

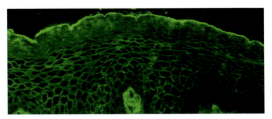

口絵 9-8 表皮細胞間に存在する接着分子への自己抗体の結合
表皮細胞間に結合したイヌ IgG を，抗イヌ IgG 抗体（緑蛍光色）を用いて検出している。
（写真提供：東京農工大学農学部共同獣医学科獣医内科学研究室 西藤公司先生）

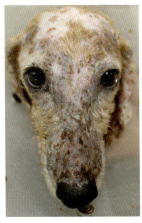

口絵 9-9 天疱瘡のイヌに認められたびらん性皮膚病変
顔面に痂皮に覆われたびらん性病変が認められる。

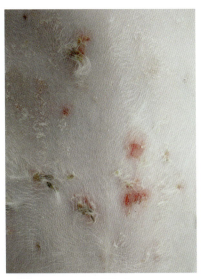

口絵 9-10 イヌの多形紅斑
下腹部にびらん，痂皮および鱗屑が認められる。

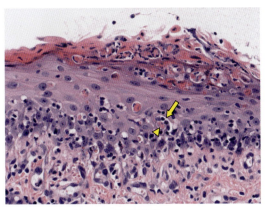

口絵 9-11 多形紅斑の病理組織像
リンパ球の衛星現象（矢印）とケラチノサイトのアポトーシス（矢頭）が認められる。
（写真提供：岐阜大学応用生物科学部共同獣医学科獣医病理学研究室 酒井洋樹先生）

第12章

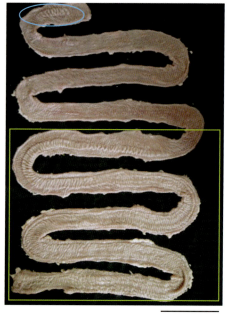

口絵12-1 子ウシのパイエル板
子ウシのパイエル板は回腸パイエル板（四角内）と空腸パイエル板（楕円内）の2種類がある。

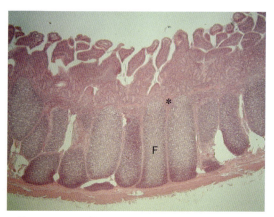

口絵12-2 子ヤギ（8カ月齢）の回腸パイエル板
長楕円形のリンパ濾胞（F）が密に存在し，狭小な濾胞間領域（*）がある。

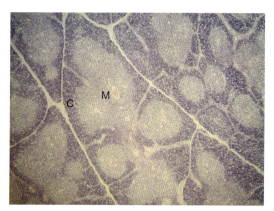

口絵12-3 子ウシ（5カ月齢）の胸腺
胸腺小葉が明瞭で髄質（M）と皮質（C）が認められる。

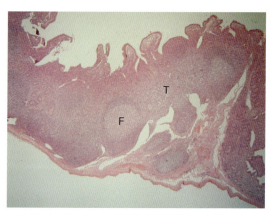

口絵12-4 子ヤギ（8カ月齢）の空腸パイエル板
瓜実状のリンパ濾胞（F）が散在的に存在し，広い濾胞間T細胞領域（T）が認められる。

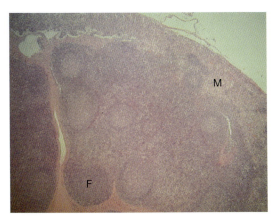

口絵 12-5　子ブタ（7 カ月齢）の腸管膜リンパ節
皮質にあるリンパ濾胞（F）が中心部に，髄質（M）が辺縁部に認められる。

第14章

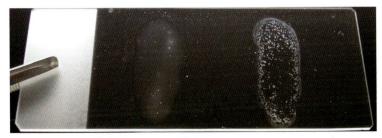

口絵 14-1　直接凝集反応（スライド凝集反応）
サルモネラの血清型別において，スライドグラス上でサルモネラの菌液に各種抗 O 抗原血清を混和し，凝集反応をみる。左は陰性反応（抗 O7 抗原血清を使用），右は陽性反応（抗 O9 抗原血清を使用）を示す。この結果は，本サルモネラ菌株が O9 群の血清型であることを示している。

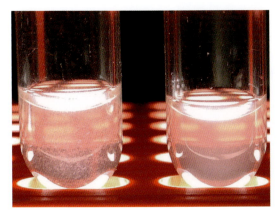

口絵 14-2　試験管内凝集反応
サルモネラの血清型別において，試験管内のサルモネラの死菌液に各種抗 H 抗原血清を混和し，凝集反応をみる。左は陽性反応（抗 i 抗原血清を使用），右は陰性反応（抗 G 抗原血清を使用）を示す。この結果は，本サルモネラ菌株が i の H 抗原を有することを示している。

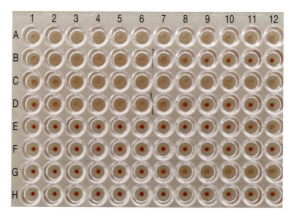

口絵14-3 ニューカッスル病ウイルスを用いた赤血球凝集抑制試験

ウイルスを含む（と予想される）異なる4種類の試料をそれぞれAとB（試料1），CとD（試料2），EとF（試料3），GとH列（試料4）でマイクロプレートの左から右（1→12）へ2倍希釈し（2～4,096倍），次にB，D，F，H列に一定量・既知濃度のニューカッスル病ウイルス抗血清を添加する。さらに，全てのウェルに一定量の鶏赤血球を加えて反応させ，凝集を示す最大希釈倍率からウイルス力価を定量する。ここまでの段階で試料の濃度は4～8,192倍となる。この写真では，ウイルス力価はAから順に，>8,192，126，>8,192，126，<4，<4，<4，<4となる。ただし，B，D，F，H列は抗血清存在下でのHA価である。すなわち，試料1および2にはウイルスが含まれており，抗血清の存在によってその赤血球凝集が抑制されている（HA価は大きく低下している）。試料3および4では赤血球が凝集せず，抗血清の存在による変化もないため，これらの試料にはウイルスが含まれていなかったと考えられる。

なお，試料2のCおよびD列の2および4倍希釈のウェルは凝集陰性のように見えるが，これは抗原量過多によるゾーン現象の一種と考えられる。

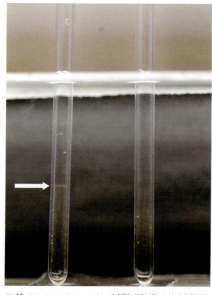

口絵14-4 アスコリー試験（炭疽の血清学的検査）

左が感染動物由来検体の加熱抽出ろ液を炭疽抗血清に重層したもので，境界面に形成された白い沈降輪が観察される（矢印）。右は同一検体を陰性血清に重層したものである。

免疫学

モデル・コア・カリキュラム　全体目標

　免疫学は，臨床および基礎を問わずすべての分野に関連する自己・非自己認識機構を体系的に理解するものである。最も重要な生体機能のひとつである免疫反応は，生体のホメオスタシスの維持から重度の疾患に至るまで，幅広く生命現象に関わっている。さらに免疫系は，細胞分化などを理解する上にも必要不可欠な要因を多く含んでいる。免疫系の基本的なしくみと働きを理解し，さらに免疫学と他の教科との関連づけができる応用力を修得する。

＊本書は獣医学教育モデル・コア・カリキュラム講義科目 2-2 免疫学の共通テキストです。

獣医免疫学

目　次

はじめに 3
監修者および執筆者一覧 4
カラーページ 5
免疫学　モデル・コア・カリキュラム全体目標
　　　　　　　　　　　　　　　　　............. 13
略語表 20

第1章　免疫学の歴史および免疫担当細胞の発生と働き 22

1-1. 免疫学の歴史 22
1. 免疫 immunity の古典的概念 22
2. 免疫学 immunology のはじまり 23
3. 病原微生物の発見と免疫学の黎明 23
4. ABO血液型の発見 24
5. クローン選択説 24
6. クローン選択説の証明 25
　　1）免疫寛容の発見 25
　　2）抗体分子の構造 25
　　3）モノクローナル抗体 25
7. 自然免疫の再発見 26

1-2. 免疫担当細胞の発生と働き 26
1. 血中の細胞成分とエフェクター機能 26
2. リンパ組織 27
　　1）リンパ組織の分布とリンパ球の流れ 27
　　2）リンパ組織の構造 28
　　3）粘膜関連リンパ組織 29

演習問題 30
解答 31

第2章　免疫の概念 32

2-1. はじめに 32
2-2. 免疫とは 32
2-3. 免疫担当細胞は骨髄由来である 33
2-4. 自然免疫で働く免疫担当細胞 33
2-5. 病原体 33
2-6. 感染に伴う免疫応答の推移 34
1. 自然免疫 34
2. 獲得免疫 35

2-7. 自然免疫と獲得免疫の抗原認識 35
2-8. 自然免疫 36
1. 病原体の侵入 36
2. 作用機序 37

2-9. 獲得免疫 37
1. 抗原認識 37
2. 内在性抗原に対する免疫応答 37
3. 外来性抗原に対する免疫応答 38
　　1）CD4陽性T細胞の活性化とヘルパーT細胞への分化 38
　　2）サイトカインによる免疫作用の増強 38
　　3）抗体による免疫作用 39
4. 一次免疫応答と二次免疫応答 39

2-10. 体液性免疫応答 42
1. B1細胞 43
2. B2細胞 44

2-11. 細胞性免疫応答 44
2-12. 遺伝子再編成によるリンパ球抗原レセプターの多様性 44

演習問題 46
解答 47

第3章　自然免疫における防御機構 48

3-1. 物理的・化学的生体防御機構 48
1. 物理的防御因子 48
2. 抗菌物質・抗菌ペプチド 48
3. 補体 49
　　1）補体の活性化経路 49
　　2）補体による作用 50

3-2. TLR と NLR ... 51
  1. Toll-like receptors（TLR） ... 51
  2. NOD-like receptors（NLR） ... 53
  3. RIG-I-like receptors（RLR） ... 54
演習問題 ... 55
解答 ... 56

第4章 感染症に対する自然免疫 ... 58

4-1. 病原体排除と自然免疫 ... 58
  1. 異物の認識 ... 58
  2. 感染初期における炎症反応 inflammation ... 58

4-2. 自然免疫の防御機構 ... 60
  1. 補体 ... 60
    1）補体とは ... 60
    2）補体活性化経路 ... 60
  2. 抗菌ペプチド，CRP ... 61
  3. マクロファージ ... 61
    1）マクロファージとは ... 61
    2）マクロファージの機能 ... 61
  4. 好中球 ... 62
    1）好中球とは ... 62
    2）好中球の機能 ... 63
  5. NK 細胞 ... 63
    1）NK 細胞とは ... 63
    2）NK 細胞の活性化 ... 63

4-3. まとめ ... 64
演習問題 ... 65
解答 ... 66

第5章 獲得免疫における B 細胞 ... 68

5-1. 抗体の構造と機能 ... 68
  1. 抗体の基本構造 ... 68
    1）H 鎖と L 鎖 ... 68
    2）V 領域と C 領域 ... 68
    3）Fab と Fc ... 69
    4）F(ab')$_2$ ... 69
  2. 抗体と特異抗原の結合 ... 69
  3. 抗体の主な作用 ... 70
    1）凝集 ... 70
    2）中和 ... 70
    3）オプソニン化 ... 71
    4）補体の活性化 ... 71
    5）抗体依存性細胞傷害作用 ... 71
    6）マスト細胞・好塩基球の活性化 ... 71
  4. 抗体のクラス ... 72
    1）IgG ... 72
    2）IgM ... 72
    3）IgE ... 72
    4）IgA ... 72
    5）IgD ... 72

5-2. B 細胞の分化と多様性の形成 ... 73
  1. B 細胞レセプター ... 73
  2. B 細胞の分化 ... 73
    1）プロ B 細胞 ... 73
    2）プレ B 細胞 ... 74
    3）未熟 B 細胞 ... 75
    4）成熟 B 細胞・形質細胞 ... 75
  3. B 細胞の多様性の形成 ... 75
    1）免疫グロブリン遺伝子の構造 ... 76
    2）抗体遺伝子の再編成 ... 76
    3）遺伝子再編成による多様性形成 ... 76

5-3. 抗体のクラススイッチと体細胞高頻度突然変異 ... 78
  1. クラススイッチ ... 78
  2. 体細胞高頻度突然変異 ... 80

5-4. GALT における抗体の多様性形成 ... 81
演習問題 ... 84
解答 ... 85

第6章 獲得免疫における主要組織適合遺伝子複合体（MHC）と抗原提示細胞 ... 86

6-1. 主要組織適合遺伝子複合体 ... 86
  1. 抗原提示能を担う MHC ... 86
  2. 内在性抗原と外来性抗原 ... 87
  3. MHC クラス I 分子とクラス II 分子の構造 ... 87
    1）内在性抗原ペプチドを提示する MHC クラス I 分子の構造 ... 87
    2）外来性抗原ペプチドを提示する MHC クラス II 分子の構造 ... 88

  4．抗原の処理と提示 ································ 88
   1）MHC クラス I 分子による内在性抗原の
    プロセシング提示機構 ···················· 89
   2）MHC クラス II 分子による外来性抗原の
    プロセシング提示機構 ···················· 89
6-2．T 細胞による抗原認識と T 細胞活性化
  ··· 91
  1．MHC 分子を介した T 細胞の活性化 ····· 91
   1）CD8 陽性 T 細胞による認識と免疫応答 ····· 91
   2）CD4 陽性 T 細胞による認識と免疫応答 ····· 92
   3）クロスプレゼンテーション ··············· 92
   4）T 細胞活性化と補助刺激分子 ············ 92
6-3．抗原提示細胞の種類 ······················· 92
6-4．MHC の多様性 ······························ 93
  1．MHC の遺伝子構成 ································ 93
  2．MHC の多型性 ·· 95
  3．MHC の拘束性 ·· 95
  4．MHC の多型性と多重性 ························ 95
演習問題 ·· 97
解答 ·· 98

第7章　獲得免疫における T 細胞 ·········· 100

7-1．T 細胞レセプターの基本構造 ······ 100
7-2．T 細胞の産生と多様性 ················· 100
  1．T 細胞の分化 ·· 100
  2．T 細胞の成熟 ·· 101
  3．TCR の再編成 ·· 101
7-3．T 細胞による特異的抗原認識 ····· 102
  1．TCR による抗原認識 ···························· 102
  2．T 細胞による免疫応答 ·························· 102
   1）CD4 陽性 T 細胞の分化と免疫応答 ······ 103
   2）CD8 陽性 T 細胞の分化と免疫応答 ······ 103
  3．免疫記憶 ·· 104
演習問題 ·· 105
解答 ·· 106

第8章　感染に対する獲得免疫 ············ 108

8-1．ウイルス感染に対する獲得免疫 ······ 108
  1．ウイルスの侵入に対する反応 ············ 108
  2．ウイルス感染に対する特異的な獲得免疫 ····· 109

   1）体液性免疫 ··································· 109
   2）細胞性免疫 ··································· 109
  3．ウイルスにおける免疫応答からの回避機構
   ·· 110
  4．ウイルス感染に対する免疫過敏症 ···· 110
8-2．細菌感染に対する獲得免疫 ········ 110
  1．細菌の侵入に対する反応 ···················· 110
  2．細菌に対する獲得免疫の種類 ············ 111
   1）侵入した細菌への特異的な獲得免疫 ······ 111
   2）外毒素産生細菌に対する獲得免疫 ······ 112
   3）細胞内寄生細菌に対する獲得免疫 ······ 112
  3．細菌における免疫応答からの回避機構 ····· 112
  4．細菌感染に対する免疫過敏症 ············ 112
8-3．原虫・蠕虫・ダニなどの寄生虫感染症
   に対する獲得免疫 ························· 113
  1．原虫に対する獲得免疫 ·························· 113
   1）原虫における免疫応答からの回避機構 ····· 113
   2）原虫感染に対する免疫過敏症 ········· 114
  2．蠕虫に対する獲得免疫 ·························· 114
  3．マダニに対する獲得免疫 ···················· 116
演習問題 ·· 117
解答 ·· 119

第9章　宿主防御機構の破綻
（免疫不全とアレルギー） ·········· 120

9-1．免疫不全とは ································· 120
9-2．先天性免疫不全症 ·························· 120
  1．自然免疫系の異常 ································ 120
   1）チェディアック・東症候群 ··········· 120
   2）白血球粘着不全症 ························· 120
  2．獲得免疫系の異常 ································ 121
   1）ガンマグロブリン欠乏症 ··············· 121
   2）胸腺形成不全症 ····························· 122
   3）重症複合免疫不全症 ····················· 122
9-3．後天性免疫不全症 ·························· 122
  1．ウイルス感染による免疫不全症 ········ 122
  2．栄養不良による免疫不全症 ················ 122
   1）微量元素の欠乏症 ························· 123
   2）ビタミン欠乏症 ····························· 123
  3．医原性による免疫不全症 ···················· 123
9-4．アレルギーとは ····························· 123

 1. Ⅰ型アレルギー　124
 2. Ⅱ型アレルギー　124
 3. Ⅲ型アレルギー　125
 4. Ⅳ型アレルギー　126
 5. アレルギーの治療　127
演習問題　128
解答　129

第10章　腫瘍免疫　130

10-1. 腫瘍発生のメカニズム　130
 1. 癌遺伝子　130
 2. 癌抑制遺伝子　131

10-2. 腫瘍に対する免疫機構　131
 1. 免疫学的監視　131
 2. 獲得免疫系への橋渡し　132
 3. 腫瘍抗原と免疫応答　132
  1) NK細胞の腫瘍に対する免疫反応　134
  2) リンパ球の腫瘍に対する免疫反応　134
  3) NKT細胞の腫瘍に対する免疫反応　135

10-3. 腫瘍の免疫回避機序　135
 1. 免疫原性の喪失　135
 2. 腫瘍細胞による宿主免疫の抑制　136
  1) 制御性T細胞による免疫抑制　136
  2) CD95の調節による免疫抑制　136

10-4. 腫瘍に対する免疫療法　137
 1. 免疫療法の概念　137
 2. 主に患者体内で免疫担当細胞を活性化させる方法　137
  1) 抗体　137
  2) タンパク質　138
  3) ペプチドワクチン　138
  4) DNAワクチン　138
 3. 体外で培養した免疫担当細胞を患者体内に戻す方法　139
  1) T細胞移入療法　139
  2) 樹状細胞移入療法　139
  3) LAK細胞療法　140
 4. 特殊な腫瘍　140
 5. 免疫療法の問題点—癌細胞の不均一性　140

演習問題　142
解答　143

第11章　輸血，移植免疫および生殖免疫　144

11-1. 輸血　144
 1. 各種動物の血液型　144
 2. 輸血反応　144
 3. 新生子溶血症　145

11-2. 移植免疫　146
 1. 移植の種類　146
 2. 移植片拒絶反応の種類　146
  1) 超急性拒絶　146
  2) 急性拒絶　146
  3) 慢性拒絶　146
 3. 同種移植片拒絶のメカニズム　147
  1) 抗原提示　147
  2) 抗原認識　147
  3) T細胞の活性化　147
  4) 移植片対宿主反応　148
 4. 拒絶反応の抑制　148
 5. 動物における移植の実際　149

11-3. 生殖免疫　149
 1. 受精時の免疫抑制機構　149
 2. 妊娠時の免疫抑制機構　149
 3. 母子間の抗体移行　150
  1) 出生前の抗体移行　150
  2) 出生後の抗体移行　150

演習問題　152
解答　155

第12章　動物種による免疫系の特性　156

12-1. 免疫系組織　156
 1. 一次リンパ組織　156
 2. 二次リンパ組織　156
 3. リンパ組織と免疫応答　157

12-2. リンパ球　157
 1. リンパ球の分布割合　157
 2. 動物種によるリンパ球の違い　157

12-3. 免疫グロブリン　158
 1. 初乳中の免疫グロブリン　159

2. 各動物種の免疫グロブリンクラスの特徴 …… 159
      1) ウマ …… 159
      2) ウシ …… 160
      3) ブタ …… 160
      4) ニワトリ …… 160
      5) イヌ …… 160
      6) ネコ …… 160
      7) その他 …… 160
12-4. 抗原結合レセプターの多様性産生 …… 160
   1. 各動物種におけるBCRの多様性産生機構の特徴 …… 161
      1) ヒトやマウス …… 161
      2) ウマ …… 161
      3) ニワトリ …… 161
      4) ウサギ …… 161
      5) ヒツジやウシ …… 162
      6) ブタ …… 162
      7) イヌ …… 162
   2. 各動物種におけるTCRの多様性産生機構の特徴 …… 162
演習問題 …… 164
解答 …… 165

第13章 ワクチン …… 166

13-1. ワクチンとは …… 166
   1. ワクチンの概要 …… 166
   2. ワクチンの歴史 …… 166
      1) 最初のワクチン …… 166
      2) パスツールによる弱毒生ワクチン研究 …… 167
      3) 不活化ワクチンやトキソイドの発見 …… 168
13-2. ワクチンの種類 …… 168
   1. 現行ワクチン …… 168
      1) 生ワクチンの特徴 …… 168
      2) 不活化ワクチンの特徴 …… 169
   2. 新しいワクチン …… 170
      1) 作製方法によるワクチンの分類 …… 170
      2) 新しいアジュバント …… 172
13-3. ワクチンの機序 …… 173
   1. ワクチンの作用機序 …… 173
      1) 弱毒生ウイルスワクチン …… 173
      2) 弱毒生菌ワクチン …… 174
      3) 不活化ワクチン …… 174
   2. ワクチン効果による病原体の排除 …… 175
      1) 体液性免疫による病原体排除 …… 175
      2) 細胞性免疫による病原体排除 …… 176
13-4. ワクチンの使用方法 …… 177
   1. 投与量・接種方法 …… 177
      1) 弱毒生ワクチン …… 177
      2) 不活化ワクチン …… 177
      3) 母子免疫 …… 177
      4) 投与経路による発現抗体と効果の違い …… 177
      5) 混合ワクチン …… 177
      6) 多価ワクチン …… 177
      7) 単価ワクチン（単身ワクチン） …… 177
   2. ワクチンの接種時期 …… 177
13-5. ワクチンの実施 …… 178
   1. ワクチン効果の発現と持続性 …… 178
   2. ワクチンの有効性と有用性 …… 178
   3. ワクチンの安全性 …… 179
      1) 弱毒生ワクチン …… 179
      2) 不活化ワクチン …… 179
13-6. ワクチンの法的規制 …… 179
13-7. ワクチンの経済性 …… 179
演習問題 …… 181
解答 …… 182
   コラム　口蹄疫ワクチン（口蹄疫備蓄ワクチン） …… 183

第14章 抗原抗体反応を利用した検査法 …… 184

14-1. モノクローナル抗体の作製法 …… 184
14-2. 抗原抗体反応に基づく検査法 …… 186
   1. 凝集反応 …… 186
      1) 直接凝集反応（急速凝集反応および試験管内凝集反応） …… 186
      2) 間接（受身）凝集反応 …… 186
      3) 赤血球凝集試験および赤血球凝集抑制試験 …… 187
   2. 沈降反応 …… 187
      1) 免疫拡散法（ゲル内沈降反応） …… 187
      2) 重層法 …… 189

3）混合法 ……………………………… 189
3. 補体結合反応 ………………………… 189
4. 中和反応 ………………………………… 189
　1）ウイルス中和試験 ………………… 189
　2）毒素中和試験 ……………………… 189
5. 標識抗体法 ……………………………… 190
　1）蛍光抗体法 ………………………… 190
　2）酵素抗体法および酵素結合免疫吸着
　　（ELISA）法 ………………………… 191
　3）ウエスタンブロッティング ……… 192
　4）イムノクロマトグラフィー法 …… 193
演習問題 ………………………………… 194
解答 ……………………………………… 195

第15章 免疫担当細胞の分離法および免疫学的検査法 …… 196

15-1. 免疫担当細胞の代表的な細胞表面マーカーと分類 …… 196
1. CD分類 ………………………………… 196
2. その他の細胞表面マーカー …………… 197

15-2. 免疫担当細胞の検査法 …………… 197
1. 細胞の単離法 …………………………… 197
2. 末梢血からの密度勾配法によるリンパ球の単離 ……………………………… 197
3. 磁気ビーズ法によるリンパ球の単離 … 197
4. フローサイトメトリーによる細胞同定と単離 ……………………………… 198
　1）フローサイトメトリーの原理 …… 199
　2）データ処理系 ……………………… 199

15-3. リンパ球の機能解析 ……………… 199
1. 限界希釈法 ……………………………… 199
2. ELISpot法 ……………………………… 200
3. 細胞内サイトカインの測定 …………… 200
4. バイオセンサーによるレセプター・リガンド結合測定法 ……………………… 201
5. リンパ球幼若化試験 …………………… 201
6. 細胞傷害活性試験 ……………………… 202
　1）乳酸脱水素酵素（LDH）法 ……… 202
　2）FCM法 …………………………… 202
7. TUNEL法 ……………………………… 203
8. DNAマイクロアレイ ………………… 204

演習問題 ………………………………… 205
解答 ……………………………………… 207

索引 ……………………………………… 208

略語表

略語	英名	和名
ADCC	antibody-dependent cell-mediated cytotoxicity	抗体依存性細胞傷害
APC	antigen presenting cell	抗原提示細胞
BALT	bronchial-associated lymphoid tissue	気管関連リンパ組織
BCR	B cell receptor	B細胞レセプター
CPE	cytopathic effect	細胞変性効果
CRP	C-reactive protein	C反応性タンパク
CTL	cytotoxic T lymphocyte	細胞傷害性T細胞
GALT	gut-associated lymphoid tissue	腸管関連リンパ組織
FIV	feline immunodeficiency virus	猫免疫不全ウイルス
GvHR	graft versus host reaction	移植片対宿主反応
HEV	high endothelial venules	高内皮性小静脈
HLA	human leukocyte antigen	ヒト白血球型抗原
HvGR	host versus graft reaction	宿主対移植片反応
IEL	intraepithelial lymphocytes	腸管上皮内リンパ球
IFN	interferon	インターフェロン
IL	interleukin	インターロイキン
LPS	lipopolysaccharide	リポ多糖
MAC	membrane attack complex	膜侵襲複合体
MALT	mucosa-associated lymphoid tissue	粘膜関連リンパ組織
MHC	major histocompatibility complex	主要組織適合遺伝子複合体
NALT	nasal-associated lymphoid tissue	鼻咽頭関連リンパ組織
NK細胞	natural killer cell	ナチュラルキラー細胞
NKT細胞	natural killer T cell	ナチュラルキラーT細胞
NLR	NOD-like receptor	NOD様レセプター
PALS	periarterial lymphatic sheaths	小動脈周囲リンパ鞘
PAMPs	pathogen-associated molecular patterns	病原体関連分子パターン
Poly-IC	polyinosinic-polycytidylic acid	ポリイノシン・ポリシチジン酸
PRRs	pattern-recognition receptors	パターン認識レセプター
TAA	tumor associated antigen	腫瘍関連抗原
TCR	T cell receptor	T細胞レセプター
TGF	transforming growth factor	トランスフォーミング成長因子
Th細胞	helper T cell	ヘルパーT細胞
TLR	Toll-like receptor	Toll様レセプター
TNF	tumor necrosis factor	腫瘍壊死因子
Treg	regulatory T cell	制御性T細胞
TSA	tumor specific antigen	腫瘍特異抗原
VEGF	vascular endothelial growth factor	血管内皮成長因子

第1章 免疫学の歴史および免疫担当細胞の発生と働き

一般目標：免疫学の歴史上重要な発見および免疫担当細胞の発生と働きに関する基礎知識を修得する。

▶ **到達目標**
1) 免疫学において歴史上重要な発見をした人物とその発見を説明できる。
2) リンパ組織の分布や組織学的構造と機能，免疫担当細胞の種類とその分化過程およびその機能を説明できる。

▶ **学習のポイント・キーワード**
エドワード・ジェンナー，種痘，ロベルト・コッホ，ルイ・パスツール，ワクチンの確立，エミール・フォン・ベーリング，北里柴三郎，抗体の発見，イリヤ・メチニコフ，大食細胞の発見，カール・ラントシュタイナー，血液型の発見，フランク・マクファーレン・バーネット，クローン選択説の提唱，ピーター・ブライアン・メダワー，免疫寛容の発見，利根川進，抗体遺伝子の解明，ジョージ・ケーラー，セザール・ミルシュタイン，モノクローナル抗体の開発，ジュール・ホフマン，ブルース・ボイトラー，TLR発見，造血幹細胞（多能性造血幹細胞），リンパ系前駆細胞，骨髄系前駆細胞，単球，マクロファージ，樹状細胞，マスト細胞，顆粒球，多形核白血球，好中球，好酸球，好塩基球，B細胞，T細胞，形質細胞，NK細胞，ヘルパーT細胞，自然免疫，獲得免疫，B細胞レセプター（BCR），T細胞レセプター（TCR），遊走，マクロピノサイトーシス，貪食，抗原提示，リンパ組織，中枢（一次）リンパ組織，末梢（二次）リンパ組織，胸腺，骨髄，リンパ節，脾臓，扁桃，アデノイド，パイエル板，虫垂，リンパ管，リンパ濾胞，傍皮質部（T細胞領域），胚中心，輸入リンパ管，輸出リンパ管，脾臓，赤脾髄，白脾髄，B細胞コロナ，小動脈周囲リンパ鞘（PALS），高内皮性小静脈（HEV），粘膜関連リンパ組織（MALT），腸管関連リンパ組織（GALT），M細胞，気管関連リンパ組織（BALT），鼻咽頭関連リンパ組織（NALT），腸管上皮内リンパ球（IEL）

1-1. 免疫学の歴史
1. 免疫 immunity の古典的概念

「はしかや水疱瘡に一度罹ると二度と罹らない」ということは，一切の科学的知識を持たずとも，経験的に知ることができるだろう。一般的に，この現象を指して免疫とよぶ。文書に残る最古の記録は，紀元前430年の古代ギリシャにまでさかのぼる。アテナイの歴史家トゥキュディデスは，その著書『戦史』のなかで「ひとたび病気に罹った者は再び罹らず…」と記しており，現在のように免疫学が発達する遥か以前から，免疫は現象として認識されていたことがうかがえる（ただし，この著書は戦記であり，自然科学を著した書物ではない）。時代が下って14世紀にヨーロッパでペスト（黒死病）が大流行した際，一度罹患して回復した者は再び罹患しないことが再認識された。このとき，この現象は「課税や徴兵を免れる」という意味から免疫 immunity と名付けられた。つまり，本来免疫とは「再び罹らない」という現象を意味し，後述する獲得免疫 acquired immunity（適応免疫 adaptive immunity）を指す言葉として誕生した。

表 1-1　免疫学歴史年表

西暦	発見者	重要事項
1796	エドワード・ジェンナー（Edward Jenner）	種痘
1876	ロベルト・コッホ（Robert Koch）	病原性細菌の発見
1880	ルイ・パスツール（Louis Pasteur）	ワクチンの開発
1883	イリヤ・メチニコフ（Ilya Ilyich Mechnikov）	大食細胞の発見
1890	エミール・フォン・ベーリング（Emil Adolf von Berhring） 北里柴三郎	抗体の発見
1896	ジュール・ボルデ（Jules Jean Baptiste Vincent Bordet）	補体の発見
1901	カール・ラントシュタイナー（Karl Landsteiner）	ABO血液型の発見
1902	シャルル・ロベール・リシェ（Charles Robert Richet）	アナフィラキシーの発見
1917	カール・ラントシュタイナー（Karl Landsteiner）	抗ハプテン抗体の実験
1953	ピーター・ブライアン・メダワー（Peter Brian Medawar）	免疫寛容の発見
1957	フランク・マクファーレン・バーネット（Frank Macfarlane Burnet）	クローン選択説の提唱
1957	ジェームス・ゴーワンス（James Gowans）	リンパ球の機能を解明
1975	ジョージ・ケーラー（Georges Jean Franz Köhler） セザール・ミルシュタイン（César Milstein）	モノクローナル抗体の開発
1976	利根川進	免疫グロブリン遺伝子の解析
1996〜1998	ジュール・ホフマン（Jules A. Hoffmann） ブルース・ボイトラー（Bruce Alan Beutler）	TLRの発見

2. 免疫学 immunology のはじまり

　免疫学という学問の歴史（表1-1）は，18世紀後半（1796年），イギリスの医師，エドワード・ジェンナー（Edward Jenner）が，「牛痘に罹患したことのある患者は，天然痘に罹らない」という経験則を実験的に証明したことにはじまる。ジェンナーは，牛痘に罹患している女性の手首から膿汁を採取し，これを健康な少年に接種した。その後，少年が天然痘に罹らなくなっていることから，天然痘に対する免疫が人為的に誘導し得ることを証明したのである。ジェンナーは，この免疫誘導操作を，牝牛を表す"Vacca"から"Vaccination"（種痘）と名付けた。しかし，この段階での免疫学は単なる現象論にすぎなかった。それからなお100年もの間，病原体の存在すら知られていなかったからである。

3. 病原微生物の発見と免疫学の黎明

　19世紀に至り，ドイツのロベルト・コッホ（Robert Koch）が病原性細菌の存在を実験的に証明し，「感染症は病原微生物によって引き起こされる」ということが明らかとなった。続いて，フランスのルイ・パスツール（Louis Pasteur）が狂犬病や家禽コレラに対するワクチンの開発に成功している。

　1890年には，エミール・フォン・ベーリング（Emil Adolf von Berhring）と我が国の北里柴三郎が，ワクチンを受けた個体の血清中に病原菌と特異的に結合する物質を見出した。抗体 antibody の発見である。

　同じ頃，ロシアのイリヤ・メチニコフ（Ilya Ilyich Mechnikov）は，動物の体内に侵入した微生物を取り込んで消化するアメーバ状の細胞を発見し，これをマクロファージ（大食細胞）と名付けた。マクロファージは非特異的な生体防御を担っており，自然免疫 innate immunity の発見とも換言できる。

表1-2 クローン選択説の基本4原則

単一特異性	各リンパ球は単一特異性(1種類の抗原レセプター)を有する。
自己反応性クローンの消失	自己を認識するレセプターを持つリンパ球は発生初期に消失する。
抗原刺激による活性化	抗原とレセプターの相互作用によりリンパ球の活性化が起こる。
抗体特異性の不変	エフェクター細胞は，元来の特異性を変えない。

4. ABO血液型の発見

　1901年，オーストリアのカール・ラントシュタイナー(Karl Landsteiner)が，ABO血液型を発見した。この発見は，より安全な輸血を可能とし，同時に組織移植の可能性につながるものであった。実際にこれ以降多くの組織移植が試みられるようになる。しかし，輸血とは異なり組織移植は単純ではなかった。通常の組織は，赤血球とは比較にならないほど多様性に富み，複雑な細胞表面抗原(主要組織適合遺伝子複合体 major histocompatibility complex〔MHC〕)を備えている。すなわち，この抗原が一致しなければ，移植片の拒絶が起こるためである(第11章参照)。これらの現象を通じて，免疫とは，自己と非自己の識別機構であるという認識が定着するに至る。

　ラントシュタイナーは，ABO血液型の発見により，1930年にノーベル生理学・医学賞を受賞しているが，実はもうひとつの免疫学上の重要な発見をしている。それは，体内に侵入したあらゆる異物に対して抗体が産生されるということである。当初，抗体は一部の病原体に対してのみ誘導されるものと考えられてきた。ラントシュタイナーは，ハプテンを用いた抗体特異性に関する詳細な実験を行い，自然界に存在しない合成化合物を含むほとんどあらゆる分子に対して抗体が誘導されることを示した。つまり，抗体のレパートリーは無限ということになる。個体の遺伝子の数は，もちろん無限ではない。しかし，体内に侵入した，ありとあらゆる物質に対して抗体が誘導される。抗体の多様性はいかにして生み出されるのだろうか。生体はいかにして個々の外来性抗原に対応し，適当な抗体を産生し得るのだろうか。また，自己に対する抗体は産生されないのだろうか。

5. クローン選択説

　1950年代に至り，オーストラリアのフランク・マクファーレン・バーネット(Frank Macfarlane Burnet)がこの命題に対する仮説を提示した。これがクローン選択説である(表1-2)。クローン選択説は，多数の異なる抗体を産生する細胞が，あらかじめ生体内に存在することを前提としており，4つの原則からなっている。すなわち，①単一特異性：個々の細胞は，固有の特異性を有する免疫グロブリン分子(抗体)をそれぞれ1種類だけ細胞表面に発現しており，対応する抗原とのみ結合することができる。②自己反応性クローンの消失：自己に対する抗体を産生する細胞も存在するが，これらの細胞は発生初期に死滅する。③抗原刺激による活性化：生き残ったすべての細胞は，通常，休止状態にあり，抗原の刺激を受けると初めて活性化されて増殖し，同一の細胞集団(クローン)を生み出す。④抗体特異性の不変：活性化した細胞は，元来の特異性を変更せず，刺激を受けた抗原分子と結合する抗体を産生する細胞へと分化する，の4項目である。

6. クローン選択説の証明

1) 免疫寛容の発見

同じ頃，ピーター・ブライアン・メダワー(Peter Brian Medawar)は，マウスを用いた皮膚移植の実験から，免疫応答(移植片の拒絶)が起こらない免疫寛容 immune tolerance を発見した。メダワーは，胎生期あるいは出生直後に移植された組織は拒絶されないことから，免疫寛容が個体の発生過程で獲得されることを示した。クローン選択説のうちのひとつ「自己反応性クローンの消失」は，この発見により証明されたことになる。この功績により，メダワーはバーネットとともに1960年のノーベル生理学・医学賞を受賞している。

2) 抗体分子の構造

1960年代には，それまで機能不明な細胞であったリンパ球が免疫応答で中心的な役割を担っていることが明らかになり，またB細胞とT細胞という機能の異なる2種類のリンパ球の存在が知られるようになった。

しかし，莫大な数の多様な抗体分子を産生する細胞を，限られた遺伝子のなかでいかにしてつくり出すのかは不明であった。この疑問に答えたのが，利根川進である。利根川は，免疫グロブリン遺伝子の構造に関する研究から抗体分子の多様性に関する積年の謎を解き明かし，後年，ノーベル生理学・医学賞を受賞している。

従来，個体を構成するすべての体細胞において，遺伝子は同一かつ不変であると考えられてきた。しかし，利根川は，リンパ球が分化に伴って抗体(免疫グロブリン)遺伝子を再編成することを発見した。免疫グロブリンの抗原特異性を決定する「可変領域」は，複数の遺伝子断片(H鎖はV，D，Jの3領域，L鎖はVおよびJの2領域)によって構成される。各リンパ球は分化の過程で，それぞれ異なる遺伝子断片をV領域，D領域，J領域のなかからランダムに組み合わせるため，多様なレパートリーを生み出すことができる。このDNAの再編成は不可逆的であり，各クローンは単一特異性を有する。

3) モノクローナル抗体

そして，時を同じくして，別の研究グループが，クローン選択説を証明する報告をしている。モノクローナル抗体の作製法を開発したジョージ・ケーラー(Georges Jean Franz Köhler)とセザール・ミルシュタイン(César Milstein)である。抗体を産生するB細胞は，ある一定期間の寿命を全うすると死ぬように運命付けられている。ケーラーとミルシュタインは，抗原を免疫したマウスの脾臓細胞(B細胞を含む)と無限の増殖性を持つマウス骨髄腫細胞(ミエローマ)を融合させ，「抗体の産生能」と「無限の増殖性」を併せ持つハイブリッドな腫瘍細胞，ハイブリドーマ hybridoma をつくることに成功した。各ハイブリドーマは，それぞれ単一のB細胞に由来するクローン，つまりモノクローナル monoclonal な細胞であり，産生する抗体も単一にして不変である。したがって，ハイブリドーマの産生する抗体は，モノクローナル抗体とよばれる。モノクローナル抗体の作製は，単一特異性を有する抗体をほとんど無尽蔵に供給できるという点では，生物学全般において革命的な技術であった。

しかし，彼らの功績は単なる技術開発に留まらず，クローン選択説4大原則のうち，「リンパ球の単一特異性」と「抗体特異性の不変」を証明することにつながった。彼らは1984年，この功績によりノーベル生理学・医学賞に輝いている。

7. 自然免疫の再発見

1996年，フランスのジュール・ホフマン（Jules A. Hoffmann）は，ショウジョウバエの背腹軸形成を制御する遺伝子として知られていたToll遺伝子に変異を持つミュータントが，体中をカビに侵されて死ぬことを発見した．翌1997年，Tollと相同性の高い遺伝子が哺乳動物にも保存されていることが明らかとなり，これらはToll様レセプターToll-like receptor（TLR）と名付けられた．1998年には，ブルース・ボイトラー（Bruce Alan Beutler）によってTLRが自然免疫に重要な働きを持つことが明らかとなった．TLRは，マクロファージや樹状細胞などの免疫担当細胞に備わっている．特筆すべきは，TLRが細菌やウイルスなどの微生物に由来する外来の分子（二本鎖RNA，LPS，非メチル化CpG DNAなど）をリガンドとしている点である．TLRに刺激を受けた細胞は活性化し，非特異的な生体防御応答を引き起こす．抗原特異的な免疫応答を獲得免疫とよぶのに対して，この非特異的な生体防御応答は自然免疫とよばれる．獲得免疫は，リンパ球の働きによって成り立っている．したがって，リンパ球を有する高等脊椎動物のみに存在する生体防御機構である．それ以外の動物には，獲得免疫のような高度に特異的な生体防御機構は認められないが，非特異的な自然免疫によって病原微生物に対する生体防御を行っている．

前述のとおり，免疫とは当初獲得免疫のみを意味する言葉であったが，現在では自然免疫も含めた広い意味での生体防御機構を意味する言葉となっている．

1-2. 免疫担当細胞の発生と働き
1. 血中の細胞成分とエフェクター機能

免疫担当細胞を含むすべての血液中の細胞成分は，骨髄の多能性造血幹細胞に由来する．多能性造血幹細胞からリンパ系前駆細胞と骨髄系前駆細胞の2系統の幹細胞が分化する（図1-1）．

リンパ系前駆細胞からは，B細胞，T細胞およびナチュラルキラー細胞natural killer cell（NK細胞）が生じる．B細胞は骨髄bone marrow[*1]，T細胞は胸腺thymusを分化の場とすることから名付けられた．B細胞は，抗原刺激を受けて活性化すると，抗体を分泌する形質細胞へと分化する．ナイーブT細胞は，特異抗原による活性化に伴い，ほかの免疫担当細胞を活性化するヘルパーT細胞 helper T cell（Th細胞）や，ウイルス感染細胞や癌細胞を傷害する細胞傷害性T細胞 cytotoxic T lymphocyte（CTL）へと分化する．リンパ球（B細胞およびT細胞）が抗原特異的レセプター（B細胞レセプターB cell receptor〔BCR〕およびT細胞レセプターT cell receptor〔TCR〕）を有し，獲得免疫に働くのに対し，NK細胞は抗原特異的レセプターを持たず，非特異的な細胞傷害活性によって自然免疫に働く．ナイーブCD8陽性T細胞から分化するCTLと異なり，抗原感作がなくても細胞傷害活性を示すことから"Natural Killer"（生まれつきの殺し屋）細胞と名付けられた．

一方，骨髄系前駆細胞は単球，マクロファージ，顆粒球，マスト細胞，樹状細胞へと分化する．顆粒球には好中球，好酸球，好塩基球があり，これらは核の形状から多形核白血球ともよばれる．好中球は，主に細菌感染症に際して，炎症性サイトカインに応答して炎症局所に遊走し，抗体が結合した細菌などを貪食，殺菌する．好酸球は，寄生虫感染症に際して，抗体が結合した寄生虫の傷害を行う．好塩基球は化学メディエータの分泌により，アレルギー反応の制御に働くといわれている．

マスト細胞は，骨髄系前駆細胞に由来する細胞から各組織で分化するが，その前駆細胞については不明である．マスト細胞は，腸管内寄生虫感染症に重要な細胞と考えられている．マスト細胞に結合したIgEが抗原によって架橋されると，ヒスタミン，セロトニンといった血管作動性アミンを放出し，アレルギー反応を引き起こす．

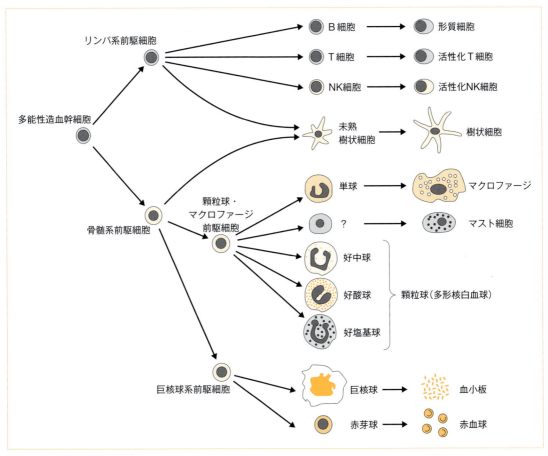

図 1-1 免疫担当細胞の分化

　体内のほとんどあらゆる場所に存在するマクロファージは，単球が各組織に定着して分化したものである．マクロファージは食作用によって異物を貪食するとともに，分解した抗原ペプチドをリンパ球に提示（抗原提示）することによって獲得免疫応答にも重要な働きを果たす．

　樹状細胞のほとんどは，骨髄前駆細胞から分化する（一部はリンパ系前駆細胞からも分化する）．樹状細胞は全身に分布し，食作用やマクロピノサイトーシスによって異物を取り込んで分解する．また抗原提示能を有し，自然免疫から獲得免疫への橋渡しに重要な役割を果たす細胞である．

*1：B 細胞は，ニワトリの B 細胞が分化するファブリキウス嚢 bursa of Fabricius の頭文字にちなんで名付けられたが，哺乳動物で B 細胞が分化する骨髄 bone marrow の頭文字も B であったため，そのままこの名称が用いられている．

2．リンパ組織
1）リンパ組織の分布とリンパ球の流れ

　すべてのリンパ球は，骨髄の多能性造血幹細胞に由来し，中枢リンパ組織（一次リンパ組織）で分化する（B 細胞：骨髄，T 細胞：胸腺）．分化したリンパ球は，血行性に末梢リンパ組織（二次リンパ組織）であるリンパ節，脾臓，腸管関連リンパ組織（扁桃，アデノイド，パイエル板，虫垂など）に分布

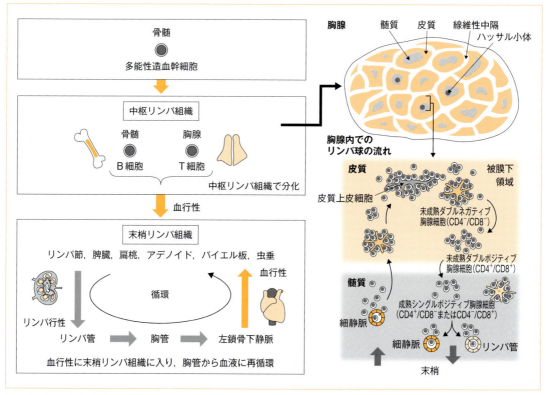

図1-2 リンパ球の流れ

する。末梢リンパ組織で抗原刺激を受けなかったリンパ球(ナイーブリンパ球)は，リンパ管からリンパ行性に胸管を経て左鎖骨下静脈に入り，血流に再循環する(図1-2)。

2) リンパ組織の構造

　B細胞とT細胞が異なる領域に局在することが，各リンパ組織の共通点であり基本構造である。リンパ節のなかで，B細胞は主にリンパ濾胞に，T細胞は傍皮質部(T細胞領域)に局在する。濾胞の中心部はB細胞が活発に増殖しており，特に胚中心とよばれる(図1-3a)。脾臓は，老化赤血球破壊の場所である赤脾髄とリンパ組織である白脾髄からなる。脾臓ではB細胞はB細胞コロナに局在し，T細胞は小動脈周囲リンパ鞘 periarterial lymphatic sheaths (PALS)に分布する(図1-3b)。

　リンパ液中の抗原は，輸入リンパ管を通ってリンパ節に入り，抗原提示細胞 antigen presenting cell (APC)に捕捉される。ナイーブリンパ球は，リンパ節内に分布する高内皮性小静脈 high endothelial venules (HEV)の壁を通過してリンパ節に入る。ここで抗原を認識しなかったリンパ球は，輸出リンパ管から出て再循環する。抗原を認識したリンパ球はリンパ節内の各領域(B細胞：リンパ濾胞，T細胞：傍皮質部)に留まって増殖する。活性化し，エフェクター細胞へと分化したリンパ球は，輸出リンパ管を通って血流に戻る(図1-3a)。血中の抗原は，脾臓で捕捉される(リンパ組織への抗原の流入は，リンパ節ではリンパ行性，脾臓では血行性であることに注意)。

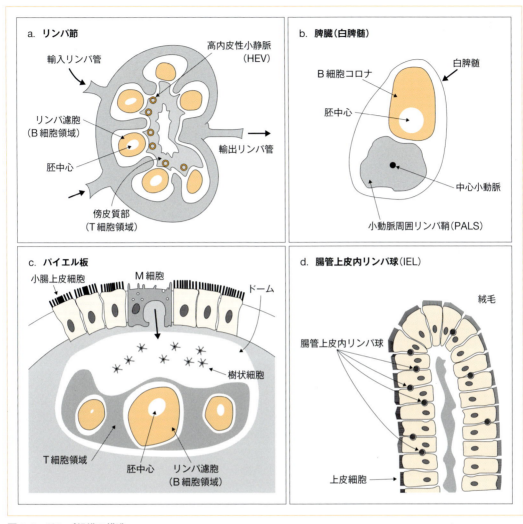

図1-3 リンパ組織の構造

3）粘膜関連リンパ組織

多くの病原体は，粘膜を通じて生体に侵入する。消化管粘膜や気道粘膜は，食物や空気を通じて常に多くの抗原にさらされており，粘膜関連リンパ組織 mucosa-associated lymphoid tissue（MALT）とよばれる特殊な免疫機構を備えている。粘膜関連リンパ組織には腸管関連リンパ組織 gut-associated lymphoid tissue（GALT），気管関連リンパ組織 bronchial-associated lymphoid tissue（BALT），鼻咽頭関連リンパ組織 nasal-associated lymphoid tissue（NALT）などがある。

パイエル板に代表される腸管関連リンパ組織では，B細胞はリンパ濾胞に，またT細胞は濾胞間の領域に分布している。上皮と濾胞の間にはドームとよばれる領域があり，多数の樹状細胞が局在している（図1-3c）。腸管関連リンパ組織では，抗原は特殊な上皮細胞であるM細胞を通じて経上皮性に取り込まれる。また，腸管上皮細胞間には，腸管上皮内リンパ球 intraepithelial lymphocytes（IEL）とよばれる特殊なリンパ球サブセットが存在する（図1-3d）。

演習問題

第1章 免疫学の歴史および免疫担当細胞の発生と働き

1-1. 免疫学の歴史に関する記述で正しいものはどれか．
   a．エドワード・ジェンナーは，狂犬病や家禽コレラに対するワクチンの開発に成功した．
   b．北里柴三郎は，マクロファージ(大食細胞)を発見した．
   c．カール・ラントシュタイナーは，免疫寛容を発見した．
   d．フランク・マクファーレン・バーネットは，クローン選択説を提唱した．
   e．ケーラーとフランケンシュタインは，モノクローナル抗体の開発に成功した．

1-2. 免疫担当細胞の分化に関する記述で誤っているものはどれか．
   a．T細胞は，リンパ系前駆細胞から分化する．
   b．NK細胞は，リンパ系前駆細胞から分化する．
   c．マスト細胞は，リンパ系前駆細胞から分化する．
   d．好中球は，顆粒球マクロファージ前駆細胞から分化する．
   e．マクロファージは，単球から分化する．

1-3. 免疫担当細胞の機能に関する記述で誤っているものはどれか．
   a．B細胞は活性化すると，抗体を産生する形質細胞へと分化する．
   b．T細胞は活性化すると，Th細胞やCTLへと分化する．
   c．NK細胞は，抗原特異的な細胞傷害活性を持ち，獲得免疫で重要な役割を果たす．
   d．マスト細胞は，活性化に伴い血管作動性アミンを放出し，アレルギー反応に重要な細胞である．
   e．樹状細胞は抗原提示能を有し，自然免疫と獲得免疫の両方に重要な細胞である．

1-4. リンパ組織に関する記述で正しいものはどれか．
   a．リンパ液中の抗原は，高内皮性小静脈(HEV)の血管壁を通過してリンパ節に入る．
   b．ナイーブリンパ球は，輸入リンパ管を通って，リンパ行性にリンパ節に入る．
   c．リンパ濾胞の胚中心では，抗原刺激を受けたT細胞が活発に増殖している．
   d．脾臓は，赤血球破壊の場である白脾髄と，リンパ組織である赤脾髄からなる．
   e．脾臓では，T細胞は小動脈周囲リンパ鞘(PALS)に分布する．

解答：31ページ

解　答

1-1. 正解　d
　　解説：a．狂犬病や家禽コレラのワクチンを開発したのはルイ・パスツールである。
　　　　　b．マクロファージを発見したのはイリヤ・メチニコフである。
　　　　　c．免疫寛容を発見したのは，ピーター・ブライアン・メダワーである。
　　　　　e．モノクローナル抗体の開発に成功したのは，ケーラーとミルシュタインである。

1-2. 正解　c
　　解説：c．マスト細胞は，骨髄系前駆細胞に由来する未知の前駆細胞から分化する。

1-3. 正解　c
　　解説：c．NK細胞は，B細胞やT細胞と異なり抗原特異的レセプターを持たず，非特異的な細胞傷害活性によって自然免疫に働く。

1-4. 正解　e
　　解説：a．リンパ液中の抗原は，輸入リンパ管を通ってリンパ行性にリンパ節に入る。
　　　　　b．ナイーブリンパ球は，抗原は高内皮性小静脈（HEV）の血管壁を通過してリンパ節に入る。
　　　　　c．胚中心では，B細胞が活発に増殖している。
　　　　　d．脾臓は，老化赤血球破壊の場である赤脾髄とリンパ組織である白脾髄からなる。

第2章 免疫の概念

一般目標：自然免疫と獲得免疫の基本的なしくみと働きを修得する。

▶ **到達目標**
1) 自然免疫を説明できる。
2) 自己と非自己の概念を説明できる。
3) 獲得免疫を説明できる。
4) 体液性免疫応答を説明できる。
5) 細胞性免疫応答を説明できる。
6) 遺伝子再編成によるリンパ球の多様性の原理を説明できる。

▶ **学習のポイント・キーワード**
ウイルス，細菌，寄生虫，自己，非自己，マクロファージ，病原体関連分子パターン（PAMPs），獲得免疫，リンパ球，B細胞，ナチュラルキラー細胞（NK細胞），樹状細胞，マクロピノサイトーシス，プロフェッショナル抗原提示細胞，細胞傷害性T細胞（CTL），Th1細胞，アポトーシス，免疫記憶細胞，一次免疫応答，二次免疫応答，B細胞レセプター（BCR），T細胞レセプター（TCR），遺伝子再編成，クローン選択，補体，ケモカイン，オプソニン化，サイトカイン，中和，所属リンパ節，脾臓，抗原ペプチド，内在性抗原，MHCクラスI分子，CD8，CD8陽性T細胞，エフェクター細胞，ナイーブCD8陽性T細胞，補助刺激分子，補助刺激シグナル，外来性抗原，MHCクラスII分子，CD4，CD4陽性T細胞，ヘルパーT細胞（Th細胞），ナイーブCD4陽性T細胞，Th2細胞，Th17細胞，制御性T細胞，IL-2，INF-γ，結核菌，B2細胞，IL-4，IL-5，CD-40，CD-40L，胚中心，クラススイッチ，イソタイプ，体細胞高頻度突然変異，抗体の親和性成熟，形質細胞，抗体，好酸球，ワクチン，体液性免疫応答，B1細胞，IgM，サイトカインレセプター，IgG，FcγR，Fcレセプター，細胞性免疫応答，グランザイム，パーフォリン，Fas，免疫グロブリン

2-1. はじめに

　一般的な細菌や寄生虫は，組織中や体腔などの細胞外で増殖することにより，宿主に感染症を発症させる。一方，ウイルスや一部の細菌，原虫などは，感染細胞の細胞内で増殖する。病原体から宿主を守る免疫は，それぞれの病原体に最適な，様々な防御手段を持ち，"自己"である宿主細胞や組織と"非自己"である病原体を区別する。しかし，生体には皮膚や消化管に片利共生する有益な細菌叢や，胎子のような"非自己"が存在する。このため，免疫はこれらの"非自己"に対する攻撃を回避できるような機構でなければならない。ここでは，感染症に対する免疫系の基本要素とそのネットワークについて概説する。

2-2. 免疫とは

　環境中には多様な微生物が存在しており，その一部は感受性生物に対して感染症を引き起こす。一方，侵入微生物に対して，宿主は感染への抵抗手段として免疫機構を獲得した。侵入微生物は，はじめに自然免疫系の好中球やマクロファージなどの貪食細胞が備える病原体関連分子パターン pathogen-associated molecular patterns（PAMPs）を認識するパターン認識レセプター pattern recognition receptor（PRRs）による貪食などによって感染を阻止される。しかし，これら貪食細胞による自然免疫では認識・排除できない（一部の）病原体が存在するため，脊椎動物では獲得（適応）免疫が進化し，リ

表 2-1　感染症を引き起こす病原体

病原体の種類	感染形態	例
細菌・真菌	細胞外寄生	大腸菌，レンサ球菌，カンジダなど
細菌・寄生虫	細胞小胞内寄生	結核菌，リステリア，マラリア
ウイルス	細胞質内寄生	インフルエンザ，狂犬病，口蹄疫

ンパ球が備える多様な病原体に対する特異的レセプターによる感染防御が行われている．自然免疫担当細胞は，大部分の感染症を引き起こす病原体に対する感染防御において最も重要であり，病原体特異的な獲得免疫応答の誘導にも必要不可欠である．病原体に対する免疫応答を知るためには，病原体に対する自然免疫応答から獲得免疫応答までの一連の働きを理解する必要がある．

2-3. 免疫担当細胞は骨髄由来である

　免疫担当細胞は白血球に含まれ，すべて骨髄の多能性造血幹細胞に由来する．多能性造血幹細胞は，リンパ系前駆細胞と骨髄系前駆細胞に分化し，リンパ系前駆細胞からはB細胞，T細胞，ナチュラルキラー細胞（NK細胞），未熟樹状細胞などが分化する．一方，骨髄系前駆細胞からは顆粒球，単球，マスト細胞前駆細胞，未熟樹状細胞などが分化し，単球およびマスト細胞前駆細胞は組織内でマクロファージとマスト細胞に分化する（第1章参照）．

2-4. 自然免疫で働く免疫担当細胞

　自然免疫で働く骨髄系前駆細胞由来の免疫担当細胞は，マクロファージ，好中球，樹状細胞である．特にマクロファージはほとんどすべての組織に常在しており，代表的な貪食細胞のひとつである．マクロファージは自然免疫において，貪食作用以外に多くの機能を発揮し，獲得免疫においても重要な役割を果たす（後述）．

　顆粒球のひとつである好中球は，通常血流中に存在する．局所に細菌感染が生じると，炎症細胞として感染部位へ遊走し，優れた貪食能により自然免疫に寄与する．

　樹状細胞は，マクロファージや好中球と同様に貪食作用を示すが，それに加え，マクロピノソームによるマクロピノサイトーシスとよばれる独自の多量な抗原取り込み方法を持っている．樹状細胞はマクロファージや好中球に比べると力は弱いが，効率的な抗原提示方法である交叉抗原提示法を持ち，マクロファージと同じく獲得免疫におけるプロフェッショナル抗原提示細胞 professional antigen presenting cell（プロフェッショナルAPC）として，最も優れた能力を持つ．

2-5. 病原体

　感染症の原因となる病原体は，ウイルス，細菌，真菌，原虫および蠕虫に分かれる．表2-1に感染症を引き起こす微生物および寄生虫を示した．病原体によって感染経路や増殖方法，発症機序，病原体に対する宿主の反応などに特徴を持つ．

　ウイルスなどの偏性細胞内病原体は増殖のため感受性細胞に感染する必要があるが，ミコバクテリウムのような通性細胞内病原体は，細胞内外のいずれでも増殖することができる．通性あるいは偏性細胞外病原体の場合，マクロファージや好中球などの貪食細胞による食作用が排除に有効であるが，通性細胞内病原体では貪食細胞の殺菌作用に抵抗性を示すためこれら病原体の排除には，獲得免疫の活性化が必要である．また，ウイルスなどの偏性細胞内病原体は貪食細胞による排除が不可能であるため，感染細胞自体を排除する必要がある．

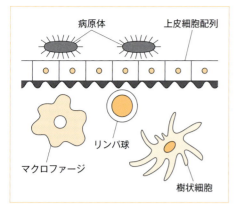

1. 物理・化学・生物学的障壁
物理的要因：強固な上皮細胞配列，線毛上皮，気体・液体の利用
化学的要因：脂肪酸，pH，抗菌ペプチド，酵素
生物学的要因：常在細菌叢

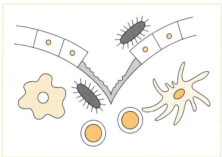

2. 自然免疫
抗菌タンパク質，貪食細胞，NK細胞，補体，サイトカイン

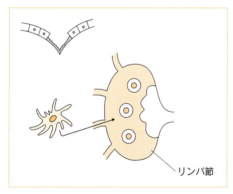

3. 獲得免疫
特異抗体，T細胞依存性マクロファージの活性化，細胞傷害性T細胞

図 2-1　病原体の感染から身を守る3つの主要なバリアー
動物は，まず体表面に皮膚，正常細菌叢などの物理・化学・生物学的障壁があり，咬傷などでそれが突破されると，自然免疫機構が病原体を排除する。自然免疫により病原体が排除しきれない場合は獲得免疫機構が発動する。病原体に対する防御効果特異性は上から下へ次第に強くなる。本書では，物理的障壁は広義の自然免疫に含める。

2-6. 感染に伴う免疫応答の推移
1. 自然免疫

　病原体の宿主への侵入に対して，宿主体内には，段階的に異なる機能的防御機構が備えられている（図2-1）。まず，皮膚などの物理，化学および生物的障壁によって，病原体の侵入は抑えられている。咬傷や粘膜の損傷により病原体が体内に入ると，速やかに（数分から数時間以内に）生理活性物質や貪食細胞によって侵入した病原体の排除が試みられる。これらの生体防御機構は，病原体の種類によらず恒常的な防御能を示し，病原体の侵入の有無にかかわらず常に稼働していることから，自然免疫とよばれる。多くの病原体の感染は，自然免疫により防御される。自然免疫は病原体の侵入程度や同一病原体による感染履歴の有無により，効果が増減することがない。

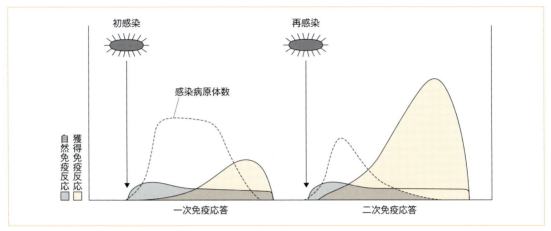

図 2-2　獲得免疫反応と自然免疫反応の一次・二次免疫応答
自然免疫により病原体が排除できない場合は，獲得免疫が誘導される．免疫により病原体が排除されたあとも，獲得免疫を担当するリンパ球の一部は免疫記憶細胞として体内にとどまり，次の病原体感染時に速やかに，より強い免疫反応を引き起こす．病原体初感染時の免疫反応を一次免疫応答，再感染時の免疫反応を二次免疫応答という．

2. 獲得免疫

　自然免疫による病原体排除が失敗すると，T 細胞と B 細胞という 2 種類のリンパ球による，特定の病原体の排除に特化した免疫機構が誘導される．この特異的な免疫機構には，体液性免疫応答（B 細胞が産生する抗体の働き）による細胞外の病原体排除と，細胞性免疫応答（細胞傷害性 T 細胞〔CTL，キラー T 細胞ともいう〕と Th1 細胞によるマクロファージの活性化）による細胞内寄生病原体排除の 2 系統があり，病原体の性質により有効な防御反応が行われる（第 8 章参照）．この免疫機構は，病原体の侵入前にはみられず，病原体の侵入後に誘導され，病原体の感染が長期化するに従って特異的に病原体に適した免疫応答が増強されるため，獲得免疫とよばれる．
　獲得免疫のもうひとつの特徴は，免疫記憶である．最初の病原体曝露で誘導された病原体特異的免疫担当細胞のほとんどは，感染症の終息に伴いアポトーシスを起こすが，一部は免疫記憶細胞として不活性のまま残存する．この免疫記憶細胞が，次に同一病原体が感染した際に，迅速に活性化するため，初回感染時（一次免疫応答）より速やかに，強力な防御免疫を誘導し（二次免疫応答），効果的に病原体を排除することができる（図 2-2）．これらの一次・二次免疫応答の詳細は「2-9. 獲得免疫，4. 一次免疫応答と二次免疫応答」にて述べる．

2-7. 自然免疫と獲得免疫の抗原認識

　自然免疫で重要なマクロファージや樹状細胞による抗原認識は，病原体の共通した抗原パターンを認識する PRRs（Toll 様レセプター〔TLR〕，マンノースレセプターなど）が病原体だけが持つ PAMPs（LPS，ペプチドグリカン，鞭毛，CpG など）を直接認識することにより行われる．PRRs の発現は，免疫担当細胞に限らず多くの細胞でみられ，遺伝子は染色体上でコードされている．
　一方，獲得免疫における抗原認識はリンパ球のレセプター，すなわち B 細胞では B 細胞レセプター（BCR），T 細胞では T 細胞レセプター（TCR）で行われる．リンパ球レセプターは PRRs とは異なり，エピトープ特異的な抗原認識を行う．レセプターの形成は染色体上の遺伝子再編成により行われ，多様なレセプターを持つリンパ球クローンが生じ，自己に反応するクローンは除かれる（クローン選択）．また，BCR は直接抗原認識できるのに対し，TCR は自己主要組織適合遺伝子複合体

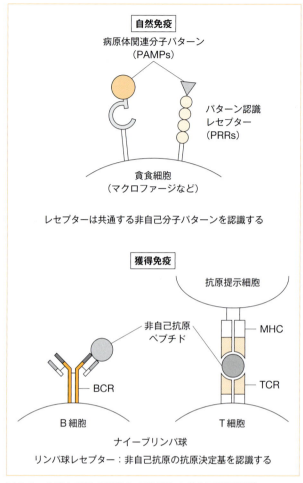

図 2-3　自然免疫系の獲得免疫系細胞の非自己抗原認識

(MHC)上に提示された非自己抗原しか認識することができない(図2-3)。

2-8. 自然免疫
1. 病原体の侵入

　一部の寄生虫などを除き，病原体の多くは，粘膜あるいは咬傷，媒介動物の吸血に伴って体内に侵入する。皮膚には汗などに含まれる抗菌物質や表層の常在菌も存在しており，これらが病原体侵入の障壁となる。傷などがない限り，通常皮膚から病原体が感染することは少ない。傷口から染み出してくる血液や体液も，侵入した病原体を物理的に体外へ排出する機能を持つ。

　粘膜面については，酵素タンパク質，糖タンパク質，プロテオグリカンなどを含む粘液や，リゾチームなどを含む涙や唾液などの抗菌物質，さらに常在細菌叢の障害により感染から守られており，病原体が接触したからといって即座に増殖・感染するわけではない。しかし，粘膜は代謝のための物質交換機能を有するため，物理的障壁としての層は薄く，多数の病原体が侵入した際には，環境のバランスが崩れ，病原体が増殖し，感染する。

表 2-2　自然免疫の様々な働き

	働き	特徴
液性成分介在性機構	病原体への結合と殺傷 細胞介在性機構の促進 微生物の増殖抑制 微生物拡散抑制 炎症の誘導	補体，抗菌ペプチド オプソニン化 リゾチーム，活性酸素種 凝固，体液による体外放出 発熱，腫張，発赤，疼痛
細胞介在性機構	病原体の認知 病原体の貪食 病原体の殺傷 ウイルス感染細胞の殺傷	パターン認識レセプター，補体レセプター レセプター介在性貪食，マクロピノサイトーシス 顆粒球，マクロファージ NK 細胞

2. 作用機序

病原体が上皮を通過し，体内に侵入すると，自然免疫による攻撃を受ける（表 2-2，第 3 章，第 4 章参照）。まず，病原体は体液中の抗菌物質の攻撃を受ける。特に，補体は細菌などの微生物表面に存在する補体レセプターに結合し，直接攻撃する際に，C3a や C5a といった補体の一部が切断されて組織中に遊離し，血流中の単球や好中球などを侵入部位へ遊走させるケモカイン（走化性因子）となる。また，補体は病原体を被覆することで，貪食細胞が効率的に病原体を貪食するオプソニン作用を持つ。上皮組織に常在するマクロファージやケモカインによって遊走してきた単球は，侵入した病原体を捕食し，殺菌消化する。マクロファージは，侵入した細菌や真菌などに特徴的で，宿主細胞に存在しない糖鎖構造や鞭毛などを TLR，レクチンレセプターなどの PRRs で認識する。また，マンノースレセプター，スカベンジャーレセプター，グルカンレセプターなどは細胞壁の糖鎖を認識し，マクロファージの貪食・殺傷能の増強や，サイトカインなどの免疫メディエータの分泌促進も起こる。病原体の貪食は，病原体と上記レセプターとの結合を起点としても起こるが，樹状細胞でみられるようなマクロピノサイトーシスとよばれるレセプターを介さない細胞外液の取り込みによっても起こる。マクロファージなどから分泌されるケモカインにより，好中球などの顆粒球やリンパ球も感染局所に遊走する。顆粒球は食作用を持つが，むしろリゾチームや活性酸素分子種（ROS）を含んだ顆粒を放出することで，病原体を直接攻撃する。

ウイルス感染に対する自然免疫応答に働く細胞は，NK 細胞とよばれるリンパ球であり，MHC を介さず直接感染細胞を認識することによりウイルス感染を抑制するため，細胞傷害性 T 細胞による獲得免疫応答が成立するまでの間に重要な役割を果たす。

2-9. 獲得免疫

1. 抗原認識

自然免疫による防御反応（図 2-4 [1]）と並行して，貪食細胞の一種である樹状細胞が，病原体抗原を貪食した（図 2-4 [2]）あと，感染局所を離れてリンパ管に入り，下流にある所属リンパ節に到達する（図 2-4 [3]）。また，病原体抗原そのものや病原体の構成物がリンパ管を介して所属リンパ節へ行き着き，抗原特異的な BCR を持つ B 細胞によって直接抗原が認識される場合もある（図 2-4 [4]）。血中に病原体抗原が侵入した場合は脾臓へ到達し，脾臓内の樹状細胞によって病原体抗原が貪食されたり，抗原特異的な BCR を持つ B 細胞によって直接抗原が認識されたりする。

2. 内在性抗原に対する免疫応答

抗原を貪食した樹状細胞は細胞内で抗原ペプチドを生成し，MHC 分子を介して T 細胞に抗原提示する（第 6 章，第 7 章参照）。侵入病原体が内在性抗原（大抵はウイルス）の場合，樹状細胞はウイル

スタンパク質由来の抗原ペプチドを MHC クラス I 分子に結合させ，CD8 陽性 T 細胞に抗原を提示する（図 2-4 [5]）。体内循環から所属リンパ節に入った CD8 陽性 T 細胞のうち，提示された抗原ペプチドに特異的に結合する TCR を持つ T 細胞が，抗原提示をしている樹状細胞に接触すると（図 2-4 [6]），その T 細胞が活性化されて増殖し，エフェクター細胞，この場合は細胞傷害活性能を持った CTL となる（図 2-4 [7]）。

　抗原提示をしている樹状細胞に接触し，活性化しようとする CD8 陽性 T 細胞が，まだ抗原と出合ったことのないナイーブ CD8 陽性 T 細胞の場合は，活性化のために，補助刺激分子からの補助刺激シグナルも必要である（図 2-4 [6] [7]）。ウイルスに感染した細胞は，ウイルスタンパク由来の抗原ペプチドを MHC クラス I 分子に結合させて抗原提示をしており（図 2-4 [A]），CTL はこれを認識して活性化する（図 2-4 [8] [9]）。この場合は補助刺激シグナルは不要であり，CTL は感染細胞にアポトーシスを誘導することで，細胞内に存在するウイルスを排除する（図 2-4 [10]）。

3．外来性抗原に対する免疫応答
1）CD4 陽性 T 細胞の活性化とヘルパー T 細胞への分化

　侵入病原体が外来性抗原（大抵は細菌）の場合，樹状細胞は細菌由来の抗原ペプチドを MHC クラス II 分子に結合させ，CD4 陽性 T 細胞に抗原を提示する（図 2-4 [11]）。体内循環から所属リンパ節に入った CD4 陽性 T 細胞のうち，提示された抗原ペプチドに特異的に結合する TCR を持つ T 細胞が，抗原提示をしている樹状細胞に接触すると（図 2-4 [12]），その T 細胞が活性化，増殖して，エフェクター細胞，この場合はヘルパー T 細胞（Th 細胞）になる（図 2-4 [13]）。

　抗原提示をしている樹状細胞に接触し，活性化しようとする CD4 陽性 T 細胞が，まだ抗原と出合ったことのないナイーブ CD4 陽性 T 細胞の場合は，活性化のために補助刺激分子からの補助刺激シグナルも必要である（図 2-4 [12] [13]）。

　Th 細胞は現在までに Th1 細胞，Th2 細胞，Th17 細胞，制御性 T 細胞が知られており，活性化した CD4 陽性 T 細胞はこれらのうちのどれかひとつになる。Th17 細胞は炎症を促進する作用があり，制御性 T 細胞は免疫抑制作用がある（Th1，Th2 細胞については後述）。しかし，どの Th 細胞になるかについては，抗原ペプチドの種類や抗原提示細胞の状態，周りのサイトカインの種類や量など様々な要因が存在するため，何が決定因子なのか現在も解明が進められている。

2）サイトカインによる免疫作用の増強

　Th1 細胞が分泌する主なサイトカインは，IL-2 と INF-γ であり，INF-γ にはマクロファージを活性化する作用がある。感染部位のマクロファージは貪食した細菌由来のペプチドを MHC クラス II 分子に結合させ，Th1 細胞に抗原を提示する（図 2-4 [14]）。

　提示された抗原ペプチドに特異的に結合する TCR を持つ Th1 細胞が，抗原提示をしているマクロファージに接触した場合，その Th1 細胞が活性化し（この場合は補助刺激シグナルは必要ない），INF-γ を分泌する（図 2-4 [15]）。INF-γ によりマクロファージの貪食能が上昇し，自然免疫反応が亢進し感染病原体の排除がさらに活発となる（図 2-4 [16]）。また，マクロファージ内の小胞に通性細胞内寄生細菌，例えば結核菌が寄生した場合，マクロファージは自身の細胞内で生じた結核菌由来の抗原ペプチドを MHC クラス II 分子に結合させ Th1 細胞に抗原を提示する（図 2-4 [14]）。前述と同様に活性化した Th1 細胞から INF-γ が分泌され，マクロファージが活性化し，小胞内の結核菌を分解・消化できるようになる（図 2-4 [17]）。

INF-γ はさらに CTL や NK 細胞の活性を亢進する作用がある(図2-7)。Th1 細胞は INF-γ のほかにも IL-2 を分泌し，IL-2 は CTL や NK 細胞に対し増殖を誘導するため，これらのサイトカインにより CTL や NK 細胞の細胞傷害作用が増強される。

3) 抗体による免疫作用

所属リンパ節や脾臓に入りこんだ抗原を直接認識した B 細胞(図2-4 [4]。この場合は B2 細胞)は，抗原－BCR 複合体を細胞内に取り込み，分解して生じた抗原由来ペプチドを MHC クラス II 分子に結合させて抗原提示を行う(図2-4 [18])。提示された抗原ペプチドに特異的に結合する TCR を持つ Th2 細胞が，抗原提示をしている B 細胞に接触すると，その Th2 細胞が活性化し，IL-4，IL-5 などのサイトカインを分泌する(図2-4 [19])。B 細胞はこれらのサイトカインに加え，B 細胞上の CD40 と Th 細胞上の CD40L との結合により活性化される。増殖中の B 細胞によって胚中心が形成され(図2-4 [20])，そのなかの B 細胞にクラススイッチが誘発される(図2-4 [21])。

クラススイッチは Th2 細胞のみに誘導されるというわけではなく，イソタイプによっては Th2 細胞でなく Th1 細胞によりクラススイッチが誘導される。その後，体細胞高頻度突然変異，抗体の親和性成熟が誘導され(図2-4 [23])，最終的に B 細胞は形質細胞に分化し，抗体を分泌する(図2-4 [22][24])。

近年 B 細胞への作用は，濾胞 Th 細胞という Th2 細胞とは異なる細胞が担っていると考えられつつあるが詳細は明らかではない。形質細胞から分泌された抗体は体内の細菌を排除する(図2-4 [25]，作用の詳細は第5章参照)。また，活性化した Th2 細胞が分泌する IL-5 は，好酸球を増殖させ，寄生虫に対する感染防御も担う。

4．一次免疫応答と二次免疫応答

以上のように，エフェクター T 細胞(CTL や Th 細胞)は体内の病原体の排除に非常に重要な役割を果たすが，初めて体内に侵入してきた病原体の場合は，ナイーブ T 細胞からエフェクター T 細胞になるまでに数日以上かかるとされているため，結果的に病原体の排除には時間がかかる。初めて体内に侵入してきた病原体を排除するまでの一連の免疫反応を一次免疫応答という(図2-5)。

病原体排除後はこれらの細胞は細胞死が誘導され消滅するが，一部のエフェクター T 細胞や B 細胞は免疫記憶細胞として長期間生存し続け，病原体の再侵入に備える(図2-4 [26a〜26d])。

エフェクター T 細胞になる前の状態で生存し続ける記憶 CD4/CD8 陽性 T 細胞や長期間生存し続ける形質細胞も存在するが，これら長期生存し続ける細胞の，個々の役割についての明確な区別は明らかにされていない。

2 度目以降の病原体の侵入時には，提示された抗原ペプチドに特異的に結合する TCR を持つ記憶エフェクター T 細胞や，抗原特異的で，かつ親和性成熟を経た B 細胞が即座に反応し，感染細胞の殺傷，マクロファージの活性化，抗体産生を初回よりも迅速に効率よく行うため，侵入した病原体は速やかに体内から排除される。このような再び体内に侵入してきた病原体を排除するまでの一連の免疫反応を二次免疫応答という(図2-5)。

前述のように，樹状細胞，マクロファージ，B 細胞は MHC クラス I 分子だけでなく，MHC クラス II 分子も発現しており，様々な病原体の情報を伝えることができるため，プロフェッショナル APC ともよばれる。プロフェッショナル APC のなかでも抗原を取りこんだ樹状細胞は補助刺激分子を高発現し，よりナイーブ T 細胞を活性化することができるため，主要な抗原提示細胞として挙げ

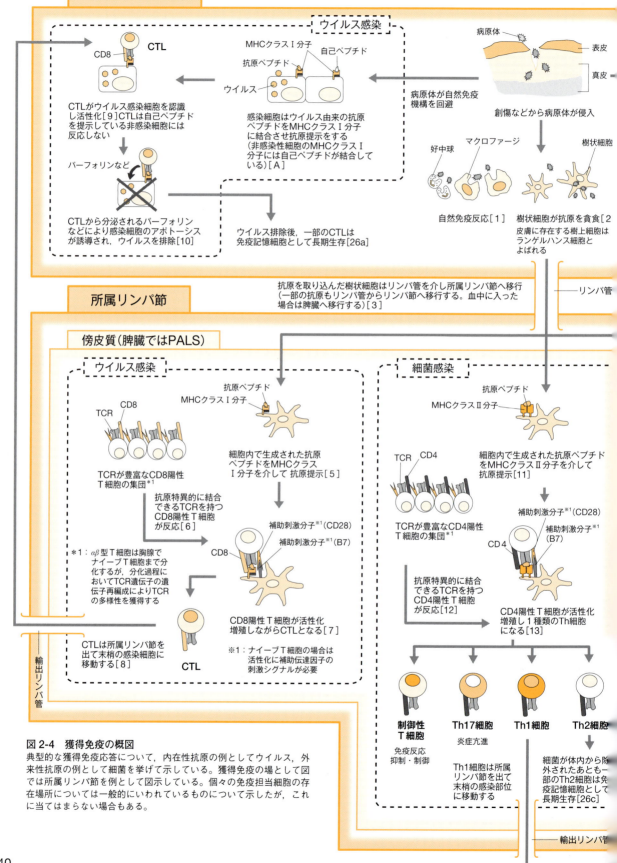

図 2-4　獲得免疫の概図
典型的な獲得免疫応答について，内在性抗原の例としてウイルス，外来性抗原の例として細菌を挙げて示している。獲得免疫の場として図では所属リンパ節を例として図示している。個々の免疫担当細胞の存在場所については一般的にいわれているものについて示したが，これに当てはまらない場合もある。

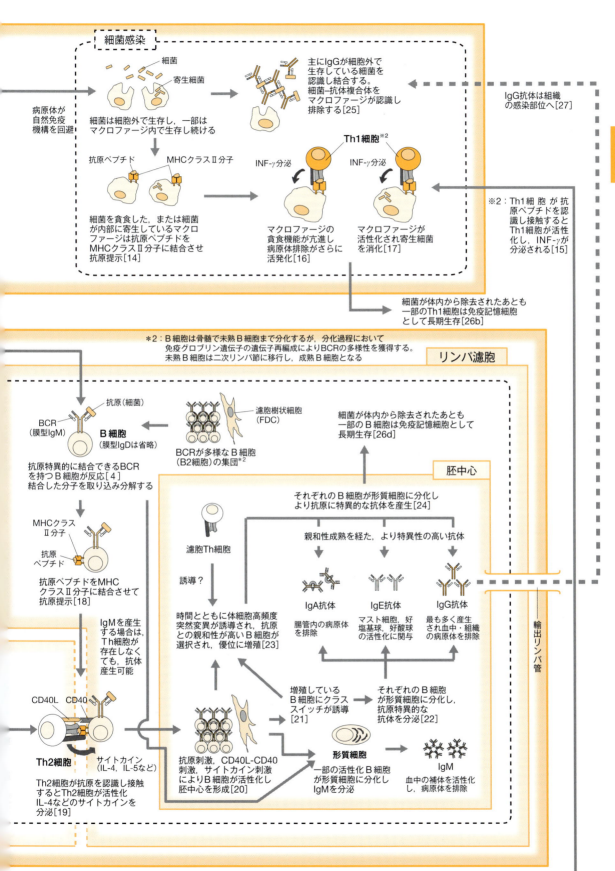

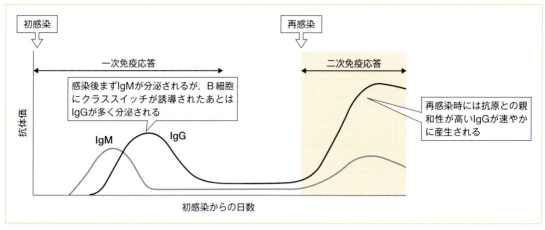

図 2-5　獲得免疫の一次・二次免疫応答
獲得免疫の一次・二次免疫応答について，感染後の抗体価を例として図示した。
病原体排除後，一部のエフェクターT細胞やB細胞は免疫記憶細胞として長期間生存し続け，病原体の再侵入に備える。2度目以降の病原体の侵入時には，これらの免疫記憶細胞が即座に反応し，免疫応答を初回よりも迅速に効率よく行うため，侵入した病原体は速やかに体内から排除される。

表 2-3　自然免疫と獲得免疫の比較

特徴	自然免疫	獲得免疫
発動	常に活動	抗原侵入により開始
担当細胞	マクロファージ 樹状細胞※ 好中球 NK細胞	T細胞 B細胞
進化程度	下等動物から高等生物まで	高等動物以降
開始までの期間	即時（数分から数時間）	遅延（数日以上）
標的の特異性	病原体関連分子パターン（PAMPs）	抗原特異的
標的を認識するレセプター	PAMPsを認識するレセプター（代表的なものにTLR，RIG-1，NALP3など）	TCR，BCR（遺伝子再構成により多様な抗原に対応している）
病原体に対する攻撃性	時に弱い	一般的に強い
次感染時の記憶反応	なし	強力
効果の発展	なし	曝露により発展

※：樹状細胞は病原体に反応して INF-α，INF-β などのサイトカインを分泌し感染の蔓延防御にかかわるとともに，病原体を貪食し，二次リンパ組織へ運搬し，獲得免疫を発動させる。

られる。これらの細胞から抗原提示を受け，T細胞とB細胞（まとめてリンパ球ともいう）は活性化して増殖，エフェクターT細胞や形質細胞に分化し，侵入した病原体を特異的に攻撃，かつ侵入した病原体を記憶して再侵入に備えるという獲得免疫が発動される。まとめとして表2-3に自然免疫と獲得免疫の比較を表示した。この獲得免疫機構を疑似感染，または軽度感染により感染前に発動させる方法がワクチン接種である（第13章参照）。

2-10．体液性免疫応答

　抗体が関与する免疫応答のことを体液性免疫応答という（図2-6）。抗体は形質細胞から分泌される。形質細胞は，B細胞がBCRを介して直接抗原を認識し，活性化したあとに最終的に分化することで生じる（第5章参照）。

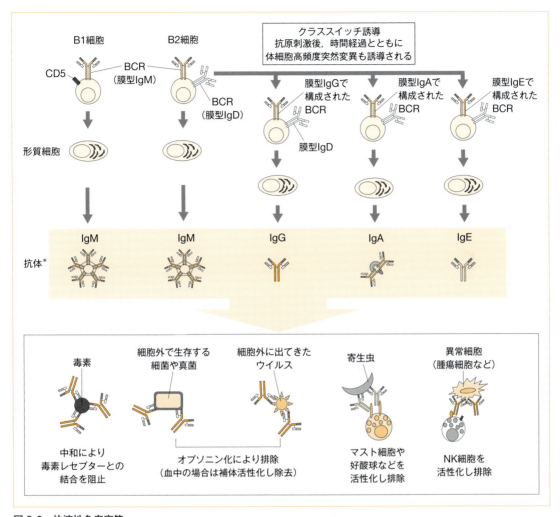

図 2-6　体液性免疫応答
＊：分泌型 IgD も少量存在するが機能は不明。

1. B1 細胞

　B 細胞は CD5 の発現の有無により，B1 細胞（CD5 陽性）と B2 細胞（CD5 陰性）に分類される。B1 細胞（骨髄ではなく，胎子肝臓に由来するとされる）は，BCR の多様性に乏しく，抗原特異性も低い。B1 細胞は腹腔内に多く存在する。B1 細胞の BCR は，病原体表面上に連続して存在する糖鎖構造などを認識して結合し，B1 細胞が T 細胞非依存性に活性化（活性化に B1 細胞から Th 細胞への抗原提示を必要としない）し，形質細胞に分化して IgM を産生・分泌するが，クラススイッチが誘導されないため，ほかのイソタイプの抗体を産生することはできない。また，体細胞高頻度突然変異や親和性成熟も誘導されないため抗体の多様性・親和性を増すことはない。

　B1 細胞は B2 細胞に比べると，病原体の侵入後早期に反応して IgM を分泌し，感染拡大を防ぐとされており，いわば，自然免疫と獲得免疫の中間的な役割を担う。IgM は補体結合・活性化能が高く，補体とともに，感染初期の病原体排除を担っているが，感染が持続した場合には，病原体排除に最も適した IgG がクラススイッチ後の B2 細胞から分化した形質細胞から分泌されることが必須となる（図 2-6）。

2. B2細胞

B2細胞は，主にタンパク質抗原を認識し，特異性が高いIgGなどを産生する。B2細胞は，前述のようにTh細胞からのサイトカインをB2細胞上のサイトカインレセプターを介して受け取り，かつTh細胞上のCD40LとB2細胞上のCD40が結合することで活性化し，増殖する。増殖したB2細胞の一部は形質細胞に分化し，IgMを産生・分泌する（図2-5, 2-6）。その他のB2細胞はクラススイッチが誘導され，その結果，IgGが大量に産生される。IgGは，補体結合・活性化能を持ち，分子量がイソタイプのなかでは小さいため，血管壁を通過して感染部位へ移行しやすい（図2-4 [27]）。また，マクロファージやリンパ球表面にIgGのレセプター（FcγRとよばれるFcレセプターのひとつ）があり，それらの細胞はIgGが結合した病原体を効率的に認識し，貪食，排除する。この作用をオプソニン化という（第5章参照）。

ほかのイソタイプの特徴や，補体活性化・オプソニン化以外の抗体の作用については第5章に記載されているが，これらの特性により，抗体は毒素，細胞外で生存する細菌，細胞外に出てきたウイルス，寄生虫および体内で生じた異常細胞の除去に関わっている（図2-6）。したがって，体液性免疫応答は細胞外環境での生体防御を担っている。

2-11. 細胞性免疫応答

抗体に依存するのではなく，抗原特異的T細胞（CTLやTh1細胞）によって行われる免疫反応を細胞性免疫応答という（図2-7, 第7章, 第8章参照）。

CTLは，ナイーブCD8陽性T細胞が活性化してできるエフェクター細胞であり，MHCクラスI分子の提示する抗原ペプチドを認識する。活性化されるとグランザイムやパーフォリンといったタンパク分子を放出し，またFasへの刺激を介して，ウイルス感染細胞などにアポトーシスを誘導し，ウイルスの拡散を抑制する（第7章参照）。

Th1細胞は，ナイーブCD4陽性T細胞が活性化してできるエフェクター細胞であり，INF-γを分泌し，マクロファージの貪食能を増強して細菌などに対する殺傷効果を高める（図2-7）。INF-γはCTL活性増強作用があるが，さらにNK細胞も，Th1の放出するINF-γにより活性が増強する。

マクロファージとNK細胞は，自然免疫においても活躍する細胞であるが，病原体抗原特異的に活性化したTh1細胞から分泌されるIL-2やINF-γにより殺傷力が増強されるため，獲得免疫における細胞性免疫を担う細胞としても機能する（図2-7）。

2-12. 遺伝子再編成によるリンパ球抗原レセプターの多様性

前述した一連の獲得免疫反応が発動するためには，抗原に特異的に結合できるTCR/BCRを持ったT/B細胞が体内に存在していなければならないが，これらの細胞は1種類の抗原応答性しか持たない。環境中には数多くの病原微生物が存在しており，微生物以外にも抗原となりうる物質を含めると膨大であり，そのため，これらの抗原が侵入してきたときに対応できるよう非常に多くの種類のTCR/BCR，すなわち多様性に富んだTCR/BCRを持ったT/B細胞が必要となってくる。これらの多様性を獲得するために，T細胞およびB細胞は，抗原に対する特異性を得る際に，もともと存在しているゲノムのなかのTCR遺伝子およびBCR遺伝子（免疫グロブリン遺伝子）の一部の領域を組み換えて遺伝子を再構築する。この点で，遺伝子変異および特異性の向上を行わない自然免疫と区別される。

T細胞およびB細胞の抗原レセプター多様性の獲得機序についてはそれぞれ第7章および第5章

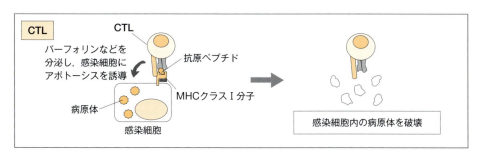

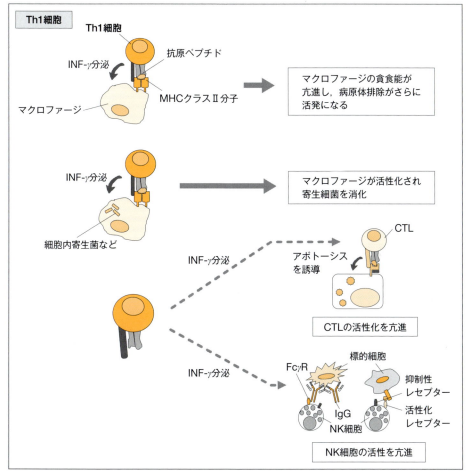

図2-7 細胞性免疫応答

で記載した。そちらを参照されたい。

参考文献
1）Tizard IR. イラストでみる獣医免疫学. 第7版. 古澤修一他監訳. インターズー. 東京. 2011.
2）Parham P. エッセンシャル免疫学. 第2版. 笹月健彦監訳. ディカル・サイエンス・インターナショナル. 東京. 2007.
3）Murphy K, Travers P, Walport M. Janeway's Immunobiology. 7th ed. Garland Science. New York. US. 2008.
4）河本宏. もっとよくわかる！免疫学（実験医学別冊）. 羊土社. 東京. 2011.

演習問題

第2章 免疫の概念

2-1. 以下のうち，自然免疫に関係ないものはどれか。
 a．NK 細胞
 b．病原体関連分子パターン
 c．Toll 様レセプター
 d．遺伝子再編成
 e．マンノース結合レクチン

2-2．次の記述のうち誤っているものはどれか。
 a．B 細胞は，ヘルパー T 細胞からの刺激によりクラススイッチを行う。
 b．ヘルパー T 細胞は，活性化するとサイトカインを分泌し，B 細胞や CTL 細胞などを活性化する。
 c．細胞性免疫応答には抗体の存在が必要である。
 d．体液性免疫応答は主に細菌や寄生虫の排除にかかわる。
 e．CTL は，ウイルス感染細胞を直接攻撃する。

2-3．次の記述のうち正しいものはどれか。
 a．ナイーブ T 細胞はエフェクター T 細胞が抗原刺激を受け活性化してできる細胞である。
 b．エフェクター T 細胞が機能を発揮するには刺激による活性化が必要である。
 c．ナイーブ CD8 陽性 T 細胞が刺激を受け活性化されるとヘルパー T 細胞になる。
 d．ヘルパー T 細胞はパーフォリンを分泌して標的細胞を直接攻撃・破壊する。
 e．エフェクター T 細胞の活性化には補助刺激分子からの補助刺激シグナルを必要とする。

2-4．次の記述のうち正しいものはどれか。
 a．二次免疫応答時に誘導される抗体のイソタイプで最も多いのは IgM である。
 b．二次免疫応答では一次免疫応答に比べ，エフェクター細胞が機能を発揮するまでに時間がかかる。
 c．Th2 細胞が活性化したときに分泌するサイトカインは IFN-γ である。
 d．ヘルパー T 細胞は体液性免疫のみに関わっている。
 e．BCR の抗原結合部位の構造は親和性成熟を経たあとでは変化している。

解答：47 ページ

解答

2-1. 正解　d
解説：a. ウイルス感染および腫瘍免疫などの自然免疫で働く細胞。
　　　b. 自然免疫における抗体 PRRs によって認識される分子の総称。
　　　c. 自然免疫における病原体関連分子パターンを認識する病原体認識レセプターの代表的なもの。
　　　d. 獲得免疫で働くリンパ球レセプターのレパートリーに関与する機構。
　　　e. 自然免疫における補体活性化のための分子。

2-2. 正解　c
解説：免疫応答に抗体の存在が必要なのは体液性免疫応答である。

2-3. 正解　b
解説：ナイーブ T 細胞が抗原刺激によるシグナルおよび補助刺激分子からの補助刺激シグナルを受けて活性化し，エフェクター T 細胞となる。例えば，ナイーブ CD8 陽性 T 細胞が刺激を受け活性化されると CTL になる。CTL やヘルパー T 細胞などのエフェクター細胞が機能を発揮するには，抗原刺激が必要である（感染細胞や抗原を取り込んだ B 細胞やマクロファージからの提示された抗原を認識し結合しなければいけない）が，補助刺激分子からの補助刺激シグナルは必要としない。

2-4. 正解　e
解説：二次免疫応答時に誘導される抗体のイソタイプで最も多いのは IgG である。一次免疫応答の方が二次免疫応答に比べ，エフェクター細胞が機能を発揮するまでに時間がかかる（例えば，ナイーブ T 細胞が活性化してエフェクター T 細胞になるという過程が必要であるため）。Th1 細胞が活性化したときに分泌する主なサイトカインのひとつが IFN-γ である。ヘルパー T 細胞のうち，Th2 細胞は主に体液性免疫応答に，Th1 細胞は主に細胞性免疫応答にかかわっている。胚中心に存在し抗原刺激を受けて活発に増殖している B 細胞に，体細胞高頻度突然変異が誘導される。免疫グロブリン遺伝子の抗原結合領域の部分に変異が入るため，BCR の抗原結合部位の構造が変化する。構造変化により，変異前より抗原との結合が強くなった BCR を持つ B 細胞が選ばれ，優位に増殖していく。

第3章 自然免疫における防御機構

> 一般目標：生物に共通して見られる自然免疫における防御機構について理解する。

➡ **到達目標**
1) 自然免疫における物理的・化学的生体防御機構および生化学的生体防御機構を説明できる。
2) Toll 様レセプター(TLR)の種類と機能を説明できる。

➡ **学習のポイント・キーワード**
上皮，粘膜，抗菌ペプチド，クリプチジン，ディフェンシン，補体，古典経路，レクチン経路，第二経路，抗原抗体複合体，C1～C9，マンノース，マンノース結合レクチン，C3転換酵素，C5転換酵素，膜傷害，オプソニン化，アナフィラトキシン，走化因子，補体レセプター(CR)，TLR1～9，リポプロテイン，リポタイコ酸，LPS，二本鎖RNA，一本鎖RNA，鞭毛，CpGモチーフDNA，ペプチドグリカン，LRRドメイン，TIRドメイン，MyD88，TIRAP，TRIF，転写因子，NF-κB，IRF-3，IRF-7，炎症性サイトカイン，インターフェロン，NOD，NLR，インフラマソーム

3-1. 物理的・化学的生体防御機構

微生物などの異物が外部から体内へ侵入することを阻むため，生体には様々な物理的，化学的な生体防御機構が備わっている。これらの生体防御機構は多くの動物に普遍的に存在しており，生体防御の第一線として異物の排除に関与する。これら物理的・化学的生体防御の仕組みと関与する因子を表3-1にまとめる。

1. 物理的防御因子

上皮は体内と外界を隔てる障壁であり，それには皮膚上皮と，様々な組織の管腔構造の内側を覆っている上皮細胞がある。皮膚上皮は厚く乾燥しているため，感染などに比較的強く，異物の侵入を阻む第一線である。やけどなどで皮膚上皮が失われた場合の死亡原因は主に感染症である。一方，体内の上皮は様々な生体反応を担うため薄く，比較的異物の侵入や感染に対する抵抗性が弱い。体内の上皮はムチンを含む粘液を分泌しており，粘膜上皮とよばれる。粘膜は微生物の上皮への接着を阻害する。また，鼻腔や呼吸器の上皮細胞では繊毛運動によって粘液が移動しており，異物の排除に重要な役割を果たしている。

腸の蠕動も外来の異物を常に移動させて排除する重要な機構である。蠕動が起こらないと腸内で微生物の異常増殖が起こることが知られている。また，腸管上皮細胞は重度の微生物感染により脱落する場合がある。このような上皮の脱落も感染微生物の排除に重要であると考えられる。

上皮の表面には通常，常在細菌叢として多くの非病原性微生物が生息しており，外来の微生物と栄養や生育スペースなど様々な側面で競合しており，生体防御において重要な働きをしている。

2. 抗菌物質・抗菌ペプチド

上皮細胞は物理的な障壁となるだけではなく，微生物の増殖を抑えたり，殺したりする様々な物質を産生している。

表 3-1　生体防御における物理的・化学的生体防御因子

防御因子	機能
物理的防御因子	
上皮	物理的バリア
繊毛運動	呼吸器や鼻腔内の繊毛運動による異物の排除
蠕動運動	腸管蠕動運動による異物の排除
常在細菌叢	栄養や生育スペースの競合
胃液	強酸による殺菌
化学的防御因子	
消化酵素など	胃液，胆汁など
抗菌物質	
リゾチーム	細胞壁の切断酵素
ラクトフェリン・トランスフェリン	鉄の獲得阻害
抗菌ペプチド	
αディフェンシン	好中球，腸管など
βディフェンシン	好中球，皮膚，呼吸器などの上皮
クリプチジン	腸管で発現するαディフェンシンの一種
補体	
C5a，C3a	走化因子
C5a，C3a，C4a	アナフィラトキシン
C3b，iC3b	オプソニン効果
C5b-9	膜傷害

上皮細胞は物理的なバリアとなるだけではなく，粘膜の産生や，繊毛運動により異物を排除する。常在細菌や胃液や消化酵素も，異物の侵入に対する重要な障壁となる。また，上皮細胞や免疫担当細胞は外来の微生物の増殖を抑えたり，殺菌する様々な抗菌物質や抗菌ペプチドを産生する。血液中の補体は膜傷害のほか，オプソニン化や，アナフィラトキシン，走化因子として働く。

　リゾチームは涙や唾液に含まれる加水分解酵素で，細菌の細胞壁を切断する。
　汗，唾液，涙，母乳などに含まれるラクトフェリンや，血液中のトランスフェリンは鉄イオンと結合し，微生物の生育に必要な鉄イオンを枯渇させる。
　腸管ではパネート細胞が抗菌ペプチドであるクリプチジンなどのαディフェンシンを産生する。また皮膚上皮や呼吸器，泌尿器をはじめとする様々な上皮細胞がβディフェンシンを産生し，微生物の殺菌や増殖抑制を行っている。抗菌ペプチドは30数個前後のアミノ酸からなる抗菌活性を有したペプチドである。ディフェンシンなどの抗菌ペプチドは陽性に荷電しており，陰性に荷電した微生物の細胞膜に静電気的相互作用で接着したあと，膜に挿入され，小孔を形成することにより殺菌作用を示すと考えられている。
　胃液や，胆汁などの消化酵素も微生物の増殖を抑制し，生体防御に重要な役割を果たしている。

3．補体

　補体は血中に含まれる一連のタンパク質群で，異物の排除に重要な役割を果たす。補体はC1～C9と，そのほか数種の血漿タンパク質からなる。補体はそれ自体がプロテアーゼによって分解されることによって活性化されるプロテアーゼを含み，体内に侵入した異物を認識することにより連鎖的に活性化される。補体の活性化には3つの経路が知られており（図3-1），その働きは膜傷害（図3-2），オプソニン化，アナフィラトキシン，走化因子と多岐にわたる。以下，経路と作用を順を追って説明する。

1）補体の活性化経路
①古典経路 classical pathway（図3-1a）
　微生物の表面抗原に抗体が結合し，抗原抗体複合体が形成されると，そこにC1が結合する。C1のプロテアーゼ活性によりC2とC4からC4b2a複合体が形成され，これがC3転換酵素となる。C3転換酵素の作用でC3からC4b2a3b複合体が形成され，これがC5転換酵素となる。

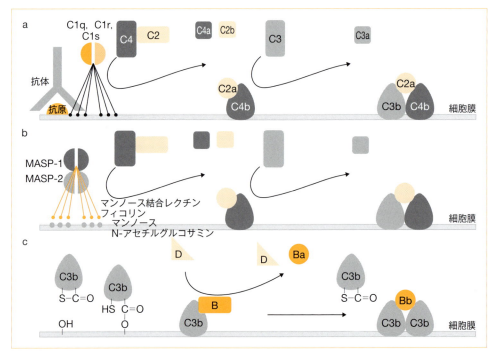

図 3-1　補体の活性化経路
a：古典経路，b：レクチン経路，c：第二経路。補体は 3 つの経路で活性化され，C5 転換酵素を形成する。

②レクチン経路 lectin pathway（図 3-1b）

微生物の表面に特異的に存在するマンノースの配列を認識してマンノース結合レクチンが，N-アセチルグルコサミンを含む糖鎖を認識してフィコリンが結合すると，マンノース結合レクチンやフィコリンと結合するプロテアーゼである mannose-binding lection-associated serine protease（MASP）-1，MASP-2 を介して古典経路と同様の反応が起こる。

③第二経路 alternative pathway（図 3-1c）

C3b 内部のチオエステル結合の自発的な加水分解によって C3b が微生物表面の水酸基に結合すると，B 因子が C3b に結合する。D 因子の作用により B 因子が分解されると C3b$_2$Bb 複合体が形成され，これが C5 転換酵素となる。

2）補体による作用

①膜傷害による溶菌（図 3-2）

上に述べた 3 つの経路のいずれかにより C5 転換酵素が形成されると，C5 から C5b が形成される。C5b は C6，7，8 と結合し，C8 の作用で微生物の膜表面に挿入される。C5b-8 複合体は C9 の集積を誘導する。10 ～ 16 分子の C9 が重合し，細胞膜表面に孔を開けることで溶菌を誘導する。

②オプソニン化

マクロファージなどの食作用を持つ細胞は，補体レセプター complement receptor（CR）によって微生物の表面に結合した補体，特に C3b やその分解産物である iC3b を認識し貪食を行う。このように補体により食作用が亢進する現象はオプソニン化とよばれる。

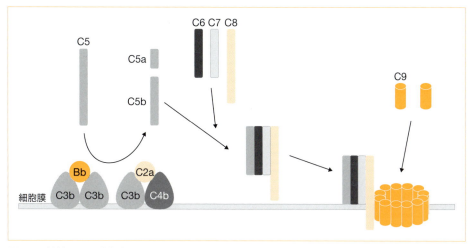

図 3-2　補体による膜傷害
C5 転換酵素は C5 から C5b を作成し，C6 〜 C9 を集積する．最終的に 10 〜 16 分子の C9 が外来微生物の膜に孔を形成し，傷害を与える．

③アナフィラトキシン

　補体の一連の反応のなかで産生される C5a，C3a，C4a は，アナフィラトキシンとしてヒスタミンを介した血管透過性の亢進を誘導する．血管の透過性亢進は貪食細胞の動員を促進し，局所での炎症反応を惹起する．

④走化因子

　C5a は G タンパク質を活性化する膜貫通型レセプターを介して，好中球や単球を引き寄せる走化因子の働きを示す．

3-2. TLR と NLR

　微生物などの異物が体内に侵入すると，マクロファージや樹状細胞といった免疫担当細胞がそれらの異物を認識し，一連の免疫反応を誘導することにより異物を排除する．微生物の表面には微生物に特異的にみられる分子構造の繰り返しパターンが存在する．外膜に存在する LPS，細胞壁に存在するペプチドグリカン，細胞膜に存在するリポプロテイン，鞭毛，DNA の CpG モチーフ，二本鎖 RNA などがその代表で，これらは病原体関連分子パターン（pathogen-associated molecular patterns, PAMPs）とよばれる．これら PAMPs は一連の免疫反応に先立って，パターン認識レセプター（pattern-recognition receptors, PRRs）によって認識される．PRRs のなかには細胞外やエンドソーム内の PAMPs を認識する Toll 様レセプター Toll-like receptor（TLR），細胞質内の PAMPs を認識する NOD 様レセプター nucleotide-binding oligomerization domain（NOD）-like receptor（NLR）や，retinoic acid-inducible gene-I（RIG-I）-like receptor（RLR）などが存在する．PAMPs と PRRs の組み合わせを表 3-2 にまとめる．

1. Toll-like receptors（TLR）

　TLR は現在 1 〜 11 まで見つかっており，TLR10，TLR11 を除く TLR は，その機能がよく解析されている（図 3-3）．TLR は PAMPs を認識する細胞外の leucine rich repeat（LRR）と細胞内にシグナルを伝える TLR/IL-1 receptor（TIR）ドメインからなる．

表 3-2 PAMPs とそれを認識する PRRs

Toll-like receptor (TLR)		NOD-like receptor (NLR), RIG-I-like receptor (RLR)	
PRRs	PAMPs	PRRs	PAMPs
TLR1	トリアシルリポプロテイン(TLR2 と)	NOD1	γ-D-グルタミルジアミノピメリン酸(iE-DAP)
TLR2	トリアシルリポプロテイン(TLR1 と)	NOD2	ムラミルジペプチド(MDP)
	ジアシルリポプロテイン(TLR6 と)	NLRP1	炭疽菌 lethal toxin
	リポタイコ酸	NLRP3	細菌毒素
	真菌の多糖		真菌
	ウイルス糖タンパク質		ウイルス
TLR3	二本鎖 RNA, poly I : C		リポプロテイン
TLR4	LPS		ペプチドグリカン
TLR5	フラジェリン		ミョウバン
TLR6	ジアシルリポプロテイン(TLR2 と)		尿酸ナトリウム
TLR7	一本鎖 RNA		ATP
TLR8	一本鎖 RNA		β-アミロイド
TLR9	非メチル化 CpG DNA	NLRC4	フラジェリン
TLR10	不明	RIG-I	二本鎖 RNA
TLR11	尿路感染症に関与	MDA5	二本鎖 RNA

微生物を含む異物は微生物に特異的なパターン PAMPs を有しており，宿主の免疫担当細胞はそれを様々な PRRs で認識し，排除するための炎症反応を誘導する。

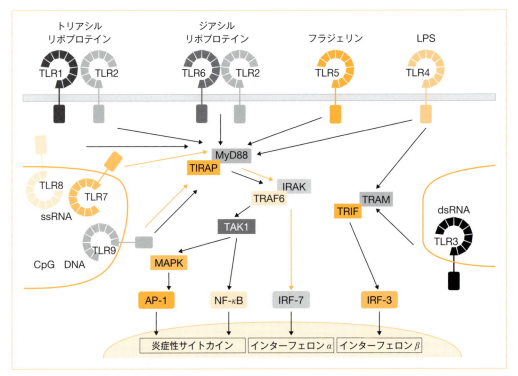

図 3-3 TLR とその細胞内シグナル伝達
TLR がリガンドを認識すると，転写因子である AP-1，NF-κB，IRF-3 などが誘導され，炎症性サイトカインや I 型インターフェロンが誘導される。
AP-1：activator protein 1, IRAK：IL-1 receptor associated kinase, IRF：Interferon regulatory factor, MyD88：myeloid differentiation factor 88, NF-κB：nuclear factor-κB, TAK1:TGF-β activated kinase 1, TLR：Toll-like receptor, TRAF6：TNF receptor-associated factor 6, TRIF：TIR domain-containing adaptor-including IFN-β

TLR2 は主に細胞表面に発現しており，細菌の持つリポプロテインを認識するレセプターで，ジアシルリポプロテインの認識には TLR6 が，トリアシルリポプロテインの認識には TLR1 が必要である。TLR2 はそのほかにグラム陽性菌のリポタイコ酸や真菌の多糖，ウイルスの糖タンパク質などを認識する。TLR3 は主にエンドソームに存在しており，エンドサイトーシスで取り込まれた微生物の

二本鎖 RNA または合成 RNA のポリイノシン・ポリシチジン酸 polyinosinic-polycytidylic acid（poly I：C）を認識する。TLR4 は細胞の表面またはエンドソーム内に発現しており，グラム陰性菌の LPS のレセプターである。LPS の認識には TLR4 のほか myeloid differentiation factor 2（MD-2）や CD14 といったタンパク質が必要である。そのほか，ウイルスの糖タンパク質などを認識する。TLR5 は細菌の鞭毛の構成タンパク質であるフラジェリンを認識する。TLR7 と TLR8 はエンドソーム内に局在し，一本鎖 RNA を認識する。TLR9 はエンドソームに発現し，メチル化を受けていない DNA の CpG モチーフを認識する。

　TLR はリガンドを認識すると myeloid differentiation factor 88（MyD88），tumor necrosis factor（TNF）receptor-associated factor 6（TRAF6），IL-1 receptor associated kinase（IRAK）1，4 を介してシグナルが伝えられ，最終的には nuclear factor-κB（NF-κB）や activator protein 1（AP-1）などの転写因子が誘導される。これらの転写因子は核へ移行し TNF-α，IL-6，IL-1β などの炎症性サイトカインを産生し，免疫反応を惹起する。また TLR4 や TLR3 は，MyD88 非依存的に TIR domain-containing adaptor-including IFN-β（TRIF）を経由して，転写因子である interferon regulatory factor（IRF）-3 を誘導する。IRF-3 はサイトカインの一種である IFN-β を誘導する。また，TLR7 や TLR9 は MyD88 依存的に転写因子の IRF-7 を誘導し，IFN-α を産生する。IFN-α や IFN-β は I 型インターフェロンとよばれ，抗ウイルス免疫応答に重要なサイトカインである。

2．NOD-like receptors（NLR）

　NLR は細胞質内に侵入してきた異物を認識するレセプターである（図 3-4）。このファミリーに属するレセプターは TLR と同じく LRR を持っており，LRR で様々な PAMPs を認識する。

　NOD1，NOD2 は細菌の細胞壁の構成成分であるペプチドグリカンを認識する。NOD1 のリガンドは γ-D-グルタミルジアミノピメリン酸（iE-DAP）で，グラム陰性細菌に特異的に存在する。NOD2 のリガンドはムラミルジペプチド（MDP）で，多くの細菌のペプチドグリカンの構成成分である。NOD1，2 は NF-κB や AP-1 などの転写因子を介して炎症性サイトカインを産生する。

　NLR family pyrin domain containing（NLRP）1，NLRP3，NLR family CARD domain containing 4（NLRC4）は NLR のメンバーであるが，NOD とは異なった機能を示す。NLRP1 は炭疽菌の毒素である lethal toxin を認識する。NLRC4 は細菌の鞭毛の構成タンパク質であるフラジェリンを認識する。NLRP3 は様々な因子によって活性化され，微生物の感染に対する炎症応答だけではなく，痛風やアルツハイマーなどに関与する尿酸ナトリウムや β-アミロイドを認識し，それらの病態に深く関与していると考えられている。これらのレセプターはインフラマソームとよばれるカスパーゼ-1 を含むタンパク質の複合体を形成し，炎症性サイトカインである IL-1β や IL-18 の前駆体を分解し，活性体を細胞外に放出することにより，免疫反応を増強する。

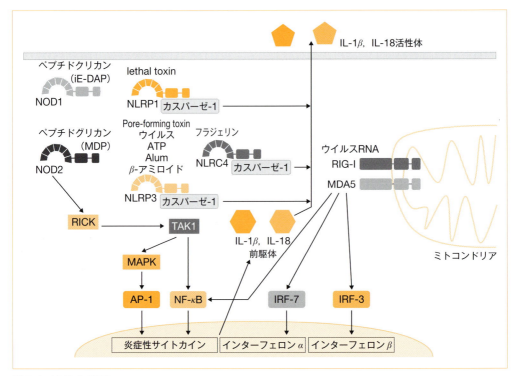

図 3-4　NLR と RLR
NLR や RLR は細胞質内に侵入した異物を認識することにより，様々な炎症性サイトカインや，インターフェロンを誘導し，免疫反応を惹起，増強する。
MDA5：melanoma differentiation-associated 5, NLRP1：NLR family pyrin domain containing (NLRP) 1, NOD：nucleotide-binding oligomerization domain, RICK：RIP-like interacting CLARP kinase, RIG-I：retinoic acid-inducible gene-I

3. RIG-I-like receptors (RLR)

　RLR は LRR の代わりにヘリカーゼドメインを持ったレセプターで，細胞内のミトコンドリアに局在している（図 3-4）。ヘリカーゼドメイン以外の部位は NLR と共通のドメインを保有している。RIG-I や melanoma differentiation-associated gene 5（MDA5）は細胞質内のウイルスの二本鎖 RNA を認識し，NF-κB，IRF-3，IRF-7 などの転写因子を介して炎症性サイトカインや I 型インターフェロンを産生する。

参考文献
1) Bryant C, Fitzgerald KA. Molecular mechanisms involved in inflammasome activation. Trends Cell Biol. 19(9): 455-464, 2009.
2) Kawai T, Akira S. TLR signaling. Semin Immunol. 19(1): 24-32, 2007.
3) Kumar H, Kawai T, Akira S. Toll-like receptors and innate immunity. Biochem Biophys Res Commun. 388(4): 621-625, 2009.
4) Ricklin D, Hajishengallis G, Yang K, Lambris JD. Complement: a key system for immune surveillance and homeostasis. Nat Immunol. 11(9): 785-797, 2010.
5) Takeuchi O, Akira S. Recognition of viruses by innate immunity. Immunol Rev. 220: 214-224, 2007.

演習問題

第3章　自然免疫における防御機構

3-1. 補体の働きについて正しいものはどれか。
   a．補体のプロテアーゼ活性で微生物の膜を傷害する。
   b．上皮細胞の細胞膜に発現し，上皮に接着した微生物の膜を傷害する。
   c．補体の活性化には5つの異なる経路が知られている。
   d．補体はマクロファージや好中球の食作用を増強する働きがある。
   e．補体が免疫担当細胞の血管透過性を増強することをオプソニン化とよぶ。

3-2. PAMPs と PRRs の組み合わせで正しいものはどれか。
   a．TLR4-DNA
   b．TLR2-RNA
   c．TLR3-LPS
   d．NOD-鞭毛
   e．TLR2-リポプロテイン

3-3. TLR の働きについて正しいものはどれか。
   a．細胞は構造の異なる多種類の TLR を発現しており，1種類の TLR は1種類の細菌またはウイルスを認識する。
   b．TLR に認識された異物は，TLR のプロテアーゼ活性によって破壊される。
   c．TLR は異物の構造を認識し，細胞内にシグナルを伝達することによって免疫反応を誘導する。
   d．TLR は血液中に存在する一連のタンパク質で，最終的に細菌の表面に孔を形成し殺菌する。
   e．免疫担当細胞はその表面に発現する PAMPs で，細菌やウイルス表面の TLR を認識する。

3-4. NLR の働きについて正しいものはどれか。
   a．NLR は細胞内の PAMPs を認識し，免疫反応を誘導する。
   b．NLR は細胞外の PAMPs を認識し，免疫反応を誘導する。
   c．NLR は貪食細胞に取り込まれた異物をファゴソーム内で認識し，炎症を誘導する。
   d．NLR は抗菌ペプチドの一種で，菌を溶菌することにより殺菌作用を示す。
   e．NLR は補体で標識された異物を認識し，免疫反応を誘導する。

解答：56ページ

解答

3-1. 正解　d
解説：a. 補体の膜傷害は C9 の重合による孔の形成による。
　　　b. 補体は多くの血漿タンパク質から構成される。
　　　c. 3つの経路が解明されている。
　　　d. 正しい。
　　　e. 補体の一部は血管の透過性を亢進させることから，アナフィラトキシンとよばれる。

3-2. 正解　e
解説：a. TLR4 のリガンドは LPS など。
　　　b. TLR2 のリガンドは主にリポプロテインである。
　　　c. TLR3 は二本鎖 RNA を認識する。
　　　d. NOD はペプチドグリカンを認識する。
　　　e. 正しい。

3-3. 正解　c
解説：a. 構造を認識するパターン認識レセプターである。
　　　b. TLR プロテアーゼドメインを持たない。
　　　c. 正しい。
　　　d. 補体が当てはまる。
　　　e. 免疫担当細胞の TLR が PAMPs を認識する。

3-4. 正解　a
解説：a. 正しい。
　　　b. 細胞内の PAMPs を認識する。
　　　c. ファゴソームではなく，細胞質内の異物を認識していると考えられている。
　　　d. NLR 自体には抗菌活性はない。
　　　e. NLR のリガンドは補体ではない。

Note

第4章 感染症に対する自然免疫

> 一般目標：感染症に対する自然免疫による防御機構を理解する。

> **到達目標**
> 1) 炎症反応を含む初期感染の成立過程を説明できる。
> 2) 食細胞，補体および NK 細胞による自然免疫防御機構を説明できる。
>
> **学習のポイント・キーワード**
> 炎症，貪食，遊走，膜傷害，補体，抗菌ペプチド，マクロファージ，サイトカイン，ケモカイン，PAMPs，PRRs，好中球，顆粒，NK 細胞，自己・非自己

4-1. 病原体排除と自然免疫
1. 異物の認識

　感染症の原因となる病原体はウイルス，細菌，真菌，寄生虫と多岐にわたる（表4-1）。また，これらの病原体はそれぞれの侵入・生存方法によって動物体内で増殖するが，その病原体の増殖がもたらす症状や発症病理機構も，それぞれ独特である。つまり，一様でない病原体の侵入・増殖に対処するためには，動物宿主側にも広範で柔軟性に富んだ免疫応答メカニズムが必要である。

　そもそも，環境中には無数の病原微生物が存在しており，動物は常に病原体の侵入と対峙している。体のうち，特に外界と接した部位，つまり上皮や呼吸器や消化器の粘膜組織は常に病原体との接触を余儀なくされている。そのため，これらの組織では，隙間なく結合した上皮細胞や涙・粘液などの物理的障壁，pH や酵素などの化学的障壁，常在細菌叢などの微生物学的障壁などが防衛最前線となり，病原体の侵入を防いでいる。逆にこうした障壁が崩れたとき，例えば皮膚に外傷がある場合などには病原体の侵入を許してしまう。

　もちろん体の内側にも，病原体の侵入に対処するための免疫が存在する。しかし，特異性の高い獲得免疫が誘導されるには数日間を要するため，自然免疫が感染防御の鍵となる。獲得免疫は脊椎動物において発達した免疫機構であるが，微生物感染は脊椎動物に限られた現象ではない。実際，これら自然免疫にかかわってくる抗菌ペプチドや補体といった因子は無脊椎動物にも広く保存されている。また，T 細胞レセプター T cell receptor（TCR）や B 細胞レセプター B cell receptor（BCR）に由来する獲得免疫ほど抗原特異的ではないが，病原体といった異物を認識する機構は自然免疫にも備えられていることも覚えておきたい。

2. 感染初期における炎症反応 inflammation

　病原体が上皮細胞というバリアを突破して宿主体内に侵入しても，ほとんどの場合「感染症」が発症する前に病原体は自然免疫によって速やかに排除される。皮膚感染を例にすると，皮内にはマクロファージや樹状細胞に代表される免疫担当細胞が常駐している（図4-1）。これら免疫担当細胞は Toll 様レセプター Toll-like receptor（TLR）やマンノースレセプター，スカベンジャーレセプターなど病原体を認識できるレセプターを備えており，これらのレセプターを介した活性化に伴い病原体を速やか

表 4-1 動物にみられる感染症

	病原体	引き起こされる感染症
ウイルス	DNA ウイルス	牛痘，オーエスキー病，マレック病，犬伝染性肝炎，猫汎白血球減少症
	RNA ウイルス	狂犬病，インフルエンザ，犬ジステンパー，ニューカッスル病，口蹄疫，流行性脳炎，豚コレラ，馬伝染性貧血，牛白血病
細菌	グラム陽性細菌	炭疽，結核病，ヨーネ病，破傷風，ボツリヌス症，リステリア症
	グラム陰性細菌	サルモネラ症，牛カンピロバクター症，家禽コレラ，野兎病，アナプラズマ病，ライム病，レプトスピラ症，エーリキア症
真菌		カンジダ症，クリプトコッカス症，皮膚糸状菌症
寄生虫	原虫	ピロプラズマ病，トリパノソーマ病，ネオスポラ症，トキソプラズマ病，ロイコチトゾーン病，リーシュマニア症
	蠕虫	犬糸状虫症，回虫症，エキノコックス症，住血吸虫症

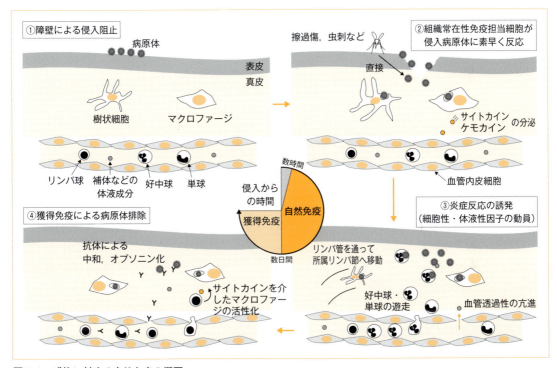

図 4-1 感染に対する自然免疫の概図

に貪食する。活性化された免疫担当細胞は，IL-1 や TNF-α に代表される炎症性サイトカインや CXCL8 といったケモカイン，そして活性酸素・窒素種，プロスタグランジン，ロイコトリエン，ヒスタミンといった様々なエフェクター分子を産生して炎症を誘発する。炎症の4大徴候として発赤，熱感，疼痛，腫脹が挙げられる。エフェクター分子の働きによって血管拡張が誘導され，血流の増加が発赤や熱感として現れる。また血管内皮細胞の透過性が亢進し，体液成分や細胞が血管外に漏出することにより腫脹が起こり，結果として神経が圧迫され疼痛が起こる。血漿タンパクには，病原体のオプソニン化や細胞遊走にかかわる補体という因子が存在し，また感染部位には食作用を持つ好中球が誘導される。さらに，炎症性サイトカインには体温を上昇させる機能があり，熱による病原体の排除に一役買っている。

つまり，自然免疫によって引き起こされる炎症反応は，病原体の排除に必須な反応であると同時に，疼痛・発熱といった不快をもたらす原因でもある。細菌が局所に留まらず血中への感染（敗血症）となった場合は，同じ炎症反応が全身性のショックを引き起こし，致命的である。

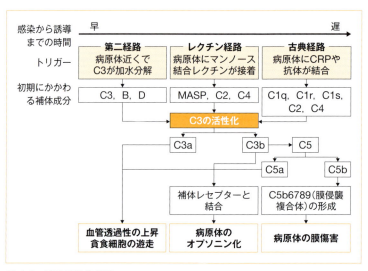

図 4-2　補体活性化経路

4-2. 自然免疫の防御機構
1. 補体
1) 補体とは
　ジュール・ボルデ(Jules Jean Baptiste Vincent Bordet)による発見からすでに1世紀が経つ補体系complement system は，自然免疫における重要な構成成分のひとつである。主に肝臓で生成され血清中に豊富に存在する易熱性(56℃，30分で失活)の補体には，20種以上のタンパクが含まれている。補体の代表的な役割として，①病原体の膜傷害，②オプソニン化，③炎症反応の誘導(貪食細胞の遊走など)が挙げられる。

2) 補体活性化経路
　補体の多くはプロテアーゼであり，普段は不活性型の前駆酵素 zymogen として血中や組織に存在しており，感染によって活性化されると，それ自身が炎症反応に寄与するとともに下流の補体(これもまた前駆酵素 zymogen である)を活性化する。この酵素活性化経路によって炎症反応の増幅が起こり，速やかに病原体の排除を行うことができる。補体活性化経路のなかでもきわめて重要な因子として補体成分3(C3)がある。C3の活性化に至る経路には第二経路，レクチン経路，古典経路の3つが知られている(図4-2)。感染時に最初に動く経路は第二経路であり，次いでレクチン経路，古典経路と続く。
　古典経路の引き金としては抗原抗体反応が主要であり，自然免疫単独でなく獲得免疫との協調が必要なため，誘導に時間がかかる。C3 が活性化されると C3a と C3b に切断される。C3b は病原体表面へ共有結合をして，補体レセプターを持つマクロファージによる貪食を亢進するオプソニンとして機能する。同時にC3bがB因子と形成する複合体C3bBb3bは，C5転換酵素としてC5をC5aとC5bに切断する。C5bはC6，C7，C8，C9とともに膜侵襲複合体 membrane attack complex (MAC) である C5b6789 を病原体の細胞膜上に形成して膜に穴をあける。
　一方，C3およびC5の切断によってできた断片のうち，小さい方(C3a，C5a)は炎症反応の誘起に関与する。これらは平滑筋の収縮を誘導するとともに，マスト細胞に作用して脱顆粒によるヒスタミ

ンなどのエフェクター分子の分泌を促し血管透過性を亢進する。また，C5a は好中球や単球に対する走化性因子としても機能する。このように補体系は活性化経路によって生まれる様々な成分が協調して病原体の排除を行っているが，この補体系が自己に対して害をなさないように，動物細胞表面には負の制御因子が発現している。例えば，赤血球に発現している CD55 や CD59 は，それぞれ C3b の不活性化や MAC の形成阻害を担っているが，これら分子の欠損は血管内溶血の原因となる。

2. 抗菌ペプチド，CRP

自然免疫にかかわる補体以外の体液性因子として，抗菌ペプチドや C 反応性タンパク C-reactive protein（CRP）が挙げられる。抗菌ペプチドは植物，動物の両方にみられ，最も古い防御免疫機構のひとつと考えられる。主要な抗菌ペプチドであるディフェンシン defensin は 30～40 アミノ酸からなり，正の電荷を持つ塩基性アミノ酸に富み，また 6 つのシステイン残基による 3 つのジスルフィド結合が特徴的である。ディフェンシンの種類は多数に及ぶが，共通の性質として疎水性と親水性の両方の領域を持ち，この性質により細菌や真菌の細胞膜やウイルスの膜エンベロープを貫き破壊する。

CRP は肝臓で合成される急性期タンパク質のひとつで，五量体を形成する。肺炎球菌の C 多糖と反応することにその名前が由来するが，細菌の LPS 中に存在するフォスフォコリンと結合する。細菌と結合した CRP の機能として，オプソニンとして働くことと補体の古典経路の活性化がある。なお，血中 CRP は感染による急性炎症によって千～数万倍にまで上昇するため，炎症の指標としてよく用いられる。

3. マクロファージ

1) マクロファージとは

別名で大食細胞ともよばれるマクロファージ macrophage は貪食能を持った細胞であり，イリヤ・メチニコフ（Ilya Ilyich Mechnikov）による発見からすでに 1 世紀が経つ。マクロファージは，血液中を循環している単球が血管外である組織に移動して分化・成熟したものである。組織マクロファージは同じく貪食細胞である好中球と比べてはるかに寿命が長く，数カ月以上ともいわれ，あらかじめ外界と接する上皮や呼吸器や消化器の粘膜組織をはじめ肝臓や脾臓，結合組織に多く存在し，病原体の侵入に備えている。いわば，内部への侵入を許してしまった病原体への最初の防衛を担う細胞といえる。組織マクロファージは，その存在部位によって呼称や形態，機能などに違いがあり，肝臓のクッパー細胞，脳のミクログリア，肺の肺胞マクロファージなどが挙げられる。

2) マクロファージの機能

病原体に対峙したマクロファージは，①病原体の貪食・消化といった直接的作用を示すだけでなく，②サイトカイン cytokine やケモカイン chemokine を産生して好中球などのエフェクター細胞を誘引して免疫反応を増強する。①のプロセスについて図 4-3 に示すが，病原体を認識したマクロファージは，膜の陥入を伴う貪食 phagocytosis を行い，細胞の内側に食胞（ファゴソーム phagosome）を形成する。ここにリソソーム lysosome とよばれる加水分解酵素を含む小胞が融合してファゴリソソーム phagolysosome を形成し，これら消化酵素の働きによって殺菌を行う。ちなみにリソソーム内は pH5 程度と酸性に保たれていて，内部の加水分解酵素も酸性条件下でのみ活性を示す。これら消化酵素は自身にも害をなす危険があるため，膜構造によって包まれているだけでなく，万が一細胞質側（中性～弱塩基性）に漏れても酵素が活性を示さないようになっている。

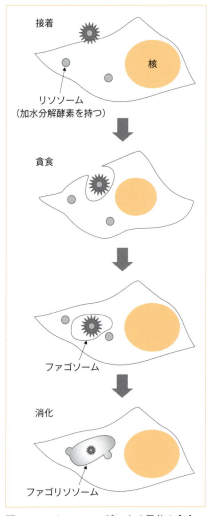

図4-3 マクロファージによる異物の貪食・消化

マクロファージが異物を貪食する最低条件として、適当な大きさや表面の荷電など、特異性の低いものによるところがある。同時に、マクロファージの表面には病原体にはあって自己にはない分子(pathogen-associated molecular patterns, PAMPs)を認識する様々なパターン認識レセプター(pattern-recognition receptors, PRRs)が発現している。PRRsとしてTLRをはじめ、マンノースレセプターやスカベンジャーレセプターなどが知られており、これらのレセプターにより病原体が認識されることによって、貪食能の亢進や活性酸素・活性窒素種の産生が起こり病原体の排除を増強する。同時に、レセプターからのシグナルによって活性化されたマクロファージは、IL-1, IL-6, IL-12, TNF-α, CXCL8に代表されるサイトカインやケモカインを産生して炎症反応を増強する。IL-1, IL-6, TNF-αの炎症性サイトカインは、血管内皮細胞やリンパ球の活性化および肝臓における急性期タンパク質の産生を促すことにより、感染部位における炎症反応を増強して病原体の排除に寄与する一方で、全身的には発熱の原因ともなる。IL-12はNK細胞の活性化に重要である。ケモカインの一種であるCXCL8は好中球の遊走を惹起している。ちなみにケモカインとは、貪食細胞やリンパ球などに対する走化性を持ったサイトカインファミリーの総称であり、2つの近接するシステイン残基(C)を有すること(ひとつだけの場合もある)やGタンパク質共役をレセプターと結合するなどの共通点を持つ。このようにマクロファージは自身の貪食能のみならず、ほかの免疫担当細胞や因子を動員する能力を持った、病原体の排除におけるキープレイヤーである。

しかしながらマクロファージの病原体排除能は必ずしも万能とはいえず、マクロファージの排菌から逃れることのできる病原体も存在する。そのような病原体としてリステリア菌、結核菌、リーシュマニア原虫などが挙げられるが、それぞれ①食胞から細胞質へと移行する、②食胞とリソソームとの融合を阻害する、③ファゴリソーム内の消化酵素に耐性である、というような異なる回避機構を持っている。

4. 好中球
1) 好中球とは

好中球 neutrophil はマクロファージと同様に貪食能を持った細胞であり、白血球のなかでは最も数が多く、末梢血白血球数の約半分(1 μLあたり約5,000個)を占める。ほかの白血球である好酸球や好塩基球と共通の特徴として、①細胞質に多くの顆粒 granule を持つことや、②分葉した核(口絵4-1)を持つことが挙げられ、この3種類の細胞は総称して顆粒球 granulocyte や多型核白血球 polymorphonuclear leukocyte ともよばれる。

マクロファージが比較的寿命の長い細胞として組織において待機しているのに対して、好中球は寿命の短い（組織浸潤後1〜2日間）エフェクター細胞である。その寿命の短さを数で補っており、末梢血中とほぼ同数が脾臓や肝臓などに貯蔵され、また造血を行う骨髄では、その10倍以上が血中に出るまで数日間待機している。

感染を受けていない組織において好中球はほとんどみられないが、感染部位においては補体のC5aや、マクロファージから分泌されるCXCL8などのケモカインによって遊走が促進される。好中球は血中から遊走してくる最初の細胞であり、その血管外遊走にはセレクチンやインテグリン、そしてICAM-1などの免疫グロブリンスーパーファミリーといった接着分子 adhesion molecule が重要な役割を担っている。

2) 好中球の機能

好中球はレセプターを介した貪食や食胞の形成・リソソームの融合など、貪食・消化のメカニズムにおいてマクロファージと共通する点が多いが、特徴的な点として顆粒の存在が挙げられる。好中球の持っている顆粒としてアズール顆粒と特殊顆粒がある。アズール顆粒にはミエロペルオキシダーゼ、カテプシンG、エラスターゼ、プロテイナーゼ3、ディフェンシンなどが、一方の特殊顆粒にはラクトフェリン、リゾチーム、コラゲナーゼ、アルカリホスファターゼ、NAPDHオキシダーゼなどが含まれている。これらの顆粒が食胞と融合して、これら抗菌ペプチドや消化酵素、そして酵素によって産生される活性酸素種などを病原体に作用させることにより強い殺菌能を発揮する。

病原体と対峙した好中球は短時間のうちに死んでしまい、膿 pus を形成し（化膿）、上部気道炎症においては痰となる。膿の形成は黄色ブドウ球菌のような細胞外細菌が原因であることが多く、これらの細菌は化膿性細菌とよばれる。

5. NK細胞

1) NK細胞とは

ナチュラルキラー細胞 natural killer cell（NK細胞）は、自然免疫を代表する細胞傷害性のリンパ球である。細胞傷害性T細胞 cytotoxic T lymphocyte（CTL）とは異なり、事前の抗原感作を必要としないことから"natural"と名付けられた。大型で細胞質顆粒を有することから、大型顆粒リンパ球ともよばれる。

2) NK細胞の活性化

NK細胞の活性化は、ウイルス感染細胞から産生されるI型インターフェロン（IFN-α、IFN-β）やマクロファージによって産生されるIL-12などによって誘導される。ちなみに、I型インターフェロンはNK細胞の活性化だけでなく、すべての細胞に対してウイルス複製を抑制することによるウイルス抵抗性を誘導する。I型インターフェロンのシグナルは、JAK/STAT系を介してオリゴアデニル酸合成酵素、プロテインキナーゼRなどの発現を誘導しウイルスRNAの分解や複製の阻止に働く。NK細胞の免疫機構のひとつとして病原体感染細胞に対する傷害性がある。NK細胞の顆粒にはパーフォリン perforin やグランザイム granzyme が含まれており、感染細胞の近傍でNK細胞の脱顆粒が起こると、パーフォリンの助けによってターゲット細胞の細胞膜を通過したグランザイムがアポトーシスの誘導を引き起こす。これらの細胞傷害性のメカニズムはCTLと共通しているが、CTLが

MHC クラス I によって抗原提示をする細胞を攻撃するのに対して，TCR を持たない NK 細胞による攻撃対象の選別は MHC による抗原提示に依存しない．そのため，NK 細胞は独自の活性化および抑制性レセプターを利用して，正常細胞と感染細胞を区別している．代表的なものとして，killer-cell immunoglobulin-like receptors（KIR），killer cell lectin-like receptor（KLR），natural cytotoxicity receptor（NCR）が挙げられる．NK 細胞は MHC クラス I の発現量（抗原提示ではない）を基準に正常細胞を判断しており，感染細胞では MHC クラス I の発現が低下するため攻撃対象として認識される．NK 細胞の抑制性レセプターは MHC クラス I と結合すると抑制性シグナルを送るため，通常の MHC クラス I 発現量を持つ細胞は攻撃しない．一方，感染細胞はストレス応答によって誘導される MHC クラス I 様のリガンド MHC class I polypeptide-related sequence（MIC）を発現する．MIC は NCR といった活性化レセプターと結合して，NK 細胞の細胞傷害性を誘導する正の選択マーカーとして機能する．

活性化 NK 細胞のもうひとつの主要な免疫応答が IFN-γ の産生である．IFN-γ の主な機能としてマクロファージの活性化が挙げられる．これによってマクロファージの貪食・消化能が亢進するとともに，再びマクロファージから IL-12 の分泌を促して，正のフィードバックを誘導して免疫応答をさらに増強することができる．自然免疫においては，NK 細胞が IFN-γ の主要な供給源となる．

4-3. まとめ

前述のとおり，病原体の種類によりその生存機構や発症のメカニズムは多様であり，その排除に有効な自然免疫機構も変わってくる．ウイルスが細胞に感染した場合は NK 細胞を中心とする感染細胞の排除が重要な免疫応答となる．マクロファージ寄生性のリーシュマニア原虫に対しては，マクロファージのさらなる活性化が鍵となる．また，細胞外感染をする細菌に対しては，補体や好中球などが病原体の排除に中心的な役割を果たす．上皮細胞などの障壁を突破した病原体に対して，獲得免疫が誘導されるまでの数日間，自然免疫は感染防御の全権を担っている．

自然免疫が TCR や BCR のような抗原特異性はなくとも病原体の種類に応じて必要な対処を取ることができ，かつ繊細な自己・非自己の識別機構を有していることはまさに驚くべきことである．第 8 章で詳説されるが，感染初期に起こる自然免疫応答が獲得免疫の運命も左右することもあわせて理解しておきたい．

演習問題

第4章 感染症に対する自然免疫

4-1. 補体成分3（C3）の酵素切断後に生ずる成分のうち，C3aの働きとして正しいものはどれか。
- a．病原体表面へ共有結合をしてオプソニンとして機能する。
- b．C5転換酵素としてC5をC5aとC5bに切断する。
- c．膜侵襲複合体（MAC）を病原体の細胞膜上に形成して膜に穴をあける。
- d．マスト細胞に作用して脱顆粒を促し，血管透過性を亢進する。
- e．血管内溶血の原因となる補体の自己攻撃を負に制御する。

4-2. ディフェンシンの説明として正しいものはどれか。
- a．細菌のLPS中に存在するフォスフォコリンと結合する。
- b．NK細胞から分泌され，ウイルス感染細胞にアポトーシスの誘導を引き起こす。
- c．NK細胞から分泌され，マクロファージの活性化を担うサイトカインの一種である。
- d．マクロファージより分泌され，好中球の血管外遊走を誘導する。
- e．疎水性と親水性の両方の領域を持ち，細菌の細胞膜を貫き破壊する。

4-3. 以下のうち，ケモカインに分類されるものはどれか。
- a．CXCL8
- b．IL-1
- c．IL-12
- d．TNF-α
- e．IFN-γ

4-4. NK細胞の説明として正しいものはどれか。
- a．MHCクラスIによって抗原提示をする細胞を攻撃する。
- b．MHCクラスIIによって抗原提示をする細胞を攻撃する。
- c．MHCクラスIの発現が低下した細胞を攻撃する。
- d．アズール顆粒と特殊顆粒に含まれる酵素群が殺菌能に寄与する。
- e．食胞へのリソソーム融合を介して貪食した異物を消化する。

解答：66ページ

解答

4-1. 正解 d
　解説：C3a は C5a とともに平滑筋の収縮を誘導し，またマスト細胞の脱顆粒を促し血管透過性を亢進する。a および b は C3 断片のもうひとつである C3b の働きとして適当であり，c の MAC は C5b6789 である。また e の補体による血管内溶血の原因となる C3b の不活性化や MAC の形成阻害を担っている因子としては，CD55 や CD59 などが挙げられる。

4-2. 正解 e
　解説：主要な抗菌ペプチドであるディフェンシンは 30〜40 アミノ酸からなり，疎水性と親水性の両方の領域を持ち，この性質により細菌や真菌の細胞膜やウイルスの膜エンベロープを貫き破壊する。a〜d はそれぞれ CRP，グランザイム，IFN-γ，CXCL8 の説明としては適当である。

4-3. 正解 a
　解説：CXCL8 はマクロファージより分泌され好中球の遊走を誘導するケモカインである。残りの 4 つはサイトカインに分類される。

4-4. 正解 c
　解説：NK 細胞による自己・非自己認識機構のひとつとして，MHC クラス I の発現量がある。NK 細胞の抑制性レセプターは MHC クラス I と結合すると抑制性シグナルを送るため，通常の MHC クラス I 発現量を持つ細胞は攻撃しないが，感染細胞では MHC クラス I の発現が低下するため攻撃対象として認識される。a, b, d, e の説明はそれぞれ CD8 陽性 T 細胞，CD4 陽性 T 細胞，好中球，マクロファージの説明としては適当である。

Note

第5章 獲得免疫における B 細胞

> 一般目標：獲得免疫における B 細胞の構造と役割を理解する。

> ➡ 到達目標
> 1) 抗体分子の種類およびその役割を説明できる。
> 2) B 細胞の増殖および分化・成熟と多様性の形成を説明できる。
>
> ➡ 学習のポイント・キーワード
> 抗体，免疫グロブリン，H 鎖，L 鎖，ジスルフィド結合，λ鎖，κ鎖，抗原結合部位，V 領域，C 領域，ヒンジ領域，Fab，Fc，エピトープ，非共有結合，抗体の作用，抗体のクラス，イソタイプ（IgM, IgG, IgA, IgE, IgD），B 細胞レセプター（BCR），多能性造血幹細胞，骨髄，プロ B 細胞，プレ B 細胞，プレ BCR，未熟 B 細胞，形質細胞，ネガティブセレクション（負の選択），V 遺伝子断片，J 遺伝子断片，D 遺伝子断片，抗体遺伝子の再編成，クラススイッチ，体細胞高頻度突然変異，親和性成熟，ファブリキウス嚢，偽遺伝子，遺伝子変換（ジーンコンバージョン）

「一度罹患した伝染病には二度と罹らない」という現象は，リンパ球が誘導する特異的な免疫応答，すなわち「獲得免疫」によって成り立っている。リンパ球のうち，B 細胞は外界から侵入する膨大な種類の抗原を識別し，それぞれに対して特異性の高い抗原を産出する。抗原は，体液性免疫応答において重要な役割を果たす分子である。

5-1. 抗体の構造と機能
1. 抗体の基本構造
1) H 鎖と L 鎖

抗体（免疫グロブリン immunoglobulin, Ig）分子は，2 本の H 鎖（重鎖）および 2 本の L 鎖（軽鎖）からなり，Y 字状の基本構造を呈する（図5-1）。H 鎖はひとつの L 鎖とジスルフィド結合により結合しており，また H 鎖同士もジスルフィド結合により結合している。

L 鎖には，κ鎖とλ鎖の 2 種類がある（図5-1）。κ鎖とλ鎖の比率は，動物種によって異なり，マウスでは 20：1，ヒトでは 2：1 であるが，ウシでは 1：20 である。

2) V 領域と C 領域

H 鎖および L 鎖の N 末端側が抗原結合部位を形成する。H 鎖と L 鎖は 2 本ずつあり，1 分子の抗体は 2 つの同一な抗原結合部位を持つ。抗体分子の抗原結合部位領域は，アミノ酸配列に多様性があるため V 領域（可変領域）とよばれている（図5-2）。個々の抗体によってアミノ酸配列が異なるため V 領域には多様性が生じ，異なる抗原を特異的に認識できる。

一方，H 鎖および L 鎖の C 末端側は抗体間でアミノ酸の多様性はほとんどなく，よく保存されているため C 領域（定常領域）とよばれている。H 鎖の C 領域は抗体の生物機能を担っており，後述するように哺乳動物では 5 つのクラスに分けられる。また，H 鎖の C 領域にはヒンジ領域（ヒンジ部）があり，2 つの H 鎖は，この部分でジスルフィド結合により結合している（図5-2）。

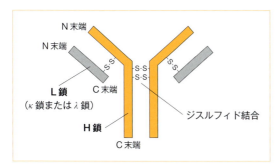

図 5-1 抗体の基本構造
2本のH鎖と2本のL鎖がジスルフィド結合により結合して抗体分子を形成する。

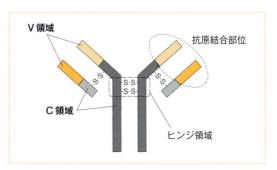

図 5-2 V領域とC領域
H鎖のV領域とL鎖のV領域で抗原結合部位が形成される。アミノ酸の多様性に富んでおり、膨大な数の抗原に対して個々の抗体が特異的に対応できる。H鎖のC領域は抗体の様々な機能を発揮するにあたり重要な部分である。アミノ酸配列は保存されているが、H鎖ではクラス間、L鎖ではκ鎖とλ鎖の間でアミノ酸配列は異なっている。IgM、IgE はヒンジ領域を持たない。ヒンジ領域内のジスルフィド結合は、IgG では2個、IgA や IgD では1個である。

3) Fab と Fc

　抗体分子の構造と機能について調べるために、タンパク分解酵素を利用した解析がなされた。抗体分子をタンパク分解酵素のひとつであるパパインで消化すると、H鎖のジスルフィド結合部位よりもN末端側で切断され、3つの断片ができる（図 5-3）。そのうち2つはY字型の抗体の先端側部分であり同一の構造をしている。断片単独の状態でも抗原結合能があることより、Fab（fragment antigen binding）断片とよばれる。H鎖のヒンジ領域は可動性のあるポリペプチド鎖で構成されており、抗体のFab 領域に角度の幅を与えることで抗原と結合しやすくしていると考えられている。

　残りのひとつはH鎖のC末端側部分であり、この断片は結晶化しやすいことから Fc（fragment crystallizable）断片とよばれる。Fc 断片は抗体の機能を規定しており、H鎖のクラス間での機能的な違いは Fc 領域の違いによるものである。また、Fc 断片は抗体の機能発揮においても重要な役割を果たす。マクロファージをはじめとするいくつかの免疫担当細胞には細胞表面に Fc レセプターが存在しており、抗体は Fc 領域を介して Fc レセプター結合することにより、細胞と相互作用して抗原の排除にかかわる（図 5-3）。

4) F(ab')₂

　抗体分子をタンパク分解酵素のひとつであるペプシンで消化すると、抗体のN末端側についてはH鎖のジスルフィド結合部位よりもC末端側で切断された断片ができる。この断片は、もとの抗体と同じ抗原に対する結合能を持つ。2分子の Fab がジスルフィド結合により結合した状態であることにより、F(ab')₂ 断片とよばれる。

　また、抗体のC末端側すなわちほとんどの Fc 断片を含む部分は、ペプシンによる切断箇所が複数存在するため機能的な断片は生じない（図 5-4）。

2. 抗体と特異抗原の結合

　マクロファージや好中球などの自然免疫反応に関与する細胞は、病原体特有の構造パターンを認識する。一方、抗体は抗原表面の立体構造の一部と相補的に非共有結合することによって抗原を認識する。抗体が認識する抗原の特定の構造部分をエピトープ（抗原決定基）とよぶ（図 5-5）。抗原分子ひと

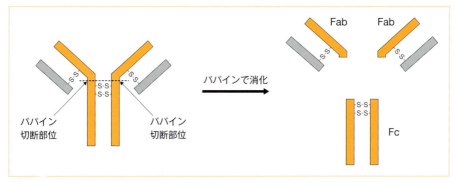

図 5-3　Fab と Fc
抗体をパパインで消化すると，2 つの Fab 断片とひとつの Fc 断片が生じる．Fab 断片は H 鎖および L 鎖の V 領域を含んでおり，Fab 断片単独でも抗原結合能がある．Fc 断片は H 鎖の C 領域を含む．

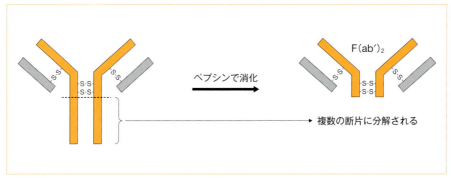

図 5-4　F(ab')$_2$
抗体をペプシンで消化すると，ジスルフィド結合部位より C 末端側で切断され抗原結合部位を含んだ断片が得られる．この断片は，もとの抗体と同じ抗原結合能を持ち，F(ab')$_2$ 断片とよばれる．抗体の C 末端側（ほとんどの Fc 断片）は，ペプシンによって複数の断片に分解される．

つのなかには通常，エピトープが複数箇所存在している．
　一方，T 細胞の場合は，MHC 分子と抗原由来のペプチドの複合体を T 細胞レセプター T cell receptor (TCR) が認識する．このような TCR の認識にかかわる抗原由来のペプチドは，T 細胞エピトープとよばれる．

3. 抗体の主な作用

　抗体は病原体やその産生物（毒素など）から生体を防御するが，その方法は様々である．抗体の主な作用は以下のとおりである．

1) 凝集

　抗体の 2 つの Fab 領域が不溶性抗原表面のエピトープと結合することで，不溶性抗原が抗体によって架橋されて凝集塊が形成される．これを凝集という．また，可溶性抗原が抗体によって架橋され不溶性の沈降物が生成される場合を沈降という．

2) 中和

　抗体が病原体や毒素に結合することにより病原体や毒素の細胞内への侵入を防ぎ，その結果，病原

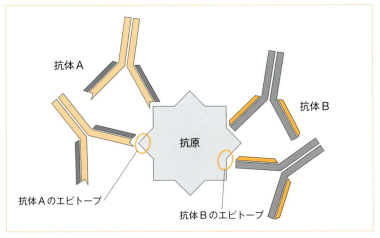

図5-5 抗原のエピトープ
図のように通常，抗原は抗体Aのエピトープ，抗体Bのエピトープといった複数種類のエピトープを持っている。また，多くの抗原にはそれぞれのエピトープが複数存在している。

体の感染や毒素の毒性を阻害する作用を中和という。

3）オプソニン化

抗体が病原体の表面に多く結合することでマクロファージなどの貪食細胞に認識されやすくなり（抗体のFc領域を貪食細胞膜上のFcレセプターが認識し結合する），病原体と抗体の複合体（抗原抗体複合体）が貪食細胞に貪食され，消化される。このように，抗体が表面を被覆してマクロファージなどの貪食細胞による食作用を促進させる作用をオプソニン化という。

4）補体の活性化

抗体は，血漿中において古典経路によって補体を活性化する。活性化した補体が病原体表面に結合し，貪食細胞による食作用を促進させる。また一部の細菌では，補体の活性化により膜侵襲複合体 membrane attack complex（MAC）が細菌壁を傷害することによって溶菌が起こる。

5）抗体依存性細胞傷害作用

抗体が標的細胞の表面に結合することでNK細胞や好酸球などに認識されやすくなり（抗体のFc領域をNK細胞や好酸球の細胞表面上のFcレセプターが認識し結合する），標的細胞と抗体の複合体（抗原抗体複合体）がNK細胞や好酸球により傷害される。このように抗体が細胞表面に結合することでFcレセプターを持つ細胞傷害活性を有する細胞によって，標的細胞が傷害される作用を抗体依存性細胞傷害 antibody-dependent cell-mediated cytotoxicity（ADCC）という。

6）マスト細胞・好塩基球の活性化

マスト細胞や好塩基球の細胞表面上のFcεレセプターに抗体がFc領域を介して結合し，さらにFab領域に抗原が結合し架橋することで，細胞の活性化が誘導され脱顆粒が起こる。後述のように，この作用にはIgEが関与する。

4. 抗体のクラス

　H鎖のC領域は抗体の機能を担っており，構造の違いによって生物活性も異なってくる。抗体はこの部分の違いによってIgG，IgM，IgE，IgA，IgDの5つのクラス（イソタイプ）に分けられる。

1) IgG

　単量体で，正常な個体の血清中では最も多く存在する。抗原に対する二次免疫応答で産生される血中抗体のほとんどはIgGである。毒素やウイルスの中和や，細菌などの抗原に結合し凝集・沈降を起こしたり，補体を活性化することで病原体を阻害する。また，マクロファージなどの貪食細胞やNK細胞などの細胞膜上にあるFcレセプターと結合する抗体のほとんどはIgGである。そのため，IgGはオプソニン化による貪食促進にも働く。このように，IgGは獲得免疫において病原体などの排除に非常に重要であり，繰り返し抗原刺激を受けることで抗原との親和性が高いIgGが産生される。またIgGには胎盤通過能があり，胎子期や新生子期の感染防御に働く。

　IgGはさらにサブクラスに分けられる。ヒトの場合，IgG1，IgG2，IgG3，IgG4の4つ，マウスの場合，IgG1，IgG2a，IgG2b，IgG3の4つのサブクラスが存在する。

2) IgM

　通常五量体で存在する。単量体のIgMがジスルフィド結合によって結合し，さらにJ鎖とよばれるポリペプチドが結合することで五量体を形成する（後述するJ遺伝子断片と混同しないように）（図5-6）。血清中の抗体のなかでは最も分子量が大きい。抗原刺激を受ける前の成熟B細胞のレセプターは膜型の単量体IgMで構成されている。主に一次免疫応答で産生される抗体であり，抗原に対する親和性は低いが，五量体では抗原結合部位が10個存在するため，抗原に対する総結合力は高くなる。補体活性化能が高く，初感染において血管内に侵入した微生物の排除に働く。

3) IgE

　単量体で存在するが，血清中の遊離IgEは微量であり，多くはマスト細胞や好塩基球の細胞表面上のFcεレセプターにFc領域を介して結合している。レセプターに結合したIgEに再侵入した抗原が結合して架橋すると，細胞の活性化が惹起され脱顆粒が起こり，ヒスタミンなどのケミカルメディエータが分泌され，即時型過敏症が誘導される。またIgEは寄生虫に対するADCCにも働く。寄生虫に結合したIgEを好酸球がFcεレセプターを介して認識することにより細胞傷害活性が誘導される。

4) IgA

　血清中のIgAは単量体で存在する。一方，粘膜表面や分泌液中のIgAは二量体で存在している。単量体のIgAがジスルフィド結合によって結合し，さらにJ鎖および分泌成分とよばれるタンパクが結合することで分解を受けにくい二量体を形成する（図5-7）。腸管などの粘膜表面の感染防御に働くとともに，初乳中に多く存在し，受動免疫として乳仔の感染防御にも重要である。ヒトではIgA1，IgA2の2つのサブクラスが存在する。

5) IgD

　単量体で存在する。抗原刺激を受ける前の成熟B細胞（B2細胞）の細胞表面レセプターとして，膜

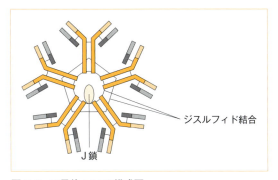

図 5-6　五量体 IgM の模式図
単量体の IgM がジスルフィド結合によって結合し，さらに J 鎖とよばれるポリペプチドが結合することで五量体 IgM を形成する。（参考文献 2 を元に作成）

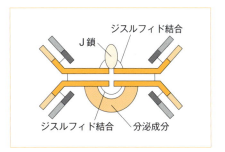

図 5-7　二量体 IgA の模式図
単量体の IgA がジスルフィド結合によって結合し，さらに J 鎖および分泌成分とよばれるタンパクが結合することで分解を受けにくい二量体を形成する。（参考文献 2 を元に作成）

型の単量体 IgM と同様に膜型 IgD が存在している。しかし，ほとんど分泌型 IgD は産生されないため，血清中には少量しか存在しておらず，その役割は明らかではない。

5-2. B 細胞の分化と多様性の形成

1. B 細胞レセプター

　B 細胞が形質細胞に分化し抗体を産生するには，B 細胞による抗原の特異的認識が必要である。B 細胞表面には膜型免疫グロブリンが存在し，B 細胞レセプター B cell receptor（BCR）を形成している。個々の B 細胞が 1 種類の抗原特異性を持つ膜型免疫グロブリンを細胞表面に持つことで，BCR は抗原を特異的に認識することができる。BCR が抗原表面の立体構造を直接認識して結合することで，B 細胞に抗原刺激が入り，B 細胞が活性化し細胞増殖が誘導され，最終的に形質細胞へ分化する (5-2 2．4．参照)。そして形質細胞から抗原特異的な抗体（分泌型免疫グロブリン）が産生される（図 5-8）。未熟 B 細胞の段階で，遺伝子再編成を終えた免疫グロブリン遺伝子はすでに存在しており (5-2 2．および 3．参照)，遺伝子転写後の pre-mRNA の選択的スプライシングによって，膜型あるいは分泌型どちらかの免疫グロブリンが生成される（図 5-11）。

2. B 細胞の分化

　B 細胞は骨髄（胎子期は肝臓）において多能性造血幹細胞から分化する。多能性造血幹細胞からリンパ系に分化が運命付けられたリンパ系前駆細胞が発生し，以降は図 5-9 に示すような段階を経て成熟 B 細胞に分化する。

1) プロ B 細胞

　プロ B 細胞は，B 細胞への分化が決定した最も早期の細胞であり，リンパ系前駆細胞から産生される。ストローマ細胞の細胞膜結合型サイトカインである SCF（幹細胞因子）や，支持細胞が分泌する可溶性サイトカインの IL-7 によって生存・増殖する。プロ B 細胞の段階で，免疫グロブリン H (IgH) 鎖の遺伝子再編成 (5-2 3．参照) が行われる。再編成を終えても機能的な H 鎖タンパクが生成されない場合は，相同染色体上に存在するもう一方の IgH 鎖遺伝子の再編成が行われる。さらにそれでも機能的な H 鎖タンパクが生成されない場合は，細胞死が誘導され，それらの細胞は消失する。したがって，遺伝子再編成後機能的な H 鎖タンパクを生成することができる細胞のみが次の段

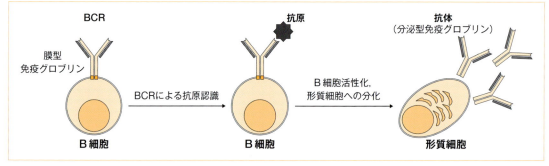

図5-8 BCRの模式図
B細胞は1種類の抗原特異性を持つ免疫グロブリンを産生しており、抗原刺激を受ける前のB細胞では細胞表面に膜型免疫グロブリンとして存在し、抗原に対するBCRとして働く。抗原が侵入するとその抗原に特異的なBCRが認識・結合することでB細胞が刺激され（抗原刺激）活性化し、増殖したのち形質細胞に分化する。形質細胞は抗原特異的な抗体を産生し、侵入した抗原の排除に働く。

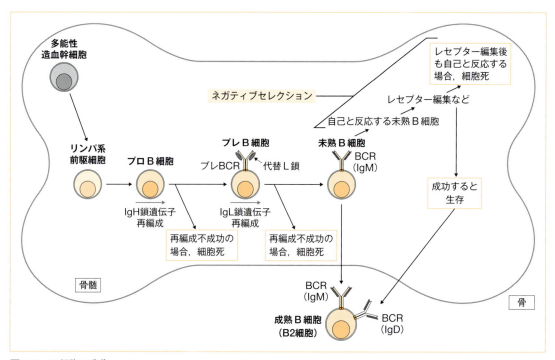

図5-9 B細胞の分化
骨髄の造血幹細胞からB細胞が分化する過程を模式的に示している。リンパ系前駆細胞を経て、プロB、プレB、未熟B細胞へと段階的に分化する。IgH鎖の遺伝子再編成はプロB細胞で起こり、遺伝子再編成に成功するとタンパク生成後のH鎖は代替L鎖と結合し、プレBCRとして細胞表面に発現しプレB細胞となる。プレB細胞ではIgL鎖の遺伝子再編成が起こる。遺伝子再編成に成功してタンパク生成したL鎖はH鎖と結合し、BCRとして細胞表面に発現し未熟B細胞となる。プロ、プレB細胞において遺伝子再編成に成功しなかった細胞は、細胞死誘導により除去される。また未熟B細胞では、自己抗原に対する反応性がチェックされ、自己抗原に反応する細胞はネガティブセレクションにより除去される。生き残った未熟B細胞は、末梢の二次リンパ組織に移行して成熟B細胞となる。

階に進むことができる。膜型免疫グロブリンは、この段階ではまだ細胞表面には存在しない。

2）プレB細胞

　プロB細胞の段階でIgH鎖遺伝子の再編成が行われ、機能的なH鎖タンパクが生成されるが、免疫グロブリンL（IgL）鎖の遺伝子については、この時点ではまだ再編成は行われておらず生殖細胞型

の状態である．そのためH鎖は，L鎖と構造的に類似している代替L鎖(L鎖のような多様性はない)とよばれるタンパクと複合体を形成し，プレBCRとして細胞表面に発現する．この段階の細胞をプレB細胞という．

細胞表面のプレBCRは細胞内へシグナルを伝達するが(リガンドは不明)，それによって相同染色体上に存在するもう一方のIgH鎖遺伝子の再編成が停止され(この機構は対立遺伝子排除とよばれる)，プレB細胞の増殖が誘導される．そして，IgL鎖遺伝子の遺伝子再編成(5-2 3．参照)が行われる．IgL鎖遺伝子の遺伝子再編成についてもIgH鎖遺伝子の再編成と同様に，機能的なL鎖(κ鎖あるいはλ鎖)タンパクが生成されない場合は，細胞死が誘導され，それらの細胞は消失する．

3) 未熟B細胞

IgL鎖遺伝子の遺伝子再編成が行われ，機能的なL鎖タンパクが生成されると，H鎖と結合し，膜型免疫グロブリン(イソタイプはIgM)として細胞表面に発現する．この段階の細胞を未熟B細胞という．未熟B細胞は，様々な抗原特異性を備えた多様なBCRを持つ集団(B細胞レパートリーとよばれる)である．B細胞レパートリーのなかには自己に反応するBCRを持つB細胞も多く存在するため，この段階で自己に対する反応性について選別が行われる．自己に反応するB細胞では，再度IgL鎖遺伝子の再編成が誘導され，自己抗原に結合しない機能的なL鎖の合成が試みられる(この機構はレセプター編集とよばれる)．これにより，自己抗原と反応しない新たなBCRを得たB細胞は生存し続けることができる．しかし，レセプター編集後も自己と反応するBCRを持つB細胞は，細胞死が誘導され除去される．

このように，自己反応性B細胞を死滅させ，外来性抗原に反応するB細胞のみを選択的に生存させる選別をネガティブセレクション(負の選択)という．

4) 成熟B細胞・形質細胞

ネガティブセレクションを経て生き残った未熟B細胞(未熟B2細胞)は，末梢の二次リンパ組織に移行する．未熟B細胞は短命であるが，末梢リンパ組織の濾胞へ移行した場合，濾胞から分泌されるBAFFとよばれる生存因子を未熟B細胞表面上に存在するレセプターであるBAFF-Rを介して受け取り，細胞内へ生存シグナルを伝えることにより未熟B細胞は濾胞内で生存することができる．そして，細胞表面にBCRとして膜型IgMと膜型IgDの両方を持つ成熟B細胞(成熟B2細胞．B1細胞の場合はIgMのみ細胞表面に発現する)となる．体内に侵入した外来性抗原が成熟B細胞のBCRに特異的に結合すると，B細胞が活性化し増殖が誘導される(図5-8)．すなわち，抗原に対して特異的に反応できるB細胞クローンのみが選択的に増殖し，最終的に抗原特異的な抗体を分泌する形質細胞へと分化する．形質細胞はB細胞の最終分化形態であり，分裂増殖をしないため，抗原やヘルパーT細胞 helper T cell (Th細胞)から分泌されるサイトカインなどの刺激により成熟B細胞がどの程度活性化・増殖を誘導されるかによって抗体産生が影響される．

3．B細胞の多様性の形成

B細胞は体内に侵入した抗原を識別し，それぞれに対して特異性の高い抗体産生応答をする必要がある．それぞれのB細胞は1種類の抗原特異性を持つ免疫グロブリンを産生する．そのため，膨大な種類の抗原に対応できるように，あらかじめB細胞レパートリーを備えておかなければならない．様々な抗原特異性を備えたBCRをつくり出すには，免疫グロブリンのV領域にアミノ酸の多様

性が形成されることが必要である．一方，C領域はイソタイプが同じであればB細胞間でアミノ酸配列はよく保存されている．C領域は抗体の生物機能を担っているため，必要に応じて適切なイソタイプの免疫グロブリンが産生されなければならない．このようなB細胞の多様性の形成には，免疫グロブリン遺伝子の特性が深くかかわっている．

1）免疫グロブリン遺伝子の構造

　免疫グロブリンを構成するH鎖，κ鎖およびλ鎖タンパクをコードする遺伝子は，それぞれ別の遺伝子座に存在している．図5-10にヒトIgH鎖遺伝子の基本構造を模式的に示す．

　IgH鎖遺伝子では，5'側からV領域をコードする遺伝子，C領域をコードする遺伝子の順に位置している．C領域をコードする遺伝子は複数のエキソンから構成され，それら複数の遺伝子が順番に並んで存在しており，それぞれが異なるクラスに対応している．特徴的なのはV領域をコードする遺伝子で，生殖細胞やB細胞以外の体細胞のゲノム上ではひとつの独立したエキソンを構成しておらず，エキソンの構成要素である「遺伝子断片」として存在する．IgH鎖V領域遺伝子のエキソンの場合は，3つの遺伝子断片から構成されており，それぞれV遺伝子断片，D遺伝子断片，J遺伝子断片とよばれる．一方，IgL鎖V領域遺伝子のエキソンの場合は，V遺伝子断片，J遺伝子断片の2つの遺伝子断片から構成される．さらに，これらの遺伝子断片はそれぞれが1個ずつ存在しているのではなく，少しずつ塩基配列が異なった遺伝子断片が多く存在する．それぞれの遺伝子断片の数は種間・個体間で多少差があるが，例えば，ヒトのIgH鎖遺伝子のV遺伝子断片は約40個（偽遺伝子を含めるともっと多くなる），D遺伝子断片は約25個，J遺伝子断片は6個存在する（図5-10）．

2）抗体遺伝子の再編成

　タンパクである免疫グロブリンは，IgH鎖遺伝子およびIgL鎖遺伝子から転写・翻訳を経て生成されるが，生殖細胞やB細胞以外の体細胞のゲノム上のIgH鎖，IgL鎖遺伝子（以下生殖細胞型DNAとする）がそのまま転写されて，翻訳後，免疫グロブリンタンパクとなるわけではない．B細胞が分化する過程において，IgH鎖遺伝子の場合，機能的なV遺伝子断片のうちの1個と，1個のD遺伝子断片，1個のJ遺伝子断片が結合し，V領域をコードするエキソンがつくり出されるという"遺伝子再編成"が必要である（図5-11）．遺伝子再編成はDNAの切断と再結合からなるDNA組換え反応であり，リンパ球の分化過程で特異的に発現するDNA組換え酵素であるRAG-1とRAG-2の複合体がDNAを切断し，遺伝子再編成を誘導することが知られている．IgH鎖遺伝子再編成は，まず複数存在するD遺伝子断片のうちの1個とヒトの場合6個のJ遺伝子断片のうちの1個が選ばれてDJ結合が行われる（図5-11，D-J組換え）．次にV遺伝子断片のうちの1個が連結済みのDJ遺伝子断片に結合しV-DJ結合が行われ（図5-11，V-DJ組換え），連結したVDJからなるエキソンが構成される．

　IgL鎖遺伝子再編成の場合は，V遺伝子断片のうちの1個とJ遺伝子断片のうちの1個（λ鎖の場合は1個のJ遺伝子断片と1個のC領域遺伝子の組み合わせとして選ばれる）が結合し（V-J組換え），連結したVJからなるエキソンが構成される．5-2 2．で述べたように，IgH鎖遺伝子の再編成はプロB細胞の段階で，IgL鎖遺伝子の再編成はプレB細胞の段階で起こるが，免疫グロブリンタンパクが生成されないようなV領域のエキソンが構成された場合は最終的に細胞死が誘導される．

3）遺伝子再編成による多様性形成

　遺伝子再編成は，機能的な免疫グロブリン遺伝子の構築だけでなく，V領域のアミノ酸の多様性

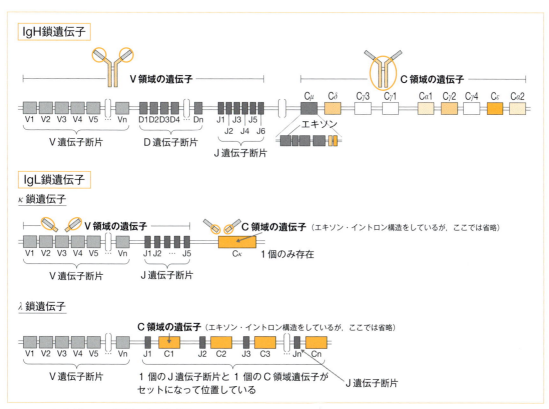

図 5-10　IgH 鎖，IgL 鎖遺伝子の模式図
上：ヒト IgH 鎖遺伝子の生殖型ゲノム上での構造を簡潔に示している。IgH 鎖遺伝子の場合は 5' 側から V 遺伝子断片，D 遺伝子断片，J 遺伝子断片の遺伝子群からなる V 領域の遺伝子，下流に C 領域の遺伝子が位置する。ヒト IgH 遺伝子の C 領域の遺伝子は抗体のイソタイプ，サブクラスを決定付けるが，それらは 5' 側から $C\mu$，$C\delta$，$C\gamma3$，$C\gamma1$，$C\alpha1$，$C\gamma2$，$C\gamma4$，$C\varepsilon$，$C\alpha2$ の順で存在する。各々の V 遺伝子断片の 5' 側にはリーダー配列が存在するが，本図では省略してある。
下：ヒト IgL 鎖遺伝子の生殖型ゲノム上での構造を簡潔に示している。IgLκ 鎖遺伝子の場合は 5' 側から V 遺伝子断片，J 遺伝子断片の遺伝子群からなる V 領域の遺伝子，下流に C 領域の遺伝子が位置する。IgLκ 鎖遺伝子の C 領域の遺伝子は 1 個存在する。各々の V 遺伝子断片の 5' 側にはリーダー配列が存在するが，本図では省略してある。IgLλ 鎖遺伝子の場合は 5' 側から V 遺伝子断片，下流には J 遺伝子断片 1 個に対し 1 個の C 領域の遺伝子の組み合わせが複数位置する。各々の V 遺伝子断片の 5' 側にはリーダー配列が存在するが，本図では省略してある。

形成においても重要である。例えばヒトの IgH 鎖遺伝子の場合，約 40 個の V 遺伝子断片，約 25 個の D 遺伝子断片は，6 個の J 遺伝子断片からそれぞれランダムに 1 個選ばれて組み合わされるため，$40 \times 25 \times 6 = 6{,}000$ 種類の V 領域のエキソンが理論上つくられ得る。また，IgL 鎖も同様に遺伝子再編成により多くの V 領域のエキソンがつくられる。H 鎖タンパクと L 鎖タンパクが結合して免疫グロブリン分子が形成されるが，その組み合わせもランダムであり多様となる。

さらに，IgH 鎖遺伝子の場合 D-J および V-DJ 結合時に，IgL 鎖遺伝子の場合 V-J 結合時に起きる DNA 切断および結合の過程において，ヌクレオチド除去や P ヌクレオチドや N ヌクレオチドとよばれる塩基の付加が起こる。P ヌクレオチドは RAG-1 と RAG-2 の複合体が DNA を切断した際に生じる DNA 断端に付加される塩基のことで，短い回文構造をしている。H 鎖遺伝子の場合は，P ヌクレオチドに加え，TdT という酵素によって最大 20 塩基程度の塩基（N ヌクレオチド）が付加される。これらのヌクレオチドの配列はあらかじめ決まっているわけではなく，遺伝子再編成反応時にランダムに塩基が付加される。そのため，このようなヌクレオチド除去や，P ヌクレオチドや N ヌクレオチドの付加によって，遺伝子断片同士の結合のみでつくり出される場合よりも，さらに多くの多様性を持った V 領域のエキソンがつくられる。

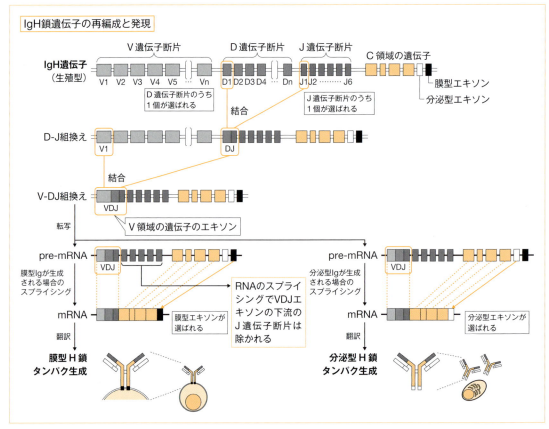

図 5-11　IgH 鎖遺伝子および IgL 鎖遺伝子の再編成と発現
ヒト IgH 鎖および IgL 鎖の遺伝子再編成を模式的に示している．ヒト IgH 鎖の場合，ランダムに選ばれた D 遺伝子断片と J 遺伝子断片がまず結合する (D-J 組換え)．連結された遺伝子断片の間の DNA は除去される．次にランダムに選ばれた V 遺伝子断片と DJ 部分が結合する (V-DJ 組換え)．この DNA 組換え反応には，DNA 組換え酵素の RAG-1・RAG-2 が必須である．抗体遺伝子再編成は，B 細胞の分化過程で起こる不可逆反応である．遺伝子再編成によって IgH 鎖の V 領域をコードするエキソンが構成され，転写を経て，RNA スプライシングにより V 領域のエキソンと C 領域のエキソンが結合する．翻訳後，2 本の IgH ポリペプチド鎖が結合する．各々の V 遺伝子断片の 5' 側にはリーダー配列が存在するが，この図では省略してある．H 鎖 C 領域の遺伝子の下流に，分泌型の免疫グロブリン C 末端側をコードしているエキソンおよび膜型の免疫グロブリン C 末端側をコードしているエキソンが独立して存在している．H 鎖の RNA が膜型あるいは分泌型のどちらになるかは，H 鎖遺伝子再編成後，転写を経て生じた pre-mRNA の選択的スプライシングによって決定される．

5-3. 抗体のクラススイッチと体細胞高頻度突然変異

1. クラススイッチ

　遺伝子再編成により V 領域に多様性を持った免疫グロブリンが生成され，様々な抗原に対応できるよう B 細胞レパートリーがつくられる．抗原刺激前の B 細胞 (B2 細胞) は細胞表面に膜型 IgM および IgD を発現しており，一次免疫応答では，体内に侵入した抗原に対応して分泌型 IgM が産生される．しかし，一次免疫応答の末期，あるいは二次免疫応答では IgG などほかのクラスの抗体が産生・分泌されるようになる．この現象は，抗原に対する特異性は変化せずに，C 領域のみがほかのクラスに変わることによるものであるが，これは IgH 遺伝子の DNA 組換えにより誘導される．図 5-12 に示すように DNA 組換えによって，例えばヒト IgH 鎖遺伝子の場合だと，Cγ2 遺伝子が遺伝子再編成後の V 領域のエキソンの隣に位置すると，転写・翻訳を経て IgG2 タンパクが生成される．同様に IgM，IgD 以外のほかのクラスに対応する C 領域の遺伝子が DNA 組換えにより V 領域のエキソンの隣に位置することで，様々なクラスの免疫グロブリンが生成される．このように，同じ抗原

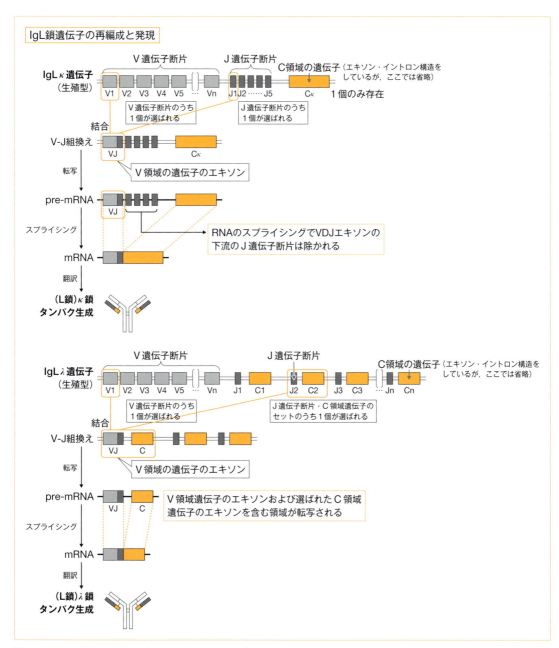

図5-11　IgH鎖遺伝子およびIgL鎖遺伝子の再編成と発現（つづき）

特異性を有しているが生物機能が異なる抗体を産生する，DNAレベルの不可逆的な反応をクラススイッチという（図5-12）。クラススイッチの誘導には，B細胞の抗原刺激およびTh細胞から分泌されるサイトカインが必要である。

B細胞がTh細胞からサイトカインを受け取るには，まずTh細胞の活性化が必要である。そのために，BCRに結合した抗原をB細胞は細胞内に取り込み分解して抗原ペプチドを生成させ，それをTh細胞にMHCクラスⅡ分子を介して提示する。提示された抗原ペプチドに特異的なTCRを持つTh細胞が結合し，同時にB細胞表面上のCD40とTh細胞上のCD40Lが結合することでTh細胞内

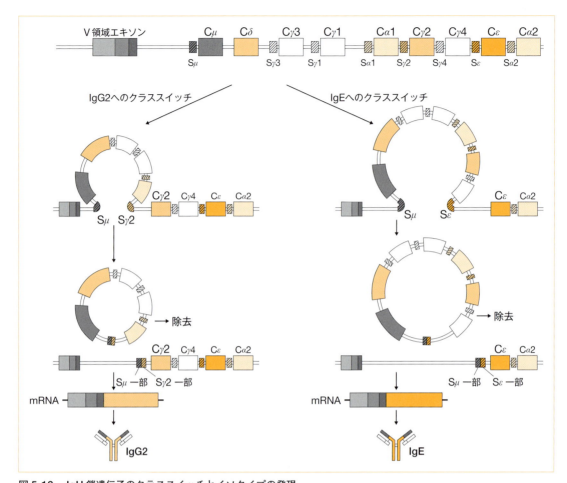

図 5-12　IgH 鎖遺伝子のクラススイッチとイソタイプの発現
ヒト IgH 鎖遺伝子のクラススイッチを模式的に示している。DNA 組換えによって，例えば Cγ2 遺伝子が遺伝子再編成後の V 領域のエキソンの隣に位置すると(V 領域エキソンと Cγ2 遺伝子の間の DNA は除去される)，転写・翻訳を経て IgG2 タンパク質が生成される。同様に Cε 遺伝子が遺伝子再編成後の V 領域のエキソンの隣に位置すると，転写・翻訳を経て IgE タンパクが生成される。Cδ 以外の H 鎖 C 領域遺伝子の 5' 側には，スイッチ領域(S 領域)とよばれる配列が存在する。Sμ と，任意の C 領域遺伝子のすぐ上流に位置する S 領域との間で組換え反応が起こることで，ほかのイソタイプの発現へとスイッチされる。クラススイッチの誘導には Th 細胞から分泌されるサイトカインが必要である。

に活性化シグナルが伝わり活性化する。活性化した Th 細胞はサイトカインを分泌し，B 細胞は細胞表面のサイトカインレセプターを介してそれを受け取る。サイトカイン-サイトカインレセプターからのシグナルは，B 細胞に活発な増殖やクラススイッチおよび後述する体細胞高頻度突然変異を誘導する(図 5-13)。代表的なものとして，Th2 細胞から分泌される IL-4 は IgE, IgG1 へのクラススイッチを，Th1 細胞から分泌される IFN-γ は IgG2a (マウス)へのクラススイッチを誘導する。

2. 体細胞高頻度突然変異

抗原刺激および Th 細胞からのサイトカイン刺激を受けた B 細胞は活発に増殖し胚中心を形成していくが，この時期の B 細胞の免疫グロブリン V 領域の遺伝子に DNA 塩基の変異が導入される。B 細胞以外の体細胞で通常起こる自然発生突然変異よりも高い頻度で変異が起こることから，体細胞高頻度突然変異とよばれる(図 5-14)。

V 領域の遺伝子に変異が導入された結果，アミノ酸の変化が起き，抗原結合部位の構造変化が生

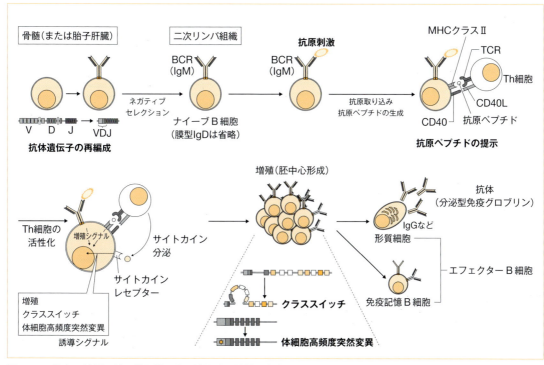

図 5-13　特定の抗原に対し特異性の高い機能的な抗体が産生される仕組み
ヒトやマウスでは，骨髄（あるいは胎子肝臓）でのB細胞分化過程において免疫グロブリン遺伝子の再編成が起こり，V領域に多様性を持つB細胞レパートリーが形成される．ネガティブセレクションにより選択された未熟B細胞は二次リンパ組織に移行し，ナイーブな（まだ抗原と出会っていない状態）成熟B細胞となる．抗原によって活性化したB細胞は増殖し，その一部はIgMを産生する形質細胞へ分化する（一次免疫応答．図には示していない）．あるいはさらに増殖を続け，胚中心を形成する．胚中心で増殖を続けるB細胞には高い頻度でV領域遺伝子に体細胞高頻度突然変異が起こるようになり，さらに多様なV領域を持つB細胞クローンがつくり出されるが，抗原に対し親和性の高いB細胞クローンのみが選択され生存する．また，胚中心ではクラススイッチも起こり，同じ抗原特異性を有しながら生物機能が異なる抗体が産生できるようになる．抗原に対して親和性が高く，かつ抗原排除に適したクラスのC領域にクラススイッチしたBCRを持つB細胞クローンは，免疫記憶B細胞として抗原が体内から排除されたあとも生存し，再度の抗原侵入の際に迅速に抗原除去に働く．

じる．そのため変異によっては，特定の抗原に対する親和性の高いもの，逆に低下したもの，抗原への結合性が失われたものおよび自己抗原に反応するものといった免疫グロブリンが生成されることになる．そのなかで，抗原に対する親和性の高いBCRを持つB細胞のみが選択され生き残る．その結果，一次免疫応答に比較して二次免疫応答あるいはそれ以降の免疫応答では，抗原に対してより親和性の高い抗体が産生される．これを抗体の親和性成熟という（図5-13，図5-14）．

5-4．GALTにおける抗体の多様性形成

　これまでに述べたヒトやマウスにおける抗体の多様性獲得の仕組みとは異なり，腸管関連リンパ組織 gut-associated lymphoid tissue（GALT）とよばれる特殊化したリンパ組織で抗体の多様性が形成される場合がある．ニワトリ，ウサギ，ヒツジ，ウシ，ウマ，ブタが知られているが，GALTのなかで最もよく研究されているのが，ニワトリのファブリキウス囊である．ニワトリでは，遺伝子再編成を終えたB細胞がファブリキウス囊で多様性を獲得する．ニワトリの免疫グロブリン遺伝子はH鎖，L鎖それぞれ1個の機能的なV遺伝子断片しか持ち合わせておらず，機能的なV遺伝子断片の上流には多数の非機能的な偽遺伝子（偽V遺伝子断片）が存在する．偽V遺伝子断片は，機能的なV遺伝子断片と塩基配列がそれぞれ少しずつ異なっている．これらの偽V遺伝子断片の配列の一部が，再

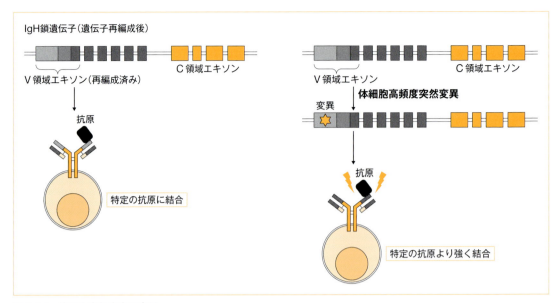

図 5-14　体細胞高頻度突然変異
B細胞は抗原刺激によって活発に増殖するが，その際，高い確率で免疫グロブリンV領域の遺伝子に変異が導入される。一方，C領域の遺伝子には変異が起きない。体細胞高頻度突然変異の結果，抗原結合部位の構造に変化が生じ，抗原への親和性が変化するが，より強く抗原に結合するBCRを持つB細胞のみが生き残るよう選択される。図ではIgH鎖の再編成済みのV領域エキソンに変異が導入されているが，体細胞高頻度突然変異はIgL鎖の再編成済みのV領域エキソンにも生じる。

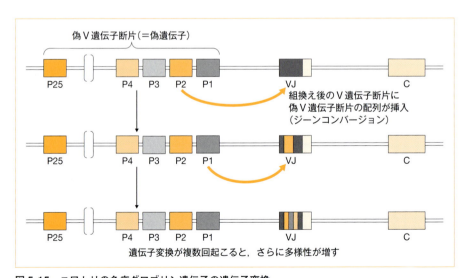

図 5-15　ニワトリの免疫グロブリン遺伝子の遺伝子変換
ニワトリの免疫グロブリン遺伝子はH鎖，L鎖それぞれ1個の機能的なV遺伝子断片しか存在しないため，遺伝子再編成後に構築されるV領域の種類は限られる。機能的なV遺伝子断片の上流には多数の非機能的な偽V遺伝子断片が存在する。遺伝子変換によって，偽V遺伝子断片の配列の一部が再編成済みのV領域エキソン内に挿入（あるいは置換）されることで，V領域エキソンの塩基配列が変化し，多様性が生じる。遺伝子変換が複数回起こることにより，さらなる多様性，抗原との親和性が高いものが出てくる。

編成済みのV領域エキソン内に挿入され，V領域エキソンの塩基配列が変化することは，遺伝子変換（ジーンコンバージョン）とよばれる（図5-15）．したがって，ニワトリでは免疫グロブリン遺伝子の再編成でなく，遺伝子変換によって多様性が形成される．遺伝子変換が複数回起こることにより，抗原に対する親和性もさらに変化する．

　ニワトリ以外にも，ウシやウマでも遺伝子変換により抗体の多様性が形成される．ウサギでは虫垂において遺伝子変換が起きることが知られており，遺伝子再編成後の遺伝子変換と体細胞高頻度突然変異により抗体の多様性が形成される．一方，ヒツジでは回腸のパイエル板において体細胞高頻度突然変異により抗体の多様性が形成される．ブタでは免疫グロブリンの遺伝子の再編成が起こることが報告されているが，どのようにして多様性が形成されるかについては明確にされていない．

参考文献
1）Flajnik MF. Comparative analyses of immunoglobulin genes: surprises and portents. Nat Rev Immunol. 2(9): 688-698. 2002.
2）Murphy K, Travers P, Walport M. Janeway's Immunobiology. 7th ed. Garland Science. New York. US. 2008.

演習問題

第5章 獲得免疫におけるB細胞

5-1. 右図は IgG の基本構造を示している。図の A の部分に関する説明で正しいものはどれか。

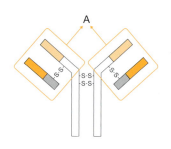

a．A の部分は L 鎖とよばれる。
b．A の部分は Fab とよばれる。
c．A の部分は抗体の生物機能を担う。
d．A の部分は Fc とよばれる。
e．A の部分は C 領域とよばれる。

5-2. 次の記述のうち正しいものはどれか。

a．L 鎖は H 鎖に先立って遺伝子再編成が行われる。
b．H 鎖には κ 鎖と λ 鎖がある。
c．L 鎖は H 鎖に比べ分子量が大きい。
d．H 鎖は V 領域と C 領域からなる。
e．L 鎖は C 領域のみからなる。

5-3. 次の記述のうち正しいものはどれか。

a．IgG はナイーブ B 細胞の細胞表面に膜型免疫グロブリンとして発現している。
b．IgM は J 鎖を持たない。
c．IgA にはヒトでは 4 つのサブクラスがある。
d．IgD は免疫グロブリンのなかで分子量が最も大きい。
e．IgE はマスト細胞や好塩基球の脱顆粒反応惹起に関与する。

5-4. 次の記述のうち正しいものはどれか。

a．免疫グロブリンの V 領域は，クラススイッチにより IgA や IgE などのイソタイプをつくり出す。
b．マウスでは，遺伝子再編成後に起こる遺伝子変換（ジーンコンバージョン）によって，さらに抗体多様性を獲得する。
c．H 鎖の遺伝子再編成では，最初に D-J 再編成が起こる。
d．L 鎖の遺伝子再編成はプロ B 細胞で起こる。
e．ニワトリでは，主に免疫グロブリン遺伝子再編成により抗体多様性を獲得する。

解答：85 ページ

解　答

5-1. 正解　b
　　解説：Aの部分はFabとよばれ，抗体分子をパパインで消化することにより生じる。抗原結合活性がある。

5-2. 正解　d
　　解説：H鎖の遺伝子再編成のあとにL鎖の遺伝子再編成が行われる。L鎖にはκ鎖とλ鎖がある。L鎖はV領域とC領域を含み，H鎖よりも分子量が小さい。

5-3. 正解　e
　　解説：ナイーブB細胞の細胞表面に膜型の免疫グロブリンとして発現しているのはIgM，IgDである。IgMはJ鎖を持つ。IgAはヒトでは2つのサブクラスがある。免疫グロブリンのなかで分子量が最も大きいのは五量体IgMである。

5-4. 正解　c
　　解説：クラススイッチによりイソタイプをつくり出すのはIgH鎖C領域遺伝子である。ニワトリでは遺伝子再編成後に起こる遺伝子変換（ジーンコンバージョン）によって，さらに抗体多様性を獲得する。L鎖の遺伝子再編成はプレB細胞で起こる。

第6章 獲得免疫における主要組織適合遺伝子複合体（MHC）と抗原提示細胞

一般目標：抗原提示細胞の分化と種類，T細胞との相互作用を理解する。

➡ **到達目標**
1) MHCの多様性と構造および抗原提示細胞の種類，特徴を説明できる。
2) 抗原提示方法とT細胞との相互作用を説明できる。

➡ **学習のポイント・キーワード**
主要組織適合遺伝子複合体（MHC），抗原提示，クラスⅠ分子，クラスⅡ分子，CD4陽性T細胞，CD8陽性T細胞，β_2ミクログロブリン，抗原提示細胞（APC），内在性抗原，外来性抗原，抗原ペプチド，ペプチド収容溝，T細胞レセプター（TCR），細胞性免疫，体液性免疫，エンドサイトーシス，エンドソーム，プロテアソーム，TAPトランスポーター，インバリアント鎖，Th1細胞，Th2細胞，補助刺激分子，クラスⅠ領域，クラスⅡ領域，クラスⅢ領域，多重性，古典的MHC分子，非古典的MHC分子，多型性，対立遺伝子，ハプロタイプ，共優性，ヘテロ接合，MHC拘束性

6-1. 主要組織適合遺伝子複合体

　主要組織適合遺伝子複合体 major histocompatibility complex（MHC）は，移植片に対する拒絶反応において最も主要な役割を果たしている遺伝子群として発見された。MHC分子の存在は，哺乳動物，鳥類，爬虫類，両生類および魚類（有顎類）において証明されている。マウスのMHCは特にH-2（histocompatibility-2）とよばれる。ヒトを含む他の動物では，動物種名の後に leucocyte antigen（LA）を付け，HLA（ヒト，human leucocyte antigen），BoLA（ウシ，bovine leucocyte antigen），SLA（ブタ，swine leucocyte antigen）などであらわす（表6-1）。

1. 抗原提示能を担うMHC

　MHC分子は抗原が分解してできたペプチドを結合して，T細胞に提示することによって，抗原特異的免疫反応を惹起する分子である。MHC分子の細胞外ドメインの先端部分にはペプチドを収容するための複数のポケットを有する溝（ペプチド収容溝）が存在する。抗原ペプチドはこの溝に結合した形で提示され，T細胞は抗原ペプチドとMHC分子をセットで認識する。

　MHC分子が抗原を提示する方法には大きく分けて2種類あり，それぞれ異なるMHC分子が働いている。MHCクラスⅠ分子とクラスⅡ分子である。MHCクラスⅠ分子はCD8分子との相互作用によってCD8陽性T細胞や細胞傷害性T細胞 cytotoxic T lymphocyte（CTL）に，一方，MHCクラスⅡ分子はCD4分子との相互作用によって，CD4陽

表6-1　各種動物のMHCの比較

動物種	記号	染色体	大きさ (kbp)
マウス	H-2	17	2,000
ラット	RT1	20	3,500～4,000
ヒト	HLA	6	3,600
ウシ	BoLA	23	4,000
ヒツジ	OLA	20	2,500
ヤギ	GLA	23	2,600
ブタ	SLA	7	2,400
ウマ	ELA	20	4,000
ニワトリ	B	16	92
ウズラ	Coja		180
イヌ	DLA	10	3,900
ネコ	FLA	B2	3,300

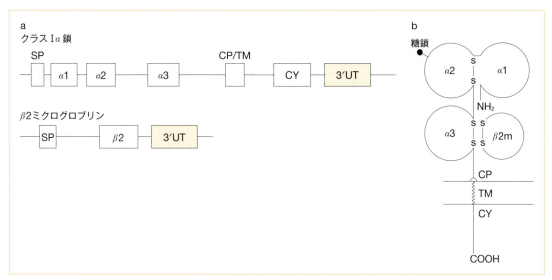

図 6-1　MHC クラス I の遺伝子構成と分子構造
a：MHC クラス I α鎖をコードする遺伝子のゲノム構造を示した。□と□はエキソンを示す。クラス I α鎖をコードする遺伝子は，ヒトでは HLA-A，B，C と呼称され，第 6 番染色体上の MHC クラス I 領域にマップされている。シグナルペプチド（signal peptide, SP），α1，α2，α3，細胞膜結合領域（connecting peptide region, CP），細胞膜貫通領域（transmembrane, TM），細胞質領域（cytoplasmic region, CY）をコードしている。β2 ミクログロブリン（β2m）は，MHC 領域とは異なる染色体（ヒトでは 15 番染色体）にコードされており，シグナルペプチドをコードする SP 領域と，β2m をコードする β2 領域から構成されている。
b：細胞表面に発現するクラス I 分子は，SS 結合を持たない α1 ドメインと鎖内 SS 結合を有する α2，α3 領域から構成されるクラス I α鎖と，同じく鎖内 SS 結合を有する β2m からなる二量体である。α鎖には CP，TM，CY ドメインがあり，膜に結合している。α2 領域には糖鎖付加部位があり，α1 ドメインとともにペプチド収容溝を構築し，ペプチドと相互作用するこの領域は高度に多型性に富んでいる。α3 領域には CD8 分子が結合する。

性 T 細胞やヘルパー T 細胞 helper T cell（Th 細胞）に抗原を提示する。

2．内在性抗原と外来性抗原

　T 細胞による抗原認識は，標的細胞内で断片化された抗原ペプチドが MHC 分子と結合して初めて認識される仕組みになっている。したがって，免疫応答の標的物質である抗原は，MHC クラス I 分子とクラス II 分子に対応して，次の 2 つに分類される。ウイルス抗原，寄生虫や腫瘍抗原などのように細胞内で合成・分解され MHC クラス I 分子に結合して提示される"内在性抗原"と，細菌抗原や血中可溶性抗原などの細胞外に存在する抗原でエンドサイトーシスにより細胞内に取り込まれたあと，エンドソームで分解され MHC クラス II 分子に結合して提示される"外来性抗原"である。

3．MHC クラス I 分子とクラス II 分子の構造

1）内在性抗原ペプチドを提示する MHC クラス I 分子の構造

　MHC クラス I 分子は，クラス I α鎖（約 40 kDa）と β2 ミクログロブリン（約 10 kDa）から構成されるヘテロ二量体である（図 6-1）。α鎖は α1，α2，α3 の 3 つの細胞外ドメインと，膜結合領域，膜貫通領域および細胞内領域からなる。X 線結晶解析の結果から，α1 および α2 ドメイン上の 2 つの αヘリックス構造と β シート構造によって，6 つのポケットが存在するペプチド収容溝が形成されており，この溝に抗原ペプチドが結合して T 細胞に提示される（口絵 6-1）。ペプチド収容溝には 8 〜 10 アミノ酸からなる短いペプチド断片が結合する。したがって，CD8 陽性 T 細胞の T 細胞レセプター T cell receptor（TCR）は，クラス I 分子上の α1 および α2 ドメインと内在性抗原ペプチドで形成され

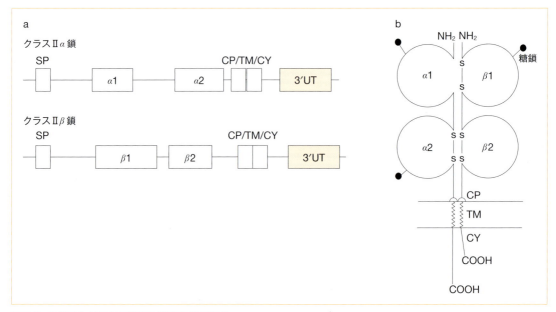

図 6-2　MHC クラス II の遺伝子構成と分子構造
a：MHC クラス II α 鎖および β 鎖をコードする遺伝子のゲノム構造を示した。□と□はエキソンを示す。クラス II α 鎖をコードする遺伝子は，ヒトでは HLA-DRA, DQA, DPA と呼称され，クラス II β 鎖をコードする遺伝子は，HLA-DRB, DQB, DPB と呼称される。いずれも第 6 番染色体上の MHC クラス II 領域にマップされている。クラス II α 鎖はシグナルペプチド（signal peptide, SP），α1, α2，細胞膜結合領域（connecting peptide region, CP），細胞膜貫通領域（transmembrane, TM），細胞質領域（cytoplasmic region, CY）をコードしている。クラス II β 鎖は SP, β1, β2, CP, TM, CY 領域から構成されている。
b：細胞表面に発現するクラス II 分子は，α1 ドメインと鎖内 SS 結合を有する α2 および CP/TM/CY から構成される α 鎖と，鎖内 SS 結合を有する β1, β2 ドメインおよび CP/TM/CY から構成される β 鎖とが非共有結合したヘテロ二量体である。ヒトでは β1, α1 および α2 ドメインに糖鎖付加部位を有する。α1 ドメインと β1 ドメインペプチド収容溝を構築しており，ペプチドを噛み込んで，T 細胞に認識される。この領域は高度に多型性に富んでいる。β2 領域には CD4 分子が結合する。

る三次構造を認識する。

2）外来性抗原ペプチドを提示する MHC クラス II 分子の構造

　MHC クラス II 分子は，クラス II α 鎖とクラス II β 鎖から構成されるヘテロ二量体である（図 6-2）。α 鎖は α1, α2 からなる細胞外ドメインと，膜結合領域，膜貫通領域および細胞内領域からなり，β 鎖も同様に β1, β2 からなる細胞外ドメインと，膜結合領域，膜貫通領域および細胞内領域からなる。α1 ドメインおよび β1 ドメインによってつくられるペプチド収容溝は，MHC クラス I 分子のそれと比較して両側面が開いた構造となっており，9〜30 アミノ酸（多くは 13〜17 アミノ酸）からなるペプチド断片が伸張された形で結合する（口絵 6-2）。MHC クラス II 分子に結合した抗原ペプチドは不均一であり，一部のアミノ酸は溝の両端からはみ出している（口絵 6-2）。このように，CD4 陽性 TCR は，MHC クラス II 分子上の α1 および β1 ドメインと外来性抗原ペプチドで形成される三次構造を認識する。

4．抗原の処理と提示

　MHC 分子は，内在性抗原と外来性抗原をそのまま提示するわけではなく，タンパク質のごく一部を，ペプチド断片の形にして T 細胞に認識させる。抗原ペプチドが抗原提示細胞内で処理され，MHC 分子と結合して細胞表面に運ばれる過程を抗原処理 antigen processing とよび，MHC 分子が細胞表面へペプチドを提示することを抗原提示 antigen presentation という。

第6章 獲得免疫における主要組織適合遺伝子複合体（MHC）と抗原提示細胞

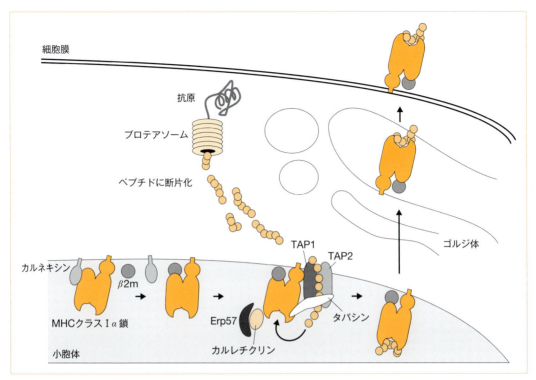

図6-3 MHCクラスⅠ分子による抗原提示機構
内在性抗原はプロテアソームによりペプチドにまで断片化され，TAP1およびTAP2から構成されるTAPトランスポーターを介して小胞体内に取り込まれる．一方，小胞体内で新規合成されたMHCクラスⅠα鎖はカルネキシンと結合している．続いてβ2ミクログロブリン（β2m）が結合すると，カルネキシンは遊離し，TAPトランスポーターとMHCクラスⅠをつなぐタパシン，および抗原の結合にかかわるErp57やカルレチクリンなどが結合して，断片化された抗原ペプチドがTAPトランスポーターを通じて細胞内に送り込まれてくるのを小胞体内で待つ．抗原ペプチドを嚙み込んだMHCクラスⅠ分子は細胞膜表面に運ばれて，ペプチドをCD8陽性T細胞に提示する．

1) MHCクラスⅠ分子による内在性抗原のプロセシング提示機構

　内在性抗原は，細胞質のタンパク分解酵素集合体であるプロテアソーム内で8～10アミノ酸残基まで分解される．断片化ペプチドは，TAP1とTAP2のヘテロ二量体からなるTAPトランスポーターを介して能動的に小胞体膜を通過し，粗面小胞体へと輸送される．一方，粗面小胞体では，新規に合成された不完全な構造のMHCクラスⅠα鎖はシャペロンタンパク質であるカルネキシンと直ちに結合して粗面小胞体に停留する．そこにβ2ミクログロブリンが結合すると，クラスⅠα鎖とβ2ミクログロブリン複合体はカルネキシンから遊離し，シャペロンタンパク質（カルレチクリンおよびErp57）およびTAP結合タンパク質タパシンと結合し，さらにタパシンを介してTAPと結合する．タパシンは，MHCクラスⅠ分子とTAP1，TAP2との間にブリッジを形成するため，TAPにより小胞体内に搬入された抗原ペプチドは，すぐにMHCクラスⅠ分子に結合してその会合を完了させる．完全な構造となったMHCクラスⅠ分子はTAP複合体から離れ，小胞体からゴルジ体を通り抜けてMHCクラスⅠ発現細胞の表面に提示される．抗原ペプチドと結合しない限り，MHCクラスⅠ分子は細胞表面に出ることはできない（図6-3）．

2) MHCクラスⅡ分子による外来性抗原のプロセシング提示機構

　外来性抗原はエンドサイトーシスにより細胞内に取り込まれたあと，エンドソームに取り込まれる．小胞に存在するプロテアーゼは中性条件では不活化されているが，小胞が細胞内を進むにつれて

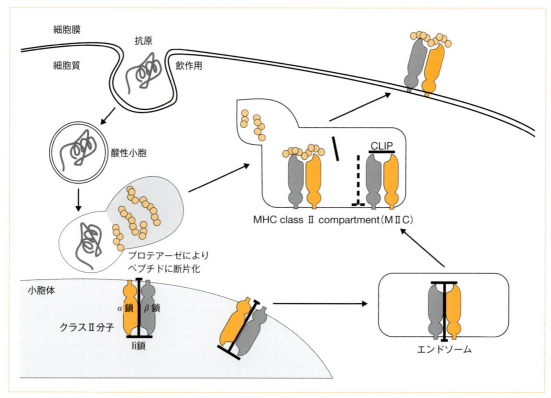

図6-4　MHCクラスⅡ分子による抗原提示機構
外来性抗原はエンドサイトーシスにより細胞内に取り込まれたあと，エンドソームに取り込まれる。小胞に存在するプロテアーゼは中性条件では不活性化されており，小胞の酸性化につれて活性化し，これにより取り込んだ抗原をペプチドに断片化する。一方，小胞体内では，新規合成されたMHCクラスⅡ分子はα鎖とβ鎖が会合してヘテロダイマーを形成している。このとき，インバリアント(Ii)鎖がMHCクラスⅡ分子に結合して，ペプチド収容溝にフタをするため，ペプチドはMHCクラスⅡ分子の輸送中に非特異に結合しないようになっている。MHCクラスⅡ分子は続いてエンドソームによりMHC class Ⅱ compartment (MⅡC)に運ばれ，そこでIi鎖は消化され，ペプチド収容溝のフタの役割をしているCLIPのみが結合した状態になる。酸性状態ではクラスⅡ様分子であるDM分子による触媒効果によりクラスⅡ分子からCLIPが解離されて，断片化された抗原ペプチドに置き換わる。クラスⅡ分子は細胞膜表面に運ばれてCD4陽性T細胞に提示される。

　酸性化しリソソームと融合することにより活性化し，抗原はペプチドに断片化される。断片化ペプチドを含む小胞はMHCクラスⅡ分子を含む小胞と融合する。一方，小胞体内では，新規合成されたMHCクラスⅡ分子はα鎖とβ鎖が会合してヘテロダイマーを形成している。このとき，MHCクラスⅡ分子は，外来性抗原ペプチドと出会う前に別のペプチドを組み込むことを阻止するために，インバリアント鎖(Ii鎖)によってフタをされてペプチドとの会合の場であるMHC class Ⅱ compartment (MⅡC)まで輸送される。Ii鎖は酸性エンドソーム内で消化され，ペプチド収容溝のフタの役割をしているclass Ⅱ-associated invariant chain peptide (CLIP)のみが結合した状態になる。さらに，クラスⅡ様分子であるDM分子による触媒効果により，MHCクラスⅡ分子からCLIPが解離されて断片化された抗原ペプチドに置き換わり，抗原ペプチドを結合したMHCクラスⅡ分子が完成する。抗原ペプチドを結合したMHCクラスⅡ分子は，細胞膜表面に運ばれてCD4陽性T細胞に提示される(図6-4)。

第6章 獲得免疫における主要組織適合遺伝子複合体（MHC）と抗原提示細胞

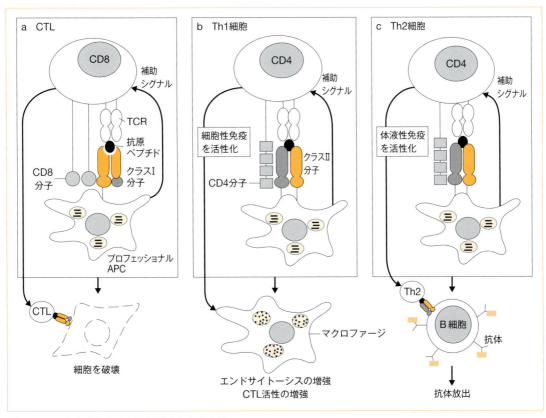

図6-5　MHCを介したT細胞活性化と免疫応答
a：プロフェッショナルAPCによりMHCクラスI分子に提示された内在性抗原ペプチドは，MHCクラスI分子とともにCD8陽性T細胞のTCRに認識される．さらに，クラスIα3ドメインとCD8α鎖との結合をはじめとした様々な補助レセプターによりT細胞に刺激が入ることにより，T細胞の活性化が起こり，提示された抗原ペプチドを認識するTCRを有するCTLが特異的に増殖する．このようにして活性化されたCTLは，同じ抗原ペプチドをクラスIによって提示している細胞を探し出し，破壊する．
b：プロフェッショナルAPCによりMHCクラスII分子に提示された外来性抗原ペプチドは，MHCクラスII分子とともにCD4陽性T細胞のTCRにより認識される．さらに，クラスIIβ2ドメインとCD4分子と結合し，CD4陽性T細胞の活性化が誘導される．続いてIL-12の刺激により炎症性反応に関与するTh1細胞へと分化すると，IL-2，IFN-γ，TNF-αなどのサイトカインが産生され，CTL活性の増強やマクロファージによる食作用の増強などを通して細胞性免疫応答が促進される．
c：MHCクラスII分子に提示された抗原ペプチドによる活性化に続いて，IL-4によりTh2細胞へと分化すると，増殖した活性化Th2細胞は，同じペプチドをMHCクラスIIにより提示しているB細胞を選択的に増殖・分化させ，そのB細胞が持つ抗体を放出させて抗原特異的な体液性免疫を誘導する．

6-2. T細胞による抗原認識とT細胞活性化

1. MHC分子を介したT細胞の活性化

1）CD8陽性T細胞による認識と免疫応答

　MHCクラスI分子は，ほぼすべての有核細胞に発現しており，内在性抗原ペプチドをT細胞に提示する．ナイーブCD8陽性T細胞に抗原提示できるのは主に樹状細胞であり，ナイーブCD8陽性T細胞はCTLに分化・成熟する．感染細胞に提示されたペプチド-MHCクラスI複合体はCTLのTCRにより認識され，同時にT細胞上のCD8分子がMHCクラスIα3ドメインの定常領域に結合する．CD8の細胞質内領域を介してTCRに近接する部位まで誘導された細胞内チロシンキナーゼ（Lck）により，CTLの活性化が起こる．MHCクラスIを介して活性化されたCTLは，抗原提示をしている感染細胞を直接攻撃し排除する（図6-5a）．

2）CD4陽性T細胞による認識と免疫応答

　MHCクラスI分子が，ほぼすべての有核細胞で発現するのに対し，MHCクラスII分子は，樹状細胞，B細胞，マクロファージおよび胸腺上皮細胞などのプロフェッショナル抗原提示細胞 professional antigen presenting cell（プロフェッショナルAPC）においてのみ発現しており，外来性抗原ペプチドをナイーブCD4陽性T細胞に提示する。ペプチド−MHCクラスII複合体はナイーブCD4陽性T細胞上のTCRにより認識され，同時にT細胞上のCD4分子がクラスII分子のβ2ドメインの定常領域に結合して，T細胞による抗原認識を助ける働きをする（図6-5bおよびc）。エフェクターCD4陽性T細胞として，Th1細胞（図6-5b），Th2細胞（図6-5c），Th17細胞および制御性T細胞 regulatory T cell（Treg）が知られている。MHCクラスIIを介して活性化されたTh1細胞は，IFN-γ，IL-2などのTh1型サイトカインを放出し，食作用の増強や，CD8陽性CTL活性の増強を促し，炎症反応を誘導する（図6-5b）。Th2細胞はIL-4, IL-10などのTh2型サイトカインを放出し，プロフェッショナルAPCにより提示された抗原ペプチドを有する同じ外来性抗原を認識できるB細胞を探して活性化させ，抗体産生を促す（図6-5c）。

3）クロスプレゼンテーション

　APCが取り込んだ外来性抗原は，一般的にMHCクラスII分子によってナイーブCD4陽性T細胞に提示されるが，この経路ではなく，プロセシングしたのちMHCクラスI分子とともにナイーブCD8陽性T細胞へ提示し活性化させる経路も存在する。この抗原提示機構をクロスプレゼンテーション cross-presentation という。

4）T細胞活性化と補助刺激分子

　ナイーブT細胞の活性化はAPCのMHCによる抗原ペプチドの抗原提示によってはじまるが，それだけでは十分でなく，MHC−ペプチド−TCRの相互作用のほかに補助刺激シグナルが必要となる。MHC−ペプチド−TCR複合体を形成する際，T細胞表面に発現したCD8またはCD4分子は，それぞれMHCクラスI α3ドメインまたはMHCクラスII β2ドメインに結合する。TCRはT細胞に発現しているCD3分子と複合体を形成しており，CD3分子を介してMHC分子からの刺激を受け取り，CD40リガンド（CD40L）であるCD154の発現を誘導する。するとCD40LはAPCが有する腫瘍壊死因子レセプターファミリーのCD40に刺激を送り，補助刺激分子であるB7-1（CD80）やB7-2（CD86）などの細胞接着分子のリガンドを発現させる。CD80またはCD86はT細胞側のインテグリン（CD28）のリガンドであり，CD28と結合することでT細胞のサイトカイン産生を促進し，T細胞の活性化が成立する（図6-6）。TCRがMHC−抗原ペプチド複合体を認識したとしても，CD28からのシグナルが入らない場合，T細胞はアナジー（免疫寛容）を示し，その抗原に応答しなくなる。よって，ほとんどの有核細胞にMHCクラスI分子が発現しているにもかかわらず，CD80またはCD86分子を発現するプロフェッショナルAPCのみがナイーブCD8陽性T細胞の活性化を引き起こすことができる。

6-3．抗原提示細胞の種類

　プロフェッショナルAPCは，CD86, CD80, CD40などの補助刺激分子を発現しており，ナイーブT細胞を活性化して，そのクローン増殖とエフェクターT細胞への分化を誘導できる。プロフェッショナルAPCには樹状細胞，マクロファージ，B細胞や一部の$\gamma\delta$型T細胞などが含まれ

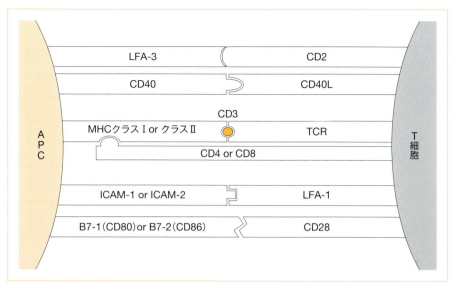

図 6-6　T 細胞活性化に必要な補助刺激分子
T 細胞の活性化には MHC クラス I 分子またはクラス II 分子により提示された抗原を TCR が認識すると同時に，APC が発現する，LFA-3，CD40，ICAM-1 または ICAM-2，そして B7-1（CD80）または B7-2（CD86）を，T 細胞に発現する CD2，CD40L，CD4 または CD8，LFA-1 および CD28 が認識する必要がある。これらすべての刺激がそろうことで，T 細胞の活性化が起こり，抗原特異的免疫応答が誘導される。

る。樹状細胞は，相互連結樹状細胞 interdigitating dendritic cell と濾胞樹状細胞 follicular dendritic cell があるが，MHC クラス II 分子が発現するのは前者の相互連結樹状細胞であり，CD8α 鎖を発現するリンパ球様樹状細胞と CD11b を発現する骨髄系樹状細胞に分かれる。これらは上皮に存在し，抗原を捕獲して所属リンパ節に移動して T 細胞に抗原提示を行う機能を有する。後者の濾胞樹状細胞は MHC クラス II 分子を発現せず，リンパ節や脾臓の胚中心に存在し，IgG や補体が結合した抗原を捕獲し，リンパ濾胞の B 細胞に抗原提示して抗体反応を促進する。

6-4. MHC の多様性

　MHC の多様性は TCR や抗体の多様性とは異なり，遺伝子の再構成などによる個体レベルでの多様性はなく，一個体には父方と母方からそれぞれ 1 種類ずつ受け継がれた 2 種類のハプロタイプしか存在しない。しかしながら，集団内の多型性はきわめて高く，MHC 領域はゲノムのなかでも最も高度な多型性を示す。

1. MHC の遺伝子構成

　MHC 領域はヒトでは第 6 番染色体，マウスでは第 17 番染色体，ウシでは第 23 番染色体上に位置し，動物種により異なるがヒト，マウス，ウシなどでは 4M 塩基対程度の長大な領域を占めている（表 6-1）。この領域は，抗原ペプチドを T 細胞に提示する MHC 分子をコードする MHC クラス I 領域およびクラス II 領域，そして，C2，C4，Bf などの補体成分，TNF などをコードするクラス III 領域が存在する。図 6-7 に示すように，各種動物の MHC クラス I，クラス II およびクラス III 領域の配列，遺伝子の数と順番は異なっている。

　MHC クラス I およびクラス II 領域の特徴として，それぞれ多数の相同な遺伝子が群をなして互いに隣接しクラスター（多重遺伝子族）を形成している点が挙げられる。すなわち，似たような機能を持

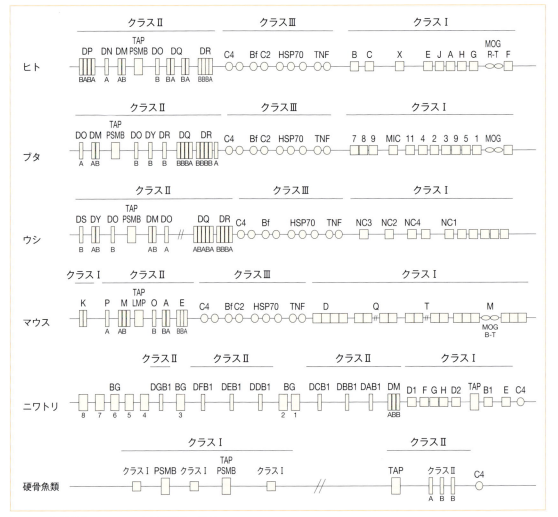

図 6-7　各種動物の MHC の遺伝子構成の比較
ヒト，ブタ，ウシ，マウス，ニワトリ，硬骨魚類の MHC 領域の構造を示した。哺乳動物であるヒト・ブタ・ウシ・マウスなどでは MHC はクラス I 領域，クラス II 領域，クラス III 領域の 3 つに分かれ，構造も似通っているが，鳥類であるニワトリや魚類である硬骨魚類ではクラス I とクラス II の 2 つの領域から構成されている。

つ異なった関連遺伝子が複数存在することにより，個体は多くの異なる MHC 分子を発現することができる。種間はもちろん，ハプロタイプによっても遺伝子数が異なる。ヒト MHC 領域では，クラス I 領域には，HLA-A，HLA-B および HLA-C の 3 つの非常に多型性に富み抗原提示能を持ったクラス I 分子をコードする遺伝子に加えて，HLA-E, F, G, H, X などのクラス I 遺伝子に類似するが，多型性に乏しく多様な機能を持ったタンパク質をコードする遺伝子群が見つかっている（図 6-7）。両者を区別するために，前者は古典的クラス I 分子，後者は非古典的クラス I 分子とよばれる。クラス II 領域には，多型性に富み抗原提示能を持った古典的クラス II 分子をコードする遺伝子として，ヒトでは HLA-DR，HLA-DQ，HLA-DP の 3 種類が存在し，加えて，HLA-DM や HLA-DO といった，抗原の処理・提示にかかわるタンパク質をコードする非古典的クラス II 遺伝子およびクラス I の抗原提示に関与するプロテアソームをコードする PSMB（LMP），TAP なども位置している（図 6-7）。本章で記載しているクラス I およびクラス II 分子は古典的なものを指す。

第6章　獲得免疫における主要組織適合遺伝子複合体（MHC）と抗原提示細胞

表6-2　IMGT/HLAデータベース*に登録されているヒトMHC（HLA）の対立遺伝子数

HLA クラスI						
遺伝子	A	B	C	E	F	G
対立遺伝子	3,968	4,828	3,579	26	25	56

HLA クラスII												
遺伝子	DRA	DRB1	DRB2	DRB3	DRB4	DRB5	DRB6	DRB7	DRB8	DRB9	DQA1	DQB1	DPA1
対立遺伝子	7	2,103	1	145	66	54	3	2	1	1	94	1,142	53
遺伝子	DPB1	DMA	DMB	DOA	DOB								
対立遺伝子	894	7	13	12	13								

＊：EMBL-EBI. IMGT/HLA Database (http://www.ebi.ac.uk/ipd/imgt/hla/). Version Report - 3.29 (2017-07)

2. MHCの多型性

　MHC領域の特徴として，高度に多型に富む点も挙げられる。多型とは，同一の生物種内のある遺伝子座の塩基配列が個体間で異なることを意味している。このような，個体によって異なる遺伝子配列はそれぞれ対立遺伝子とよばれる。MHC領域にマップされているクラスIやクラスII遺伝子は，このような多型が非常に多く認められ，現在，ヒトで最も多くの対立遺伝子が報告されているHLA-B遺伝子は，2017年7月現在で4,828種類にも及ぶ（表6-2）。このような高度な多型性を各遺伝子座がそれぞれ有しているため，ほとんどの個体はそれぞれのMHC遺伝子座に関してヘテロ接合になっている。

　一方，ひとつの染色体上のMHC対立遺伝子の特定の組み合わせは，MHCハプロタイプとよばれる。MHC対立遺伝子は，両方の遺伝子が発現する共優性であるため，すべての個体において，2組のMHCハプロタイプ由来の対立遺伝子が両方ともすべてのMHC発現細胞に発現し，いずれもがT細胞に対して抗原を提示できる。

　MHCの多型は，MHCクラスI分子およびクラスII分子ともに，抗原ペプチドを収容するペプチド収容溝（口絵6-1，口絵6-2）に集中している。ペプチド収容溝に並んでいる多型性を示すアミノ酸残基は，MHCごとにペプチドの結合特性の差を生み出す要因となっており，免疫応答と疾患感受性の個体差をもたらす。

3. MHCの拘束性

　抗原特異的T細胞は，特定の抗原ペプチドとMHC分子の複合体を認識できるTCRを有するT細胞の選択的な増殖によってつくられる。この結果，特定のペプチドと特定のMHC対立遺伝子産物に特異的なT細胞は，ペプチドが異なっても，MHCの対立遺伝子が異なっても，その複合体を認識することはできなくなる。この効果をT細胞の認識におけるMHC拘束性とよぶ。MHC拘束性は，MHC分子の多型性を示すアミノ酸配列の違いを認識するだけでなく，MHC分子のアミノ酸配列が異なるため，それに結合するペプチドの構造が変化したり，別のペプチドがMHCに組み込まれることによって生じるMHC−ペプチド複合体の構造変化をT細胞が認識するために生じる機構である。

4. MHCの多型性と多重性

　表6-2にも示したように，MHC遺伝子座の高度な多型性は，生物種集団全体におけるMHC分子の多様性をもたらす。しかし，多型性に富むといっても，一個体にはひとつの遺伝子について最大2種類の対立遺伝子しか発現しない。一方で，図6-7で示したようにMHC遺伝子はその領域内に似た

ような機能を持つ異なった関連遺伝子が複数存在しており，そのことを多重性とよぶ．この多重性の効果により，個体は多くの異なるMHC分子を発現することができる．このように，MHCの多型性と多重性は，一個体および同一種集団の両方で発現するMHC分子の多様性を著しく増大させ，数多くの自然界に存在するタンパク質に対して免疫応答するための仕組みを構築している．

参考文献
1) Janeway CJ, Travers P, et al. 免疫生物学―免疫系の正常と病理―. 第5版. 南江堂. 東京. 2003.
2) 稲葉カヨ. 樹状細胞による免疫制御と臨床応用―T細胞制御機構の理解から，樹状細胞療法の開発，自己免疫疾患・感染症の病態解明とその治療まで―. 実験医学増刊. Vol.26. No.20. 羊土社. 東京. 2008.
3) 河本宏. もっとよくわかる！免疫学(実験医学別冊). 羊土社. 東京. 2011.

演習問題

第6章 獲得免疫における主要組織適合遺伝子複合体(MHC)と抗原提示細胞

6-1. ウイルス感染細胞の表面で、ウイルス抗原由来のペプチドを細胞傷害性T細胞(CTL)に提示する分子はどれか。
  a. CD3分子
  b. CD4分子
  c. CD8分子
  d. MHCクラスI分子
  e. MHCクラスII分子

6-2. MHCに関して正しい記述はどれか。
  a. Th細胞は、MHCクラスI分子とペプチドの複合体を認識する。
  b. MHC遺伝子の遺伝形質は共優性である。
  c. 一般的に、任意の兄弟間でMHC型が一致する確率は1/8である。
  d. 血小板はMHCを発現しない。
  e. MHC遺伝子は高度に多様性に富み、1個体に 1×10^8 もの種類が存在する。

6-3. 免疫応答における抗原提示細胞(APC)の役割について、誤っているものはどれか。
  a. 外来性タンパク質をエンドソーム内で分解し、抗原ペプチドにする。
  b. MHC遺伝子産物と抗原ペプチドとを会合させる。
  c. T細胞の活性化に必要な補助刺激シグナルを供給する。
  d. MHCクラスII分子と会合する抗原ペプチドをB細胞に提示する。
  e. 抗原ペプチド-MHC複合体を適当なレセプターを持つT細胞に提示する。

6-4. 次のMHCクラスIとクラスII分子の違いについて正しい記述はどれか。
  a. MHCクラスI分子は、α鎖のみからなる単量体で構成されているが、MHCクラスII分子はα鎖とβ鎖からなるヘテロ二量体である。
  b. MHCクラスI分子は、リソソーム内で分解された内在性抗原を嚙み込み細胞表面に提示するが、MHCクラスIIはプロテアソームにより分解された外来性抗原を結合して提示する。
  c. B細胞にはMHCクラスI分子は発現しないが、クラスII分子は発現している。
  d. MHCクラスI分子は内在性抗原しか提示できず、MHCクラスIIは外来性抗原しかT細胞に提示することができない。
  e. MHCクラスIIはMHCクラスIに比べて長いペプチドと結合する。

解答:98ページ

解　答

6-1. 正解　d
    解説：CD3分子はT細胞に発現し，TCRと結合してMHC分子からのシグナルを受け取り，インテグリンリガンドCD40Lの発現を誘導する分子であり，抗原提示される側のT細胞で働いている。CD4およびCD8もT細胞側に発現する分子である。内在性抗原であるウイルス抗原をCD8陽性T細胞に提示するのはMHCクラスI分子であり，クラスII分子は外来性抗原をCD4陽性T細胞に提示するため，正解はdとなる。

6-2. 正解　b
    解説：Th細胞はMHCクラスI分子ではなくクラスII分子とペプチドの複合体を認識する。血小板にはMHCクラスII分子は発現しないが，MHCクラスI分子は発現している。MHCは多型性に富むが，各個体が有するMHC遺伝子は父親方と母親方の2種類である。よって，a，d，eが誤りである。MHC分子をコードする遺伝子は父方と母方からそれぞれ1種類ずつ受け継ぎ，ともに発現するため，共優性である。また，MHCはホモ型と比較してヘテロ型になることが圧倒的に多いため，兄弟に受け継がれるMHCは，両親がA/BおよびC/Dの遺伝子型を持っているとすれば，その子供はA/C，B/C，A/D，B/Dの4種類の遺伝子型を有することとなり，受け継ぐ確率は1/4となる。よってcも誤りである。

6-3. 正解　d
    解説：APCは内在性あるいは外来性抗原をペプチドに分解し，MHC分子と会合させて提示する細胞である。aはMHCクラスIIの経路を示している。bはAPCの役割を適切に説明している。cの補助刺激シグナルの生成もAPCの重要な役割であり，補助刺激シグナルなしではT細胞は活性化されない。MHCクラスII分子と会合する抗原ペプチドはB細胞ではなくT細胞に提示されるため，間違いはdである。

6-4. 正解　e
    解説：a．MHCクラスI分子はα鎖と$\beta2$ミクログロブリンからなる二量体である。
    b．MHCクラスI分子はプロテアソームにより分解された抗原ペプチドを，MHCクラスIIはリソソームにより分解された抗原ペプチドを提示する。
    c．B細胞を含むほぼすべての有核細胞にクラスI分子は発現している。
    d．クロスプレゼンテーションによりクラスI分子が外来性抗原を，クラスII分子が内在性抗原を提示することもできる。
    e．MHCクラスI分子のペプチド収容溝は両端が閉じた構造を持ち短いペプチドを結合するが，MHCクラスII分子は両端が開いた構造を持つため，より長いペプチドを結合する。
    クラスI分子は，MHCクラスI遺伝子領域に存在し，α鎖をコードするHLA-Aなどのほかに，MHC領域にマップされていない，$\beta2$遺伝子によってコードされている$\beta2$ミクログロブリンが必要である。MHCクラスI分子が提示するペプチドとクラスII分子が提示するペプチドは別の酵素によって断片化される。クラスI分子はほぼすべての有核細胞に発現しているが，クラスII分子は限られた細胞にしか発現していない。クロスプレゼンテーション機構により，外来性抗原として取り込んだ抗原を細胞質に移動し，クラスIの経路によって提示させたり，ウイルス感染細胞や癌細胞などの内在性抗原を含む細胞を貪食し，外来性抗原としてMHCクラスIIの経路を使って提示させることが可能である。

Note

第7章 獲得免疫におけるT細胞

一般目標：獲得免疫におけるT細胞およびMHC分子の構造と役割を理解する。

➡ 到達目標
1) T細胞レセプター(TCR)の基本構造および特異的抗原認識機構と活性化を説明できる。
2) T細胞の分化と多様性の形成を説明できる。

➡ 学習のポイント・キーワード
TCRの再編成, ポジティブセレクション, ネガティブセレクション, 抗原提示, MHC拘束性, Th1細胞, Th2細胞, 細胞傷害性T細胞(CTL), 記憶T細胞

7-1. T細胞レセプターの基本構造

T細胞レセプター T cell receptor (TCR)の構造は抗体分子のFab領域と類似し、N末端部分に可変領域を持つα鎖およびβ鎖もしくはγ鎖およびδ鎖がジスルフィド結合でつながったヘテロ二量体である（図7-1）。C末端部分は定常領域であり、細胞膜を貫通する。抗体分子とは異なり、TCRは膜貫通型のみであり、分泌型は産生されない。

7-2. T細胞の産生と多様性
1. T細胞の分化

骨髄のリンパ球系前駆細胞が遊走して胸腺の皮質に入ると、ストローマ細胞由来の増殖因子や増殖シグナルを受け、活発に増殖しながら様々な分化段階を経る胸腺細胞となる。初期の胸腺細胞はCD4/CD8分子のいずれも発現していないダブルネガティブ胸腺細胞であり、CD3分子群も発現していない。増殖に伴いTCRの再編成（後述）が起こり、ほとんどが $\alpha\beta$ 型TCRを持つT細胞に、ごく一部が $\gamma\delta$ 型TCRを持つT細胞に分化する。ストローマ細胞の主要組織適合遺伝子複合体 major histocompatibility complex (MHC)分子を認識できるTCR分子を発現するT細胞のみがポジティブセレクション（正の選択）を受け生存し、次の分化段階に進むことができる。MHCを認識できないTCRを発現する、あるいは再編成によりTCRを発現できなくなったT細胞は、シグナルを受けられず死

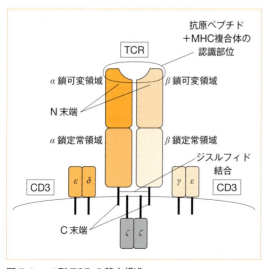

図7-1　$\alpha\beta$ 型TCRの基本構造
$\alpha\beta$ 型TCRには、CD3分子群（γ鎖, δ鎖, ε鎖）やζ鎖などのシグナル伝達分子が付随する。γδ型TCRの基本構造も本図と同様である。

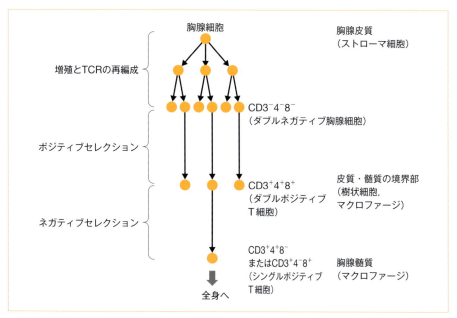

図 7-2　T 細胞（胸腺細胞）の分化と成熟
胸腺における T 細胞の分化および成熟段階とその部位，CD 抗原発現変化を示す。

滅する。機能的な $\alpha\beta$ 型 TCR を発現する T 細胞は，CD4／CD8 分子のいずれも発現するダブルポジティブ T 細胞となり，CD3 分子群も発現するようになる。$\gamma\delta$ 型 TCR を持つ T 細胞は CD3 分子群を発現するが，通常 CD4／CD8 分子の発現は起こらない（図 7-2）。

2．T 細胞の成熟

　胸腺の皮質－髄質の境界部には樹状細胞が，髄質にはマクロファージが多数存在し，その細胞表面に自己抗原由来のペプチドを MHC 分子とともに発現している。ポジティブセレクションを受け生存したダブルポジティブ T 細胞はいったん増殖を停止し，次の段階としてこれら樹状細胞やマクロファージと接触する。TCR が MHC 分子を強く認識した場合，自己抗原を認識するこれらの T 細胞はネガティブセレクション（負の選択）により死滅する。約 2% 程度のダブルポジティブ T 細胞のみが生存し，CD4／CD8 分子のいずれかのみを発現するシングルポジティブ T 細胞（CD4 陽性 T 細胞もしくは CD8 陽性 T 細胞）に成熟する（図 7-2）。成熟した T 細胞は胸腺の髄質から出て，血液・リンパ節・リンパ液を循環する。

　若齢期を過ぎると胸腺が萎縮し，新しい T 細胞の分化・成熟はほとんど起こらない。以降は全身に散らばった成熟済みの T 細胞の分裂により T 細胞が補われる。

3．TCR の再編成

　TCR の再編成は，のちに T 細胞となる胸腺細胞の増殖中に起こる。TCR の再編成により TCR の多様性が形成されるが，その多様性形成機序は抗体分子のそれと共通部分が多い。可変領域をコードする遺伝子は α 鎖で 2 個（V，J），β 鎖で 3 個（V，D，J）の断片よりなる。各断片は数種～数十種で構成されるので，再編成後の TCR の抗原認識部の多様性は 10^{10} を優に上回る。ただし抗体遺伝子では再編成後にさらに体細胞高頻度突然変異が起こるが，TCR 遺伝子ではそのような現象は起こらない。

γδ型TCRの可変領域の遺伝子断片数はαβ型TCRと比べて少ない，つまり抗原認識部の多様性は乏しい．CD1などの非典型的MHC分子を認識する，直接抗原を認識する，粘膜面のT細胞に多くみられるなど，γδ型TCRの性状はαβ型TCRとは多くの点で異なる．γδ型TCR発現T細胞の免疫学的役割は十分には解明されていない．

7-3. T細胞による特異的抗原認識

ここでは，主要なTCRであるαβ型TCR，もしくはαβ型TCRを発現するT細胞について述べる．

1. TCRによる抗原認識

TCRは抗体と同様，その可変領域を介して外来性抗原を認識するが，両者で認識様式は明らかに異なる．抗体は外来性抗原を直接認識するが，TCRは外来性抗原が切断されてペプチドとなり，これが自己のMHCと結合してできた抗原ペプチド-MHC複合体として提示されたものを認識する．このときTCRは抗原ペプチドと自己MHCの双方を認識する．ある抗原ペプチドに特異的なTCRであっても，抗原ペプチドのみ，あるいは非自己のMHCと複合体になったものは認識することができず，これをT細胞の抗原認識におけるMHC拘束性とよぶ．

TCRは膜貫通型のタンパク質であり，同じく膜貫通型タンパク質であるCD3分子群およびζ鎖が付属している．TCRの細胞内領域は短いが，CD3分子群とζ鎖の細胞内領域は比較的長く，免疫レセプターチロシン活性化モチーフ（ITAM）を含み，TCRによる抗原認識に伴うT細胞内へのシグナル伝達を担っている（図7-1）．また，MHCクラスⅠ拘束性のTCRを持つT細胞にはCD8という膜貫通タンパク質が，MHCクラスⅡ拘束性のTCRを持つT細胞にはCD4という膜貫通タンパク質が発現している．これらCD8，CD4分子は補助レセプターとしてTCRによる抗原ペプチド-MHC複合体の認識に際しMHCの定常領域に結合するが，その細胞内領域には細胞内チロシンキナーゼ（Lck）が結合している．

2. T細胞による免疫応答

T細胞による免疫応答のはじまりには，自然免疫を担う抗原提示細胞 antigen presenting cell（APC）とT細胞との相互作用が必須である．APCが外来微生物に出会うと，活性化して自然免疫による排除を試みるが，排除ができなかった場合，APCは局所リンパ節へ移動し，抗原由来のペプチドをMHCとともに提示する．そして接着分子や補助刺激分子を高レベルで発現するようになる．

全身を循環しているナイーブT細胞は，リンパ節において接着分子を介して次々とAPCと接触するが，提示された抗原ペプチドに特異的なTCRを有するT細胞が接触した場合に，そのT細胞に活性化シグナルが生じる．この活性化シグナルにはT細胞側のTCR分子，CD3分子群，ζ鎖，CD4/CD8分子，LckおよびCD28分子と，APC側のMHC分子および補助刺激分子B7の相互作用が必要である．この相互作用はAPCの補助刺激分子の発現量をさらに高める．T細胞に最も活性化シグナルを与えられるAPCは樹状細胞である．活性化したナイーブT細胞は，自らを刺激するサイトカインであるIL-2を分泌しながら数日間増殖し，エフェクターT細胞となる．エフェクターT細胞はリンパ液・血流に乗り，感染局所に動員される．ナイーブT細胞とは異なり，分化後のエフェクターT細胞の機能発現には，もはや補助刺激分子によるシグナルは必要でなく，そのため補助刺激分子の発現量が少ないマクロファージやB細胞，補助刺激分子を発現しない微生物感染細胞に対し，エフェクター機能を発揮することができる．

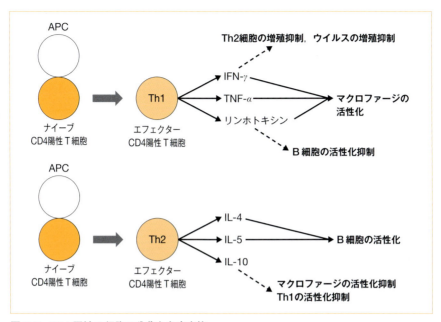

図 7-3　CD4 陽性 T 細胞の分化と免疫応答
上段は Th1 細胞，下段は Th2 細胞への分化と免疫応答を示す。APC と CD4 陽性 T 細胞の間には，補助刺激分子やサイトカインを介した様々な相互作用がある（図では省略）。

1）CD4 陽性 T 細胞の分化と免疫応答

　抗原認識したナイーブ CD4 陽性 T 細胞は，その後 Th1 細胞もしくは Th2 細胞とよばれる 2 種類のエフェクター T 細胞に分化し，様々なサイトカインを産生してその機能を発揮する。いずれのエフェクターに分化するかは，APC が分泌するサイトカインや発現する補助刺激分子の種類，抗原ペプチドの種類などに依存し，これはのちの免疫応答に強く影響する。Th1 細胞もしくは Th2 細胞が産生するサイトカインが，それぞれ逆のタイプの細胞の活性化や増殖に影響するからである。

　Th1 細胞は IFN-γ，TNF-α，リンホトキシンを産生してマクロファージを活性化し，自然免疫による外来微生物の排除能を高める（図 7-3）。IFN-γ は Th2 細胞の増殖を抑制，リンホトキシンは B 細胞の活性化を抑制する。また IFN-γ はウイルスの複製を直接阻害することもできる。

　Th2 細胞は IL-4，IL-5，IL-10 を産生する。IL-4，IL-5 は B 細胞を活性化し，抗体産生を促す。IL-10 はマクロファージの活性化を抑制，Th1 細胞の活性化と増殖を抑制する。

　近年，Th1 細胞や Th2 細胞のいずれとも異なる CD4 陽性 T 細胞サブセットが見出された。ひとつは IL-17 の産生を特徴とする Th17 細胞であり，自己免疫性疾患の病態形成や上皮における炎症に関与するとされている。もうひとつは TGF-β および IL-10 の産生を特徴とする制御性 T 細胞 regulatory T cell（Treg）であり，過剰な免疫応答の制御や免疫寛容を担うと考えられている。

2）CD8 陽性 T 細胞の分化と免疫応答

　抗原認識したナイーブ CD8 陽性 T 細胞が分化するエフェクター細胞は 1 種類のみで，細胞傷害性 T 細胞 cytotoxic T lymphocyte（CTL）である。CTL は微生物感染細胞の破壊を 2 つの機序により行う。第一は傷害顆粒の放出によるもので，感染細胞の細胞膜に小孔をつくるパーフォリンや感染細胞のアポトーシスを誘導するグランザイムが含まれている。第二は Fas システムによるもので，CTL の Fas リガンド（FasL）が感染細胞の Fas に作用しアポトーシスを誘導する。また CTL は IFN-γ，

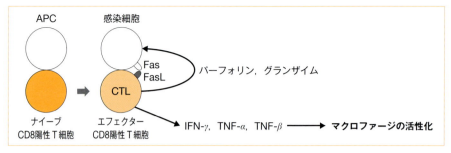

図7-4 CD8陽性T細胞の分化と免疫応答
パーフォリン，グランザイム，Fas／FasLはいずれも感染細胞の破壊に働く。

TNF-α，TNF-βを産生し，マクロファージを活性化して微生物を排除する（図7-4）。

3. 免疫記憶

　病原体が排除されるとエフェクターT細胞のほとんどは死滅するが，ごく一部は免疫記憶T細胞として組織中に生き残る。免疫記憶T細胞の数は同じ抗原に特異的なナイーブT細胞の数より100〜1,000倍程度多く，また特異抗原への感受性が高くなっているため，再度外来微生物と遭遇したときに，より早く，より強い免疫応答を起こすことができる。

演習問題

第7章　獲得免疫におけるT細胞

7-1. T細胞レセプター（TCR）に関する記述で正しいものはどれか。
　　a．血液中を可溶型タンパク質として循環する。
　　b．外来性抗原由来のペプチドを免疫担当細胞に提示する。
　　c．B細胞が発現する。
　　d．中和活性を有する。
　　e．可変領域があるヘテロ二量体である。

7-2. T細胞の産生に関する記述で正しいものはどれか。
　　a．T細胞の分化・成熟は骨髄で起こる。
　　b．ポジティブセレクションにMHC分子は関与する。
　　c．ネガティブセレクションにMHC分子は関与しない。
　　d．加齢に伴い胸腺は萎縮するため，体内のT細胞数は減少していく。
　　e．自己ペプチド反応性のT細胞はanergy状態になる。

7-3. $\alpha\beta$型T細胞の多様性に関する記述で正しいものはどれか。
　　a．多様性は外来性抗原の侵入時に生じる。
　　b．T細胞の多様性は1,000種類程度である。
　　c．TCRが多様性を担う。
　　d．T細胞の多様性は主に胎子期に形成される。
　　e．ワクチンはT細胞の多様性を増大させる。

7-4. $\alpha\beta$型T細胞の抗原認識機構に関する記述で正しいものはどれか。
　　a．自然免疫系とは独立して機能する。
　　b．ウイルスのような小さな外来微生物であれば直接認識できる。
　　c．ペプチド－MHC複合体とTCRの結合でT細胞は活性化する。
　　d．CD8陽性T細胞は抗原を認識し，B細胞の抗体産生を促すCTLとなる。
　　e．抗原を認識したT細胞の活性化は，TCRの細胞内領域が持つ活性化モチーフが担う。

解答：106ページ

解 答

7-1. 正解　e
　　解説：a．TCRはT細胞表面に存在する。
　　　　　b．MHCに関する記述である。
　　　　　c．T細胞が発現している。
　　　　　d．中和活性はない。

7-2. 正解　b
　　解説：a．胸腺で起こる。
　　　　　c．MHC分子は関与する。
　　　　　d．T細胞数は増殖により保たれる。
　　　　　e．T細胞産生時に，アポトーシスにより死滅する。

7-3. 正解　c
　　解説：a．外来性抗原の侵入以前に多様性は生じる。
　　　　　b．10^{10}以上である。
　　　　　d．生後である。
　　　　　e．ワクチンと多様性の増大は無関係である。

7-4. 正解　c
　　解説：a．自然免疫系と密接な関係がある。
　　　　　b．MHCとともに提示される必要がある。
　　　　　d．CTLは細胞傷害活性を示す。
　　　　　e．活性化はTCRに付属するCD3分子群ζ鎖が持つ活性化モチーフが担う。

Note

第8章 感染に対する獲得免疫

> **一般目標**：獲得免疫にかかわる細胞および分子がどのようにして病原体を排除し、防御免疫を持続するかを理解する。

> ➡ **到達目標**
> 1) ウイルス感染に対する獲得免疫を説明できる。
> 2) 細菌感染と原虫・蠕虫・ダニなどの寄生虫感染症に対する獲得免疫を説明できる。
>
> ➡ **学習のポイント・キーワード**
> ウイルス，細菌，寄生虫(原虫，蠕虫，マダニ)，自然免疫，獲得免疫，体液性免疫，細胞性免疫，インターフェロン($α/β/γ$)，サイトカイン，NK細胞，マクロファージ，補体(第二経路と古典経路)，MHCクラス(I/II)，ヘルパーT細胞(Th細胞)，B細胞，抗体，免疫グロブリン(IgG, IgM, IgA)，オプソニン化，中和，抗体依存性細胞傷害(ADCC)，Fcレセプター，アポトーシス，免疫過敏症(I/II/III)，自己免疫病，リゾチーム，レクチン経路，好中球，単球，外毒素，細胞内寄生細菌，莢膜，O抗原，ヒートショックタンパク質，膜侵襲複合体(MAC)，食胞，リソソーム，TNF-$α$，IL-12，一酸化窒素，クチクラ層，アレルギー反応，IgE，好酸球，マスト細胞，脱顆粒，活性酸素，鞘，脱皮，吸血，ブラジキニン，ヒスタミン，ハプテン，皮膚好塩基球性過敏症，中腸

8-1. ウイルス感染に対する獲得免疫

ウイルス感染症に対する宿主の獲得免疫とは，初期に稼働する非特異的な免疫応答(自然免疫)に続いて起こる特異的な免疫応答をいう。ウイルスが初めて幼弱な宿主動物に感染した場合や，本来の宿主とは異なる動物種に感染した場合などには，一連の免疫応答が十分に稼働せずに病態が顕在化し，時には致死的となる。一方で，順応した宿主動物にウイルスが感染した場合は特異的な獲得免疫が誘導され，ウイルスの増殖はある程度抑えられて症状は回復に向かう。ウイルスと宿主が順応すると，ウイルスは持続感染する傾向にある。

1. ウイルスの侵入に対する反応

ウイルス感染の好適部位である粘膜表皮では，pHや消化酵素などの影響を受けてウイルスは変性を受けやすい。また分泌物による洗浄作用も加わって，ウイルスの感染は容易には成立しない。感染を果たしたウイルスも，インターフェロン(IFN)，ナチュラルキラー細胞 natural killer cell (NK細胞)，マクロファージ，補体などによる非特異的な自然免疫応答を受けることになる。

ウイルスに感染した細胞は，I型インターフェロンであるIFN-$α/β$を産生し，近接する細胞のレセプターに結合して，ウイルスRNAの分解能を増強させるなど抗ウイルス活性に働く。また，IFN-$α$はNK細胞を活性化することができる。一方，T細胞やNK細胞により産生されたII型インターフェロンであるIFN-$γ$は，感染細胞の主要組織適合遺伝子複合体 major histocompatibility complex (MHC)クラスIやクラスII分子の発現を増加させ，特異的な獲得免疫の応答を誘導するとともに，NK細胞やマクロファージの活性化を促す。活性化したNK細胞は，ウイルスの感染部位に集積し，感染細胞を直接攻撃する。マクロファージはウイルス感染細胞を溶解させたり，ウイルス粒子を直接捕捉する。また，マクロファージは取り込んだウイルス抗原を分解し，MHCクラスII分子とと

もに細胞表面に提示し，ナイーブ CD4 陽性 T 細胞およびヘルパー T 細胞 helper T cell（Th 細胞）の活性化に働く。非自己を速やかに認識できる C3b がウイルスやウイルス感染細胞の表面に結合する補体の第二経路も，非特異的な免疫応答に関与する。すなわち，補体の結合によりオプソニン化されたウイルス粒子は不活化され，あるいは補体の結合を受けたウイルス感染細胞も補体レセプターを持つ貪食細胞によって捕捉される。一方で，特異抗体が産生されてくると C1q が抗原抗体複合体と結合し，ウイルス粒子の不活化やマクロファージの貪食が加速する（補体の古典経路）。ウイルス感染細胞に結合した補体は，細胞膜に穴をあけて直接溶解することもできる。

2. ウイルス感染に対する特異的な獲得免疫

　ウイルスに対する獲得免疫は，細胞傷害性 T 細胞 cytotoxic T cell（CTL）による細胞性免疫が主体となるが，特異抗体を産生する体液性免疫や，Th1 細胞による細胞性免疫も誘導される。

1）体液性免疫

　ウイルスに対する体液性免疫は，細胞外のウイルスに対して働く。ナイーブ CD4 陽性 T 細胞は，マクロファージなどの抗原提示細胞 antigen presenting cell（APC）から MHC クラス II 分子に提示されたウイルス抗原の刺激を受けて活性化すると，エフェクター細胞である Th2 細胞に分化する。Th2 細胞は，B 細胞の MHC クラス II 分子に提示されたウイルス抗原に結合すると，その B 細胞を活性化する。活性化した B 細胞はエフェクター B 細胞となり，長期間にわたって生体内に存在し，再び同じウイルスの侵入を受けた際には速やかに増殖して，より大量の特異抗体を産生するようになる。感染初期には血清中に IgM 抗体が短期に産生され，続いて IgG 抗体の長期産生に移行する。粘膜組織下のリンパ組織では分泌型の IgA 抗体が産生され，感染粘膜部位の防御免疫に働く。産生されたそれらの特異抗体は，ウイルス粒子のエンベロープやカプシドに直接結合し，細胞へのウイルス感染を阻止したり（ウイルス中和），Fc レセプターを介した貪食細胞による取り込み作用や補体による一部の傷害作用を促したりする。また，感染細胞表面のウイルス抗原に抗体が結合した場合は，補体を介した細胞溶解に加えて，Fc レセプターを介した NK 細胞，マクロファージ，リンパ球，好中球などによる細胞傷害（抗体依存性細胞傷害 antibody-dependent cell-mediated cytotoxicity〔ADCC〕）が誘導される。一方で，特異抗体と細胞表面の Fc レセプターを介してウイルスのエンドサイトーシスを促進し，感染を亢進させるウイルスも存在する（山羊関節炎・脳炎ウイルス，ミンクアリューシャン病ウイルス，猫伝染性腹膜炎ウイルス，アフリカ豚コレラウイルスなど）。この現象は，抗体依存性感染増強 antibody-dependent enhancement of virus infection（ADE）とよばれている。

2）細胞性免疫

　ウイルスに対して最も有効な APC は樹状細胞である。細胞性免疫では主に樹状細胞の表面に MHC クラス I 分子とともに提示されたウイルス（ペプチド）抗原を，ナイーブ CD8T 細胞が認識して CTL が分化・増殖する。分化・増殖した CTL は感染細胞上のウイルス抗原により活性化し，IFN-γ を産生し抗ウイルス活性を促すとともに，ウイルス感染細胞にアポトーシスを起こさせて破壊する。CTL の活性は感染後約 1 週間でピークに達し，ウイルスの排除に伴って消失していくが，一部はメモリー化された T 細胞として長期にわたって存在する（図 8-1）。

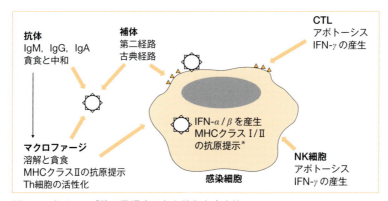

図 8-1 ウイルス感染で登場する主な防御免疫応答
＊：貪食細胞により，MHC クラス II 分子に抗原提示されることもある。

3. ウイルスにおける免疫応答からの回避機構

　ウイルスには独自の宿主免疫応答からの回避機構を備えているものが多い。抗体や補体からの回避，IFN に対する干渉，アポトーシスの阻害，CTL の阻害などが知られている。例えば，インフルエンザ A 型ウイルスは，ヘマグルチニンとノイラミニダーゼとよばれるエンベロープタンパク質を持つが，変異と選択を受けてそれらの抗原性が変化する（抗原ドリフト）。また，2 つのウイルス株間で遺伝子交雑が起こると，突然の大きな抗原変化を起こすことがあり（遺伝子再集合），インフルエンザ大流行の原因となる。また，馬伝染性貧血ウイルスは慢性期に激しく抗原を変異させ，変異ウイルスの登場によって症状の周期的な再発を引き起こす。ヘルペスウイルスなどは Fc レセプター結合分子や補体制御因子を自ら産生し，抗体や補体のオプソニン化から回避している。また，IFN レセプターからのシグナル伝達を阻害したり，IFN レセプターや Th2 サイトカインの疑似分子を産生したり，あるいは Th1 サイトカインを阻害したりして，IFN による抗ウイルス作用に干渉しているウイルスもいる（ヘルペスウイルス，ポックスウイルスなど）。さらに，多くの病原性ウイルスがアポトーシス誘導の関連酵素を直接阻害したり，MHC クラス I 分子の発現や抗原プロセシングを抑制させたりして，ウイルス感染や CTL 認識によって引き起こされる細胞死（アポトーシス）から回避している。

4. ウイルス感染に対する免疫過敏症

　ウイルス感染に対する過剰な免疫応答が副作用となり，重篤な病態の形成へとつながるケースがある。呼吸器病を引き起こす牛 RS ウイルスによる I 型免疫過敏症，脱髄性脳炎を引き起こす犬ジステンパーウイルスによる II 型の自己免疫疾患，ブドウ膜炎を引き起こす犬アデノウイルスによる III 型免疫過敏症などを含めて，多くのウイルス感染に対する免疫過敏症が知られている。

8-2. 細菌感染に対する獲得免疫
1. 細菌の侵入に対する反応

　環境中には無数の細菌が存在しているが，そのほとんどは動物体内に侵入することはなく，動物に疾病を起こすこともない。また，動物体表や腸管中に維持されて，動物の健康に寄与している細菌もある。細菌感染による病態の顕在化は，組織の損傷，細菌の侵入経路と体内局在，細菌自身の病原性，宿主の反応などに影響を受ける。細菌感染に対する免疫応答もまた，非特異的な自然免疫からはじまり，特異的な獲得免疫へと移行する。

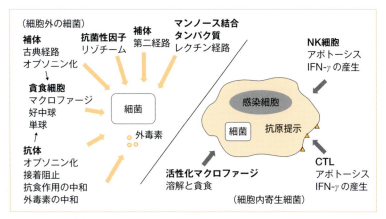

図 8-2　細菌感染で登場する主な防御免疫応答

　物理的障害を乗り越えて体内に侵入してきた細菌は，先天性抗菌因子（リゾチームなど）の自然免疫による殺菌作用や，補体の第二経路やマンノース結合タンパク質などのレクチン経路を介した非特異的オプソニン作用を受けて，最終的に貪食細胞（マクロファージ，好中球，単球など）によって捕食される。自然免疫によって排除できない場合は，特異的な獲得免疫が中心的な役割を果たす。マクロファージなどの APC が細菌を貪食すると，近傍のリンパ節に遊走し，種々のサイトカインを分泌して，消化した細菌抗原をナイーブ CD4 陽性 T 細胞に提示し，Th 細胞の分化・増殖により細菌に特異的な体液性免疫や細胞性免疫が誘導される。細菌感染に対する宿主の特異的な獲得免疫には，細菌表面への抗体や補体の結合と，それに続くリゾチームなどによる殺菌，抗体と補体によるオプソニン化に伴う貪食細胞による殺菌，細菌が分泌する外毒素や酵素に対する特異抗体による中和，活性化マクロファージや（リステリア感染など，ごく一部では）CTL による細胞内寄生細菌の破壊などが知られている（図 8-2）。これらの獲得免疫は，感染する菌種や引き起こされる疾病のメカニズムに大きく依存する。

2．細菌に対する獲得免疫の種類
1）侵入した細菌への特異的な獲得免疫

　侵入してきた細菌に対する獲得免疫は，まず細菌の表面抗原に対する特異抗体の結合が重要となる。細菌表面が特異抗体と C3 補体にオプソニン化されると，マクロファージや好中球などの貪食反応が促進される。莢膜抗原（K 抗原）に対する抗体は，莢膜による抗食作用を中和して貪食細胞による細菌の破壊を容易にする。莢膜を欠く細菌では，菌体抗原（O 抗原）に抗体が結合しオプソニン化する。特に IgM 抗体は IgG 抗体より高いオプソニン効果を示すことから，初期の防御免疫に主要な役割を果たす。また，線毛抗原（F 抗原）に対する分泌型 IgA 抗体は，細菌の粘膜上皮細胞への付着を阻害できる。細菌にストレスが加わると高レベルのヒートショックタンパク質 heat shock protein（HSP）が菌体で産生されるが，HSP は免疫原性が高く，多くの病原菌の主要な防御抗原となっている。

　マクロファージや好中球などの食作用に頼らず血中で容易に殺菌される菌種では，特異抗体が細菌の表面に結合し，補体の古典経路が活性化されて溶菌が起こる。非病原性のマイコプラズマ感染でみられるように，特異抗体がなくても補体の第二経路が活性化されて細菌の破壊が起こる例もある。ひとつの補体経路として膜侵襲複合体 membrane attack complex（MAC）が形成され，リゾチームの作

用を介して菌体を溶解する経路もある。

2）外毒素産生細菌に対する獲得免疫

外毒素産生細菌による感染では，細菌排除に加えて細菌が産生する外毒素の不活化が重要となる。外毒素とその標的細胞のレセプターとの結合を，外毒素の特異抗体が中和し阻害する。この抗体による中和作用は，破傷風，気腫疽，炭疽などの原因となる外毒素産生細菌の感染において重要となる獲得免疫作用である。

3）細胞内寄生細菌に対する獲得免疫

マクロファージや一般細胞の細胞質内で増殖することができる細胞内寄生細菌は，それを可能とするいくつかの寄生戦略を持っている。マクロファージ内のリソソーム内酵素に抵抗性を示す外皮をまとったり（仮性結核菌など），食胞（ファゴソーム）の成熟や，食胞とリソソームとの融合を阻止したり（サルモネラ菌，ブルセラ菌，結核菌など），あるいは食胞から細胞質内に脱出して（リステリア菌），細胞質内で増殖したりしている。このような細胞内寄生細菌には，マクロファージの活性化を中心とした細胞性免疫が重要となる。感作されたTh1細胞から産生されるIFN-γやTNF-αはマクロファージを活性化して，細胞内の活性酸素の産生を増強し，食胞内を酸性化することで細胞内寄生細菌の殺菌力を向上させる。また，リステリア感染ではCTLもMHCクラスI分子を介して細菌感染細胞を認識し溶解するとともに，Th1細胞のIFN-γの産生とマクロファージの活性化を助ける。

一般的に，細胞内寄生細菌の感染に対して細胞性免疫が応答すると感染が限局化し治癒に向かうが，体液性免疫に傾くと疾病は慢性化する。

3. 細菌における免疫応答からの回避機構

多くの病原性細菌は，宿主の免疫応答から巧みに回避している。例えば，菌体表面抗原の周期的な変異を引き起こし持続感染する細菌がいる（カンピロバクター菌など）。ストレプトコッカス菌などは，Fcレセプター結合分子を産生し特異抗体によるオプソニン化から回避でき，あるいは補体制御因子や，補体成分を分解できるプロテアーゼ，MAC形成を阻害する因子などを産生することで補体による溶菌を阻止している。また，マクロファージや好中球などの貪食細胞に直接傷害を与える毒性因子を分泌する細菌もいる（病原性大腸菌，エルシニア菌，シュードモナス菌など）。細胞内に寄生する病原性細菌は，感染細胞からのTh2サイトカインの産生を操作したり，TNF-αの発現を抑制することで，マクロファージの貪食活性を低下させている。

4. 細菌感染に対する免疫過敏症

宿主の過剰な免疫応答の結果，治癒に至らず種々の免疫過敏症を起こし症状を増悪させるケースがある。サルモネラ感染症では，菌体分解物が赤血球に吸着して免疫応答による赤血球の破壊が起こる。すなわち，II型の細胞傷害性反応が貧血の原因となる。

抗原抗体複合体がIII型の過敏性反応を引き起こし，関節炎などの局所炎症の原因となる細菌感染症もある。ヨーネ病では複雑なアレルギー反応が原因となり，吸収不良の下痢を引き起こす。また，慢性感染による長期的な細胞性免疫応答は肉芽腫病変を形成し，宿主に重度の障害を与えることがある。

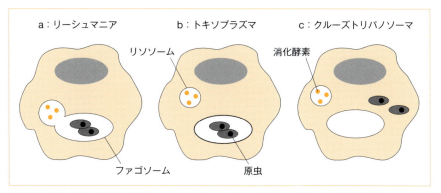

図 8-3　消化酵素の作用から逃れてマクロファージ内で増殖する原虫の免疫回避方法
a：ファゴソーム内に放出される消化酵素の作用を阻害して，増殖する。
b：リソソームとファゴソームの融合を阻止して，増殖する。
c：ファゴソームから脱出して，細胞質内で増殖する。
（参考文献1を元に作成）

8-3. 原虫・蠕虫・ダニなどの寄生虫感染症に対する獲得免疫

　すべての寄生虫は，繁殖や増殖に必要な期間，自然免疫や獲得免疫を精巧に抑制・回避して宿主に留まる。その結果，宿主に重篤な組織障害を及ぼすことなく，宿主環境に適応し，宿主の資源を搾取する。すなわち，急性感染の多いウイルスや細菌の感染症とは異なり，多くの寄生虫感染症は持続的かつ慢性的となる。

1. 原虫に対する獲得免疫

　原虫に対する自然免疫は，ウイルスや細菌のそれと似ており，のちに体液性免疫と細胞性免疫の両方の獲得免疫を誘導する。体液性免疫において産生された抗体は血液中や体液中の原虫数の増加を制御し，細胞性免疫は広く細胞内寄生原虫を対象とする。細胞外に遊離する原虫や原虫感染細胞は，表面に発現する原虫抗原を特異抗体に認識され，凝集により不動化されたり，補体や抗体依存性細胞傷害性細胞を介して不活化される。
　また，細胞内に寄生する原虫に対する防御免疫には IL-12 に依存した細胞性免疫が重要となる。感作された Th1 細胞は IFN-γ を分泌し，マクロファージを活性化する。活性化されたマクロファージは一酸化窒素（NO）を産生し，形成された窒素ラジカルが細胞内寄生原虫を破壊する。また，CTL は MHC クラス I 分子とともに原虫抗原を認識し，原虫感染細胞を特異的に攻撃する。しかし，個々の原虫種には独自の宿主の免疫応答からの回避手段を持つことも知られている。

1) 原虫における免疫応答からの回避機構

　トキソプラズマ感染では，体液性免疫と細胞性免疫の両方がタキゾイトの排除に働く。しかしながら，ブラディゾイトに分化してシストを形成すると，免疫原性がなくなり排除されなくなる。アフリカトリパノソーマは，原虫外皮に宿主の血清タンパク質や赤血球抗原をまとうことで血液中の生存を可能としている。リーシュマニア，トキソプラズマおよびクルーズトリパノソーマなどの原虫は，マクロファージ内に寄生して生き残ることができる。すなわち，マクロファージの消化酵素を阻害したり，食胞の成熟を抑制したり，細胞質内の安全な区域へ移動することで原虫は増殖している（図8-3）。一部のタイレリアはリンパ球のなかでシゾントを形成し，細胞の増殖を刺激する。タイレリアは感染リンパ球の MHC クラス I の発現を抑制し，宿主細胞に同調して自身も分裂する。

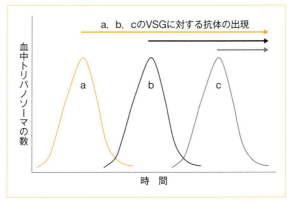

図 8-4　アフリカトリパノソーマの抗原変異
アフリカトリパノソーマ症では，抗原性の異なる多様性表面糖タンパク質（VSG）の産生（例えばa→b→c）が繰り返され，それぞれの特異抗体の出現によって周期的な血中原虫数の変動が認められる。それぞれのピークでは，新しいVSGをまとった原虫の増殖がみられる。（参考文献2を元に作成）

　多彩な抗原多型や巧みに抗原変異を示す原虫種もある。例えば，感染から回復した動物は，同系の原虫感染に対しては耐性を示すが，抗原型の異なる系統の原虫に対しては防御効果が低下する。また，アフリカトリパノソーマの排除には抗体が効果的であるが，原虫は繰り返し抗原性を変化させることができる。すなわち，アフリカトリパノソーマに感染した動物は，血中原虫数を大きく増減させるが，原虫が増加する時期は新しい多様性表面糖タンパク質 variant surface glycoprotein（VSG）をまとった集団が増殖したことによる（図8-4）。アフリカトリパノソーマは約千個のVSG遺伝子を持ち，その発現の置き換わりによって抗原変異を成し遂げる。様々な病原性原虫が固有の免疫回避メカニズムを保有し，自身の生存を助長している。

2）原虫感染に対する免疫過敏症

　いくつかの原虫感染に対する免疫応答が，Ⅰ〜Ⅲ型の免疫過敏症を引き起こし，それらが宿主の病態につながることが知られている。トリコモナス感染では，Ⅰ型の局所刺激性炎症反応により強烈な不快感が，また，バベシアやアフリカトリパノソーマの感染ではⅡ型免疫過敏症が貧血の病態に関与する。また，クルーズトリパノソーマ感染では免疫複合体が形成され，血管炎や糸球体腎炎の原因となる（Ⅲ型）。一方で，トリコモナスのIgEアレルギー反応は血管透過性を亢進させ，抗体を寄生部位に到達させるのに役立っている。

2. 蠕虫に対する獲得免疫

　蠕虫（線虫，吸虫，条虫）は，より高度に宿主の免疫応答から回避できるよう進化してきた寄生生物である。例えば，蠕虫は外皮に厚いクチクラ層を有し，虫体の原形質膜を保護している。クチクラは補体による膜傷害やT細胞やNK細胞が分泌するパーフォリンの貫通を受けない。また，多くの蠕虫は原虫と異なり固有宿主に侵入したあと，通常数を増やすことはない。それゆえに，蠕虫感染のほとんどは軽度か不顕性であり，非固有宿主に感染してしまった場合や多数の寄生虫が同時に感染した場合にのみ，顕在化した急性疾患を引き起こす。蠕虫は強力なアレルギー因子を産生し，感染した動物の免疫反応は強くTh2反応に偏る。その結果，IgE抗体とIL-4の産生と，好酸球やマスト細胞の

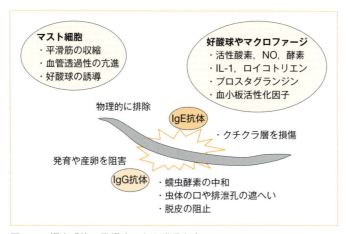

図 8-5　蠕虫感染で登場する主な獲得免疫
蠕虫に感染した動物は強く Th2 反応に偏り，IgE 抗体の産生とマスト細胞や好酸球，マクロファージを誘導する。

誘導が観察される。そのため，蠕虫感染では好酸球増加を伴う浮腫，喘息，皮膚炎などのⅠ型免疫過敏症を伴うことが多い。

　蠕虫が分泌する抗原がマスト細胞上の IgE と結合すると，マスト細胞の脱顆粒を引き起こし，アレルギー反応により平滑筋の収縮と血管透過性の亢進が起こる。その結果，体液が寄生部位に流入し蠕虫が物理的に排除される。すなわち，Ⅰ型免疫過敏症は自己治癒に働いている。一方で，マクロファージや好酸球は Fc レセプターを介して特異的 IgE で覆われた蠕虫を認識する。結合によって活性化したマクロファージは，リソソーム消化酵素，活性酸素，IL-1，ロイコトリエン，プロスタグランジン，血小板活性化因子などを活発に産生し，クチクラ層を損傷させて虫体を破壊する。加えて，Th2 細胞より産生される IL-5 などのサイトカインが骨髄の好酸球産生を促し，大量の好酸球が血液中に動員される。好酸球は，マスト細胞の脱顆粒によって放出された走化性因子や寄生虫由来物質によって蠕虫の寄生部位に集まってくる。蠕虫を認識した好酸球は顆粒内容物を蠕虫のクチクラ表面に放出する。顆粒には活性酸素，NO，種々の酵素（ホスホリパーゼ，リゾホスホリパーゼ，リボヌクレアーゼなど）が含まれ，それらが虫体（特に組織内の幼虫）を攻撃する。IgE 以外の IgG 抗体でも，幼虫が産生する酵素（プロテアーゼやグルタチオン-S-トランスフェラーゼなど）の活性を中和したり，虫体の口や排泄孔を免疫複合体で遮へいしたり，外皮（線虫の鞘）と結合して脱皮を阻止することで，蠕虫の発育や産卵を阻害できる（図 8-5）。また，感作された Th1 細胞も，遅延型過敏反応により単核球を幼虫の侵入部位に引き寄せ，虫体の発育や体内移行を阻害する。また，CTL も移行幼虫に接着し破壊できる。多くの場合，蠕虫は Th2 免疫応答を刺激し，Th2 免疫応答は防御的に働く。一方で，Th1 免疫応答の防御効果は低く，蠕虫感染において Th1 免疫応答に傾くと持続感染につながる。

　蠕虫感染に対する宿主の獲得免疫は決して有効でなく，免疫が完全に機能しても虫体は生き残る。また，再感染も珍しくない。それには，蠕虫の抗原性の減弱化，虫体抗原の多様性，脱皮，抗体作用の阻害，免疫寛容などの蠕虫独自の免疫回避機構が挙げられる。例えば捻転胃虫では淘汰によって自然宿主における抗原性の低下が認められ，あるいは MHC 分子，赤血球抗原，IgG，補体制御因子などを外皮にまとうことで自身の抗原性を低下させているものもいる（有鉤条虫，住血吸虫など）。また，脱皮するごとにクチクラ抗原を変化させたり，重度の障害を受けないように接着した好酸球とと

もに鞘を脱ぎ捨てる蠕虫もいる（旋毛虫，犬回虫など）。さらには，種々のプロテアーゼインヒビターを分泌することで，マクロファージの抗原提示，好中球の遊走，補体の活性化，T細胞の増殖などを抑えたりしている蠕虫もいる（犬糸状虫，猫条虫など）。また，免疫グロブリンを分解できるプロテアーゼや補体系を撹乱する硫酸化プロテオグリカンを分泌したり，抗酸化物質を発現することで体表を酸化から保護しているもの，さらには，サプレッサー細胞を誘導したり免疫抑制分子を産生することで免疫不全状態に仕向けている蠕虫もいたりと，その免疫機構は様々である。

3. マダニに対する獲得免疫

　マダニが動物に寄生して吸血する際，吸血のために必要な様々な補助因子を注入する。唾液中には痛みやかゆみの原因となるブラジキニンやヒスタミンの分解酵素や結合タンパク質，補体活性を抑制するタンパク質などが含まれる。

　一方で，宿主の免疫応答を誘導する唾液分子もある。宿主のマダニの唾液成分に対する免疫反応は以下の3つである。①ハプテンである抗原になりにくい低分子量の唾液成分はコラーゲンなどの皮膚タンパク質と結合し，細胞性（Th1）免疫を刺激する。再曝露の際に，遅延型の免疫過敏症を引き起こす。②唾液抗原の一部は表皮のランゲルハンス細胞に結合し，IgG抗体の産生と好塩基球の浸潤を伴うTh1反応（皮膚好塩基球性過敏症）を引き起こす。③Th2反応によるIgEの産生とそれに伴うI型の過敏性反応を誘導する。これらの局所応答はマダニの吸血に対して障害的に働く。対して，マダニの唾液中には，マクロファージに作用してTh1サイトカイン（IFN-γ，IL-2など）の産生を抑制させたり，Th2サイトカイン（IL-4，IL-10など）の産生を増強する因子などが含まれ，皮膚における局所の獲得免疫から巧みに回避している。

　感作動物に寄生した吸血マダニは，未感作の動物に寄生したものより体が大きくならない。これは，マダニの唾液成分に対する局所性の過敏反応によってマダニの吸血が制限されるためと考えられる。しかし，唾液成分由来の抗原はアレルギー応答を助長するため，吸血性マダニの効果的なワクチンにはなりにくい。一方でマダニは宿主の血液を自らの消化管（中腸）に取り込むことから，マダニの内部抗原を用いて免疫すると吸血マダニの消化吸収と繁殖を阻害することができる。マダニの中腸由来抗原を用いて作製されたマダニワクチンが，オーストラリアなどで用いられている。

参考文献
1) David Male ほか．免疫学イラストレイテッド，第7版．南江堂．東京．2009．
2) Ian R. Tizard．イラストでみる獣医免疫学－免疫疾患の仕組みから治療まで－，第7版．インターズー．東京．2011．
3) 見上彪．獣医微生物学，第3版．文永堂出版．東京．2011．

演習問題

第8章 感染に対する獲得免疫

8-1. ウイルス感染に対する獲得免疫に関する記述で誤っているものはどれか。
   a．粘膜組織下のリンパ組織で産生される分泌型の IgM 抗体は，感染粘膜部位の防御免疫に働く。
   b．特異抗体がウイルス粒子に結合することで細胞へのウイルス感染が阻止されることをウイルスの中和という。
   c．感染細胞表面に結合した特異抗体は，NK 細胞，マクロファージ，リンパ球，好中球などによる細胞傷害を誘導する。
   d．感染細胞の表面に MHC クラス I 分子とともに提示されたウイルス抗原を認識して，CTL が活性化する。
   e．分化・増殖した CTL は，ウイルス感染細胞にアポトーシスを起こさせて破壊する。

8-2. 細菌感染に対する獲得免疫に関する記述で誤っているものはどれか。
   a．侵入してきた細菌の表面が特異抗体と補体にオプソニン化されると，マクロファージや好中球などの貪食反応が促進される。
   b．莢膜抗原(K 抗原)に対する抗体は，莢膜による抗食作用を中和して，貪食細胞による細菌の破壊を容易にする。
   c．外毒素に対する特異抗体は，外毒素とその細胞レセプターとの結合を中和して阻害に働く。
   d．活性化したマクロファージは，活性酸素の産生を増強し，食胞内を酸性化することで細胞内寄生細菌の殺菌力を向上させる。
   e．細胞内寄生細菌の感染に対して体液性免疫が応答すると感染が限局化し治癒に向かうが，細胞性免疫に傾くと疾病は慢性化する。

8-3. 原虫による免疫回避手段に関する記述で正しいものはどれか。
   a．トキソプラズマは，ブラディゾイトからタキゾイトに分化してシストを形成すると排除されなくなる。
   b．原虫外皮に宿主抗原をまとうことで血液中の生存を可能とさせている原虫がいる。
   c．原虫は，マクロファージに貪食されると絶対に生き残ることができない。
   d．細胞内に寄生する原虫は，細胞性免疫により容易に排除される。
   e．真核生物である原虫は抗原の変異が起こりにくく，抗体により容易に排除される。

8-4. 蠕虫感染に対する獲得免疫に関する記述で誤っているものはどれか。
　　a．蠕虫抗原とマスト細胞上の IgE が結合するとアレルギー反応が起こり，蠕虫の物理的排除に働く。
　　b．活性化したマクロファージは，リソソーム消化酵素や活性酸素などを活発に産生し，クチクラ層を損傷させて蠕虫を破壊する。
　　c．蠕虫を認識した好酸球は，顆粒内容物を蠕虫のクチクラ表面に放出し蠕虫を攻撃する。
　　d．IgE 以外の抗体は蠕虫の防御免疫に寄与しない。
　　e．蠕虫に対する体液性免疫は防御的に働く一方で，細胞性免疫の防御効果は低い。

解答：119 ページ

解 答

8-1. 正解 a
解説：粘膜組織下のリンパ組織で産生されるのは分泌型の IgA 抗体である。一方の IgM 抗体は感染初期に短期間産生される抗体をいう。

8-2. 正解 e
解説：一般的に細胞性免疫が応答した場合に細胞内寄生細菌の感染は限局化し治癒に向かうが，体液性免疫に傾くと疾病は慢性化する。

8-3. 正解 b
解説：a．トキソプラズマのタキゾイトはブラディゾイトに分化してシストを形成する。
b．アフリカトリパノソーマは，宿主の血清タンパク質や赤血球抗原を外皮にまとうことができる。
c．リーシュマニア，トキソプラズマおよびクルーズトリパノソーマなどの原虫は，マクロファージ内に寄生して生き残ることができる。
d．シゾントを形成するタイレリアは，感染リンパ球の MHC クラス I の発現を抑制できる。
e．アフリカトリパノソーマは繰り返し抗原性を変化させ，抗体による排除から回避している。

8-4. 正解 d
解説：IgE 以外の一般抗体でも，幼虫が産生する酵素を中和したり，虫体の口や排泄孔を免疫複合体で遮へいしたり，外皮と結合して脱皮を阻止することで，蠕虫の発育や産卵を阻害できる。

第9章 宿主防御機構の破綻（免疫不全とアレルギー）

> 一般目標：免疫不全症とアレルギーについての基礎知識を修得する。

> ➡ 到達目標
>   1) 先天性免疫不全症および後天性免疫不全症を説明できる。
>   2) アレルギーの分類とその機構を説明できる。
>
> ➡ 学習のポイント・キーワード
>   先天性免疫不全症，後天性免疫不全症，アレルギー

9-1. 免疫不全とは

　自然免疫または獲得免疫の機能が低下すると，外来性抗原の排除が困難となり，様々な微生物による感染症が引き起こされる。本章では，産業動物，伴侶動物または実験動物において発症する先天性および後天性免疫不全について解説する（表9-1）。

9-2. 先天性免疫不全症
1. 自然免疫系の異常

　自然免疫系において中心的な役割を担う細胞は，好中球やマクロファージなどの貪食細胞である。これらの貪食細胞は生体に侵入した微生物を抗原非特異的に貪食し，細胞内の酵素を用いて破壊する。この一連の過程において機能異常が存在すると，宿主は免疫不全状態に陥り，易感染性を示すようになる。以下に，主な疾患について述べる。

1) チェディアック・東症候群

　ヒトを含めて，クジラ，ウシ，ミンク，ネコおよびマウスなどで発症が報告されている。本疾患は常染色体劣性の遺伝性疾患であり，リソソームの膜融合を制御する分子の遺伝子変異が原因である。リソソームにおける膜融合の異常は，好中球，単球および好酸球の細胞質における顆粒形成の異常を引き起こし，殺菌能や遊走能に関する機能を著しく低下させる（口絵9-1）。細胞質内の顆粒形成の異常は，血小板やメラノサイトにおいても認められることから，止血異常や被毛の退色なども発現する（口絵9-2）。

2) 白血球粘着不全症

　ヒト，イヌおよびウシにおいて発症が報告されている。本疾患は常染色体劣性の遺伝性疾患であり，接着分子であるCD11およびCD18の遺伝子変異が原因である。通常，微生物の侵入は，サイトカイン産生を通じて骨髄における白血球の産生を促進する。その後，増加した白血球は病変部へ遊

表 9-1 免疫不全症の疾患一覧

疾患名	発症のタイプ	免疫不全のタイプ
チェディアック・東症候群	先天性	自然免疫系
白血球粘着不全症		
ガンマグロブリン欠乏症		獲得免疫系
胸腺形成不全症		
重症複合免疫不全症（SCID）		
各種ウイルス感染	後天性	
栄養不良		自然免疫系および獲得免疫系
医原性		

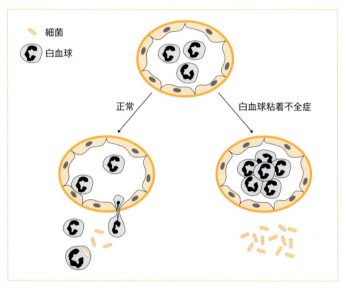

図 9-1　白血球粘着不全症における病態
罹患動物においては，白血球の血管への接着能が損なわれるため，感染部位に遊走できず，血中における重度な白血球増多症が認められる。

走し，微生物の除去に寄与するが，白血球粘着不全症においては，白血球の血管壁への接着能が損なわれるために病変部へ遊走できないことから，末梢血における白血球数が重度に増加する（>200,000/μL）（図9-1）。罹患動物は，重度の再発性の感染症によって，出生後早期の段階で死亡する。

2. 獲得免疫系の異常

獲得免疫系において重要な役割を果たしている細胞はB細胞およびT細胞である。これらの細胞は，生体に侵入した微生物を特異的に認識し，抗体または細胞傷害を介して微生物を排除する。免疫不全はB細胞のみ，T細胞のみ，あるいはB細胞とT細胞の両方の機能異常によって引き起こされる場合がある。

1) ガンマグロブリン欠乏症

ヒト，ウシ，ウマおよびイヌにおいて発症が報告されている。B細胞の分化異常に起因しており，罹患動物における血中のIgA，IgGまたはIgM値がきわめて低値を示すか，まったく検出されない。T細胞には機能異常が認められないため，細胞性免疫は正常だが，微生物の排除に抗体が主要な役割を果たしている場合には，再発性の感染症が生じる。

2) 胸腺形成不全症

胸腺はT細胞の成熟に必要不可欠な組織であることから，形成不全などが存在するとT細胞の関連する免疫に機能不全が生じる．ヒトにおいてはディジョージ症候群 Di George Syndrome とよばれる先天的な胸腺の形成不全症が存在し，T細胞数の著しい低下が生じる．患者の細胞性免疫機能が低下することから，細胞内寄生性のウイルス，細菌，真菌または原虫などによる感染症を起こしやすい．マウスにおいて類似した疾患が存在するが，胸腺を欠く以外に体毛も欠如していることからヌードマウスとよばれている（口絵9-3）．そのほか，ウシ，ネコ，ラットおよびモルモットにおいても類似疾患が報告されている．

3) 重症複合免疫不全症

ヒト，ウシ，ウマ，イヌおよびマウスにおいて発症が報告されている．T細胞およびB細胞の様々な分化異常が原因であり，罹患動物の血中リンパ球数は著しく低下し，重度の免疫不全を発症して死亡する．重症複合免疫不全症 severe combined immunodeficiency（SCID）マウスは特定の微生物を排除した環境内では生存可能であるため，免疫不全の特徴を生かして，腫瘍の移植実験やヒト化マウスの作製などに用いられている（口絵9-4）．SCIDマウスは様々な交配に基づいた自然突然変異によって生まれたものであるが，近年ではT細胞およびB細胞の分化に必須であるRAG1またはRAG2のノックアウトによって，免疫不全マウスを作製することができる．

9-3. 後天性免疫不全症

後天性に発症する免疫不全症の原因として，ウイルス感染，栄養失調，または薬剤投与による医原性などが挙げられる．

1. ウイルス感染による免疫不全症

ウイルスがリンパ球に感染し，リンパ球が死滅することによって免疫不全が生じる．免疫不全を引き起こすウイルスとして，牛ウイルス性下痢ウイルス，牛ヘルペスウイルス，伝染性ファブリキウス嚢病ウイルス，犬ジステンパーウイルス，猫白血病ウイルス（FeLV）および猫免疫不全ウイルス（FIV）などが知られている．本項では，ヒト免疫不全ウイルス（HIV）と同様，レトロウイルス科に属する猫免疫不全ウイルスについて解説する．

猫免疫不全ウイルスは，レトロウイルス科レンチウイルス属に分類される一本鎖のRNAウイルスである．ウイルスは体液に多く存在していることから，咬傷や交尾などによって感染する．ウイルスはCD4陽性T細胞に感染後，細胞内で増殖することによってCD4陽性T細胞を死滅させる．病期は，急性期，無症候期，発症期および免疫不全期に分けられ，数年〜10年にわたる臨床経過をたどる場合もある．免疫不全期に入ると，細菌，ウイルスまたは真菌による日和見感染症を発症し，やがては死に至る（口絵9-5）．

2. 栄養不良による免疫不全症

重度な栄養不良はT細胞およびB細胞数を減少させ，細胞性免疫および体液性免疫を抑制する．また，飢餓状態はTh2型の免疫反応を抑制させることから，寄生虫疾患が好発すると考えられている．特に産業動物においては，飼料の不適切な給餌によって，微量元素やビタミン類の欠乏症が生じ，免疫不全を呈するおそれがある．

1）微量元素の欠乏症

微量元素は，免疫システムを維持するうえで重要な役割を担っている。亜鉛はT細胞の活性化に関与するシグナル伝達系において必須であることから，適切な免疫システムを維持するうえで特に重要である。ブタの亜鉛欠乏症では，T細胞の細胞傷害能のみならずT細胞依存性の抗体産生能が低下する。そのほか，銅，セレン，鉄およびマグネシウムの欠乏も免疫不全を引き起こすことが明らかとなっている。

2）ビタミン欠乏症

ビタミン類も免疫システムを維持するうえで必要不可欠であり，特にビタミンA，DおよびEの欠乏は免疫不全を引き起こすおそれがある。ビタミンAの欠乏はリンパ球の増殖，NK細胞の活性化，サイトカインおよび抗体産生を抑制する。さらに，ビタミンAの代謝物であるレチノイン酸はTh2細胞の分化やCTLの細胞傷害能を制御するうえで重要であることから，欠乏によって蠕虫類や細胞内寄生微生物の排除が困難となる。

ビタミンDのレセプターは好中球，マクロファージおよびT細胞などの免疫担当細胞に発現しているため，ビタミンDを介した刺激は免疫機能に重要な影響を与える。特に，Toll様レセプターToll-like receptor（TLR）を介した刺激によってビタミンDレセプターの発現が亢進すること，ビタミンDによってマクロファージにおける抗菌ペプチドの産生が促進されることなどから，ビタミンDは自然免疫を維持するうえで重要であるといえる。実際，血清中ビタミンD濃度と結核症に対する抵抗性は相関することが示されている。

ビタミンEは細胞膜における主要な抗酸化物質であるが，欠乏によって，リンパ球の増殖や抗体産生を抑制する。ビタミンEの輸送タンパクが先天的に欠如しているロバは，ビタミンEのみならずガンマグロブリンも検出されず，易感染性を示す。これらのロバにビタミンEを投与すると，血中ガンマグロブリン値は正常値まで上昇し，易感染性も認められなくなる。

3. 医原性による免疫不全症

アレルギー疾患の増加によってグルココルチコイドや免疫抑制剤の使用頻度が増加している。これらの薬剤はリンパ球など様々な免疫担当細胞の活性化を抑制する。したがって，過剰な投薬は免疫不全を引き起こす危険性がある。特に慢性疾患に罹患した動物に対しては，長期間の投薬が予想されることから，臨床医は常に必要最低用量で寛解を維持するように努めなくてはならない。

9-4．アレルギーとは

先天性の免疫不全症の多くが遺伝性疾患であり，動物においては適切な交配が進んだことから，症例に遭遇する機会はきわめて少なくなった。一方，イヌなどの伴侶動物においてはアレルギー疾患が増加している。アレルギーとは，外来性抗原に対する過剰な免疫反応や自己抗原に対する免疫寛容の破綻の結果生じる組織傷害をいう。通常，外来性抗原または自己抗原に対する過剰な免疫反応を抑制するための機能として，免疫寛容または自己寛容などが存在するが，これらが破綻することによってアレルギーが発症する。アレルギーは発症メカニズムの違いによって4つの型に分類することができるが（表9-2），実際は，単一の型のみで病態を説明することは困難であり，複数の型が混在していることが多い。

表 9-2　アレルギーの疾患一覧

疾患名	アレルギーの型
犬アトピー性皮膚炎（CAD）	Ⅰ型
アナフィラキシー	Ⅰ型
免疫介在性溶血性貧血（IMHA）	Ⅱ型
天疱瘡	Ⅱ型
重症筋無力症	Ⅱ型
全身性エリテマトーデス（SLE）	Ⅲ型
接触性皮膚炎	Ⅳ型
多形紅斑	Ⅳ型
関節リウマチ	Ⅳ型
多発性硬化症	Ⅳ型
Ⅰ型糖尿病	Ⅳ型

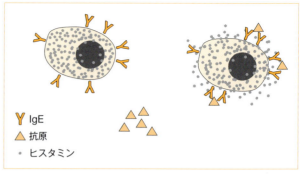

図 9-2　IgEのマスト細胞への結合と抗原による架橋
IgEはマスト細胞に結合したあと，抗原によって架橋されるとマスト細胞を活性化させる。活性化したマスト細胞からはヒスタミンなどの化学伝達物質が放出される。

1. Ⅰ型アレルギー

　外来性抗原に対するIgEが多量に産生されることによって生じる過敏症である。IgEへのクラススイッチはIL-4やIL-13などによって促進されることから，病態にはTh2型優位の免疫反応が関与していると思われる。この多量に産生されたIgEは血中に長期間留まることはなく，結合組織へ拡散し，マスト細胞に結合する。マスト細胞は，IgEがさらに特異的な外来性抗原によって架橋されることによって活性化し，ヒスタミンやセロトニンなどの化学伝達物質を放出する（図9-2）。この一連の反応は，抗原の侵入後，10分程度で引き起こされることから即時型過敏症ともよばれる。特にⅠ型アレルギーが重要な疾患として，犬アトピー性皮膚炎（CAD）が挙げられる（口絵9-6）。我が国においては，罹患イヌの約70％においてハウスダストマイト抗原に特異的なIgEが検出されている。CADを有するイヌの表皮内にハウスダストマイト抗原を注射すると，数分後に紅斑や膨疹などが認められる（口絵9-7）。これは，マスト細胞から放出されたヒスタミンなどの化学伝達物質が血管の拡張と透過性を亢進させたことに起因する。この即時相の反応が局所のみならず全身性に生じると，血圧低下や気道収縮などを引き起こし，ショック状態となることもある。これをアナフィラキシーとよび，獣医療領域においては予防注射の接種時などに認められることがある。Ⅰ型の過敏症は即時相のみでは収束せず，数時間後に遅発相の反応が生じる。遅発相反応においては，マスト細胞やその他の白血球から産生されたサイトカインによって炎症反応が持続する。

2. Ⅱ型アレルギー

　細胞膜や細胞外基質に含まれる自己抗原にIgGやIgMなどが結合することで生じる過敏症である。抗体が細胞に結合した場合，補体の活性化を介してオプソニン化が生じ，マクロファージや好中球などの貪食細胞によって組織傷害が生じる（図9-3）。一方，細胞膜に存在するレセプターに対して自己抗体が結合した場合，明確な炎症反応は伴わず，レセプターを介したシグナル伝達のみに異常を引き起こす場合もある。病態にⅡ型アレルギーが関与している代表的な疾患としては，免疫介在性溶血性貧血 immune-mediated hemolytic anemia（IMHA），天疱瘡および重症筋無力症などが挙げられる。IMHAはイヌにおいて最も一般的な免疫介在性血液疾患であり，赤血球膜への自己抗体の結合によって血管内または血管外溶血が生じ，重度の貧血が引き起こされる（図9-4）。また，IMHAを有するイヌにおいては，免疫介在性血小板減少症や全身性エリテマトーデス（SLE）など，その他の自己免疫疾患を併発することも多い。天疱瘡はイヌにおいて最も一般的な免疫介在性皮膚疾患であり，表

第9章　宿主防御機構の破綻（免疫不全とアレルギー）

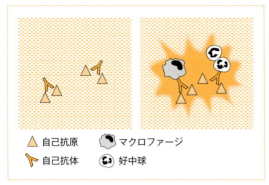

図9-3　細胞外基質に対する抗体の結合と貪食細胞による組織傷害
抗体の結合後（左），補体の活性化を介してオプソニン化が生じ，マクロファージや好中球などの貪食細胞によって組織傷害が生じる（右）。

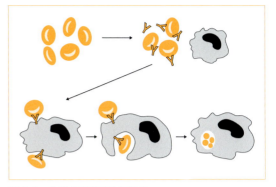

図9-4　免疫介在性溶血性貧血
自己抗体が結合した赤血球は貪食細胞によって貪食され，重度の貧血が生じる。

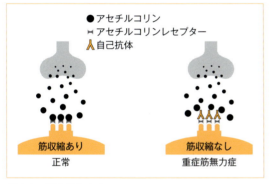

図9-5　重症筋無力症
アセチルコリンレセプターへの自己抗体の結合によって，アセチルコリン自体の結合が阻害され，骨格筋の麻痺が生じる。

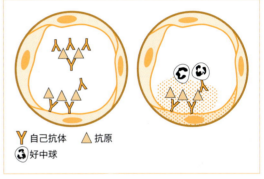

図9-6　免疫複合体による血管炎
抗原抗体複合体が除去されずに蓄積すると，血管壁などに結合し，好中球などを介した炎症が引き起こされる。

皮細胞間の接着分子への自己抗体の結合（口絵9-8）によって表皮細胞の解離が生じ，皮膚に水疱やびらんが形成される（口絵9-9）。IMHAと天疱瘡が細胞または組織の傷害を伴っているのに対して，重症筋無力症の場合は炎症による組織傷害は生じない。本疾患では，アセチルコリンレセプターへの自己抗体の結合によって，アセチルコリン自体の結合が阻害され，骨格筋の麻痺が生じる（図9-5）。

3. Ⅲ型アレルギー

　抗原抗体複合体が組織に沈着することによって生じる過敏症である。かつて，ジフテリア抗毒素を含むウマ血清を投与された患者においては，ジフテリアの感染に関連しない発熱や関節痛などが多く認められ，血清病 serum sickness とよばれていた。これは，ウマ血清に含まれる抗原と抗体の複合体が多量に生成され，組織に沈着したことに起因している。生体内における抗原抗体複合体の生成は通常の免疫反応であるが，これらの抗原抗体複合体が除去されずに蓄積すると，血管壁，腎臓の糸球体または滑膜などに結合し，炎症が引き起こされる（図9-6）。これらの免疫複合体は生体内のいかなる部位にも沈着する可能性があり，組織傷害が多臓器において認められることが特徴である。代表的な疾患は全身性エリテマトーデス systemic lupus erythematosus（SLE）であり，ヒト，ウマ，イヌおよ

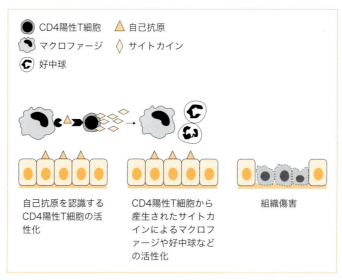

図9-7　サイトカインを介した白血球の活性化による組織傷害

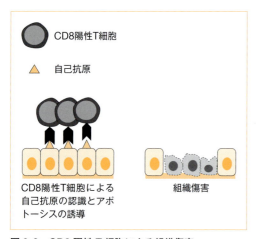

図9-8　CD8陽性T細胞による組織傷害

びネコにおける発症が報告されている。イヌとヒトの症状は類似しており，発熱，関節炎，タンパク尿または皮膚病変などが認められる。ほとんどの症例で細胞核に対する自己抗体(抗核抗体)が検出され，診断に応用されている。

また，ネコのウイルス感染症のうち，猫白血病ウイルス(FeLV)，猫免疫不全ウイルス(FIV)および猫伝染性腹膜炎(FIP)においては，糸球体腎炎が認められることがあり，その病態にはIII型アレルギーが関与している可能性がある。

4. IV型アレルギー

I〜III型の過敏症は抗原と抗体が介在した組織傷害であるのに対して，IV型過敏症においてはT細胞が組織傷害を引き起こす。病態に関与するT細胞はCD4陽性T細胞またはCD8陽性T細胞であり，サイトカインを介した白血球の活性化による間接的な傷害(図9-7)と，CD8陽性T細胞による直接的な傷害(図9-8)がある。CD4陽性T細胞はサイトカインを産生するヘルパーT細胞 helper T cell (Th細胞)であるが，産生するサイトカインの種類によってさらに細分類される。主にIV型過敏症に関与するサブセットはTh1，Th2またはTh17細胞である。それぞれのサブセットは自己抗原または外来性抗原を認識することによってサイトカインを産生し，これによって活性化されたマクロファージ，好酸球または好中球が組織傷害を引き起こす。通常，これらの反応は抗原に曝露されてから24〜48時間後に生じることから遅延型過敏症ともよばれ，ツベルクリン反応における紅斑および膨疹形成はその典型例である。ウイルスなどの細胞内寄生性の微生物に対しては，CD8陽性T細胞が感染細胞に直接アポトーシスを誘導することによって外来性抗原を排除する。本来であれば，この

細胞傷害活性は細胞内寄生性の病原微生物の感染に対してのみ発動されるべきであるが，非病原性ウイルスの感染ばかりでなく，薬剤投与または腫瘍による自己抗原の変性などをきっかけとして，CD8 陽性 T 細胞が自己の細胞のアポトーシスを誘導する場合がある．Ⅳ型アレルギーを示すヒトの代表的な疾患としては，接触性皮膚炎，多形紅斑(口絵 9-10，口絵 9-11)，関節リウマチ，多発性硬化症およびⅠ型糖尿病などがあり，これらはイヌにおいても認められる．

5. アレルギーの治療

アレルギーを引き起こしている抗原が外来性であり，曝露の回避が可能であれば回避を試みる．しかしながら，Ⅰ型アレルギーにおいて問題となる外来性抗原は，環境中に普遍的に存在していることから，回避は事実上困難であることが多い．欧米では，アレルギーを引き起こす外来性抗原を少量ずつ頻回投与し，制御性 T 細胞 regulatory T cell (Treg)の産生を誘導する免疫療法が臨床応用されているが，我が国では抗原液の入手が困難であることから一般的に行われていない．したがって，アレルギーにおいては，抗原の由来に関係なく，グルココルチコイドを用いた抗炎症療法が行われる．また，アレルギーの病態においてはリンパ球が中心的な役割を果たしていることから，リンパ球の活性化を特異的に抑制するシクロスポリンなどの免疫抑制剤も幅広く用いられている．さらに，医学領域では，病態に関与するサイトカインの機能をモノクローナル抗体や低分子化合物などで阻害する治療法が開発されているが，獣医療領域では臨床応用されていない．

演習問題

第9章 宿主防御機構の破綻（免疫不全とアレルギー）

9-1. チェディアック・東症候群に関する記述で適当なものはどれか。
　　a．白血球の血管壁への接着能が損なわれ，白血球が病変部へ遊走できない。
　　b．血中の IgA，IgG または IgM 値がきわめて低いか，まったく検出されない。
　　c．好中球，単球および好酸球の細胞質における顆粒形成の異常が存在する。
　　d．T 細胞および B 細胞における様々な分化異常が原因である。
　　e．血中リンパ球数は著しく低下する。

9-2. 猫免疫不全ウイルス（FIV）に関する記述で適当なものはどれか。
　　a．レトロウイルス科に属する DNA ウイルスである。
　　b．体液にウイルスは存在しない。
　　c．感染後 1 カ月以内に免疫不全が生じる。
　　d．主に CD4 陽性 T 細胞に感染する。
　　e．真菌による日和見感染症は発症しない。

9-3. アレルギーに関する記述で適当なものはどれか。
　　a．Ⅰ型アレルギーは，IgG とマスト細胞を介した反応である。
　　b．Ⅰ型アレルギーの遅発相は，ヒスタミンが関与する反応である。
　　c．Ⅱ型アレルギーは，リンパ球による直接的な細胞傷害が生じる。
　　d．Ⅲ型アレルギーでは，抗原抗体複合体が組織に沈着する。
　　e．Ⅳ型アレルギーでは，B 細胞から産生されるサイトカインによって好中球やマクロファージが活性化される。

9-4. Ⅳ型アレルギーによる代表的な疾患はどれか。
　　a．天疱瘡
　　b．免疫介在性溶血性貧血（IMHA）
　　c．全身性エリテマトーデス（SLE）
　　d．接触性皮膚炎
　　e．犬アトピー性皮膚炎（CAD）

解答：129 ページ

第9章　宿主防御機構の破綻（免疫不全とアレルギー）

解　答

9-1．正解　c
解説：a．白血球粘着不全症の説明である。
　　　b．ガンマグロブリン欠乏症の説明である。
　　　d，e．重症複合免疫不全症の説明である。

9-2．正解　d
解説：a．RNA ウイルスである。
　　　b．体液にウイルスが存在する。
　　　c．感染してから数年経過したあと，免疫不全に陥る。
　　　e．細菌，ウイルスまたは真菌による日和見感染症を発症し，やがては死に至る。

9-3．正解　d
解説：a．Ⅰ型アレルギーは IgE とマスト細胞を介した反応である。
　　　b．Ⅰ型アレルギーにおいてヒスタミンが関与するのは即時相である。
　　　c．リンパ球による直接的な細胞傷害が生じるのはⅣ型アレルギーである。
　　　e．Ⅳ型アレルギーの病態に関与するサイトカインは T 細胞から産生される。

9-4．正解　d
解説：a．天疱瘡はⅡ型アレルギーである。
　　　b．免疫介在性溶血性貧血(IMHA)はⅡ型アレルギーである。
　　　c．全身性エリテマトーデス(SLE)はⅢ型アレルギーである。
　　　e．犬アトピー性皮膚炎(CAD)はⅠ型アレルギーである。

第10章 腫瘍免疫

一般目標：腫瘍免疫を引き起こす腫瘍抗原について理解し，腫瘍がどのように免疫機構を回避するかについての知識を修得する。

➡ **到達目標**
1) 腫瘍の免疫学的特徴，抗腫瘍免疫機構および腫瘍の抗腫瘍免疫からの回避機序を説明できる。
2) 腫瘍の免疫療法とワクチンによる予防を説明できる。

➡ **学習のポイント・キーワード**
癌遺伝子，癌原遺伝子，癌抑制遺伝子，Rb，p53，腫瘍抗原，NK細胞，NKT細胞，制御性T細胞 (Treg)，タンパクワクチン，ペプチドワクチン，DNAワクチン，T細胞移入療法，樹状細胞移入療法，LAK細胞療法

10-1. 腫瘍発生のメカニズム

　腫瘍は細胞単位で発生するが，生体機能や生命維持に何らかの影響を与えるまでに拡大するには，多くのハードルを越える必要がある。ある細胞に遺伝子の損傷が起こるとき，その多くは細胞内の監視機構により排除される。すなわち，癌抑制遺伝子 Rb や $p53$ などの転写が促進し，細胞にアポトーシス（プログラム細胞死）が誘導される。発癌の初期において，癌を誘導する遺伝子（癌遺伝子）と抑制する遺伝子（癌抑制遺伝子）のバランスが，その後の癌の進行を左右する鍵となる。はじめに，腫瘍の発生にかかわる遺伝子レベルの事象について概説する。

1. 癌遺伝子

　ある正常な遺伝子が環境因子や薬剤などによって修飾を受け，その発現やつくられるタンパク質の構造が異常であったり，あるいはつくられたタンパク質の機能が異常であったりして，正常細胞の癌化を引き起こすようになった遺伝子を癌遺伝子 oncogene という。このとき，修飾を受ける前の遺伝子を癌原遺伝子 proto-oncogene とよぶ。癌原遺伝子には，動物が進化の過程で獲得したきわめて重要な獲得形質が含まれている。それらの多くは，ウイルスなど非自己の感染とその感染から得られた高度な機能であり，成長因子（増殖因子）の遺伝子，成長因子レセプターの遺伝子，細胞膜直下に存在しレセプターの活性化に不可欠な分子の遺伝子，および成長因子シグナルを伝達する細胞内シグナル分子の遺伝子などが含まれる。

　癌原遺伝子は，比較的小さな機能変異により癌遺伝子となる。ウイルスに由来する癌遺伝子をウイルス性癌遺伝子 viral-oncogene (v-onc)，もともと正常な細胞に存在する癌原遺伝子が癌細胞で活性化されたものを細胞性癌遺伝子 cellular-oncogene (c-onc) という。癌遺伝子の働きにより，増殖因子の産生および産生細胞が増える，リガンド非依存的なレセプターの活性化が起こる，レセプターに依存しない細胞内シグナル伝達が起こる，細胞内シグナルなどに依存しない転写因子の活性化が起こるなどの事象により，細胞の無秩序な増殖，すなわち癌化が誘導される。

2. 癌抑制遺伝子

　動物の体には，癌原遺伝子の損傷や変異を察知し，増殖が誘導される前に異常な細胞を排除する機構が備わっている。それが癌抑制遺伝子である。

　網膜芽細胞腫の発生に深く関与する遺伝子として単離された *Rb* 遺伝子は，癌抑制遺伝子として最初に同定された遺伝子である。2倍体の細胞においては，対立遺伝子の一方が損傷し機能できなくなっても，もう一方の正常な対立遺伝子から Rb タンパク質をつくり出し，癌抑制機能を発揮する。主要な機能は，細胞周期の調節であり，癌化に伴う異常な細胞周期の進行を抑制する。しかし，残された正常遺伝子にも損傷が起きると，Rb タンパク質をつくることができなくなったり，異常なタンパク質がつくられるようになる。それが正常なほかの癌抑制遺伝子由来タンパク質の機能を阻害したりすると，癌化が促進されると考えられている。この発見は，それまで癌遺伝子に重点を置いて行われてきた癌研究に対し，大きな転換をもたらした。

　p53 遺伝子ははじめ癌遺伝子と考えられていたが，のちに変異を起こした *p53* が癌遺伝子として機能することから癌抑制遺伝子であることが明らかとなり，*Rb* 遺伝子に次ぐ癌抑制遺伝子であることが同定された。*p53* 遺伝子の機能を失わせたノックアウトマウスは，ほぼ正常に発生するものの，成長後に多くの組織で癌を発症する。このような研究成果より，癌抑制遺伝子が癌の抑制にきわめて重要な役割を果たしていることが確認された。また，ヒトや動物の腫瘍の半数以上に *p53* 遺伝子の変異が検出されることから，*p53* 遺伝子は現在までに同定されたなかでは，最も重要な癌抑制遺伝子であると認識されている。*p53* 遺伝子に由来する p53 タンパク質は，細胞周期における G1/S チェックポイント制御，あるいはアポトーシスの誘導などを介して，遺伝子異常をきたした細胞の増殖を阻害し，細胞死を誘導する。

　まとめると，癌細胞が発生してから，それが癌組織を形成するには，癌原遺伝子の癌遺伝子への変化，および癌抑制遺伝子の機能不全が同時に起こる必要があることがわかる。

10-2. 腫瘍に対する免疫機構

　長い進化の過程で動物が獲得した免疫という生体防御機構は，外部から侵入してくる様々な病原体に対して自己を守るという大前提のもとに発達した。すなわち免疫とは，「自己と非自己の認識」ならびに「認識した非自己の排除」によって構成され，最終的に自己を非自己から守る self-defense の理念によって成り立っている。しかしながら動物の体のなかでは，日常的に異常が起こっている。それが細胞の癌化であり，先に述べたような遺伝子レベルでの葛藤を乗り越えて癌細胞が存在感をあらわにするとき，その防波堤となるべく出動するのが免疫系である。しかし腫瘍は，本来自己であり，自己でありながら排除しなければならないきわめて厄介な存在である。腫瘍免疫には自然免疫系と獲得免疫系の両方が関与しており，これらが相乗して腫瘍の成長を抑制する。自己の細胞のなかに起こった癌化という異常を，動物の免疫機構はどのように見つけ出して排除しようとしているのだろうか。

1. 免疫学的監視

　1890年代に，アメリカで悪性腫瘍を研究していた外科医であるウィリアム・コーリーが，細菌由来毒素を癌患者に投与して患者の免疫力を賦活させることにより癌が縮小したことを報告し，癌と免疫には関連があることを明らかにした。コーリーの臨床実験は不十分ではあるものの，その後の癌免疫研究の先駆けとなった。コーリーワクチンとは，手術不可能な再発癌患者などに，レンサ球菌など

の死菌の混合液を注射する療法で，注入された菌に対する発熱などの生体防御反応が，腫瘍縮小効果を発揮するというものである．免疫学の見地からその機序を考えると，細菌に対する非特異的免疫反応（自然免疫系）が活性化し，マクロファージやナチュラルキラー細胞 natural killer cell（NK 細胞）の攻撃力を高めるとともに，産生された IFN や TNF が，獲得免疫系を誘導することで抗腫瘍作用を発揮するものと考えられる．コーリーの臨床研究には，安全性や効果への疑問，あるいは倫理面での問題点が指摘されているものの，外科手術，化学療法，放射線治療に続く第 4 の治療法としての免疫療法の先駆け的研究として，新しい知識や技術基盤に立脚した改良や製剤化が期待された．

1950 年代に入ると，オーストラリアのウイルス学者であるフランク・マクファーレン・バーネットらによって「免疫学的監視説」が提唱された．バーネットらの説によると，生体内では日常的に癌細胞が発生しているが，宿主の免疫応答によってこれらが排除されているというものである．癌細胞の排除には，獲得免疫系で誘導される細胞傷害性 T 細胞 cytotoxic T lymphocyte（CTL）が関与すると考えられたが，T 細胞を持たない胸腺欠損ヌードマウスにおける癌の発生率が，正常なマウスと比べて取り立てて多くないことから，CTL による免疫学的監視説は疑問視された．

2. 獲得免疫系への橋渡し

1990 年代に入ると，それまであまり重要視されていなかった自然免疫系の研究が進み，自然免疫系の活性化が獲得免疫系への橋渡し的役割を果たしていることが明らかとなった．特に NK 細胞が，病原体や宿主内に発生した異常な細胞に対して事前の感作がなくても反応して細胞傷害性を発揮すること，胸腺欠損ヌードマウスにも NK 細胞などによる自然免疫系が残っていること，NK 細胞から産生されるサイトカインが CTL の誘導に関与することが明らかになり，免疫学的監視説は再び注目されることとなった．

2001 年には recombinase activating gene（RAG）遺伝子を欠損したマウスを用いた実験で，癌の発症率が検討された．RAG ノックアウトマウスでは，組換え酵素である RAG-1 遺伝子を欠損しているため，T 細胞や B 細胞が成熟するために必須である VDJ 組換えができずに分化が阻害され，成熟した T 細胞や B 細胞が存在しない．このため，普通のマウスに比べて腫瘍の発生頻度が上がる．また，IFN-γ 応答不全の signal transducer and activator of transcription（STAT）-1 ノックアウトマウスでも，腫瘍発生頻度が上昇する．このことから，IFN-γ は，腫瘍に反応した NK 細胞による獲得免疫系の分化誘導に重要であることがわかる．まとめると，宿主内における癌細胞の発生は常に自然免疫系によって監視されており，T あるいは B 細胞のような抗原特異的レセプターを発現しない NK 細胞は，これらとは異なる複数のレセプターの組み合わせで癌細胞を認識し，直接攻撃する（後述）．このとき，癌細胞の情報は主として樹状細胞を経由して獲得免疫系（T 細胞）に伝達され，CTL による直接攻撃や，癌細胞に特徴的な抗原物質を認識する B 細胞によってつくり出される抗体によって排除される（図 10-1）．腫瘍抗原を取り込んだ樹状細胞は活性化され，抗原提示細胞 antigen presenting cell（APC）となり，T 細胞に抗原提示をするとともに，T 細胞をエフェクター細胞として活性化する．その概要を図 10-2 に示す．

3. 腫瘍抗原と免疫応答

腫瘍抗原とは，腫瘍細胞において特異的，あるいは比較的限定的に発現し，その腫瘍を特徴づける抗原のことである．腫瘍細胞の表面に現れる場合や血中に検出される場合があり，後者は腫瘍マーカーとよばれる．癌細胞では正常出現しないはずの抗原が産生されることがあり，これを腫瘍特異抗

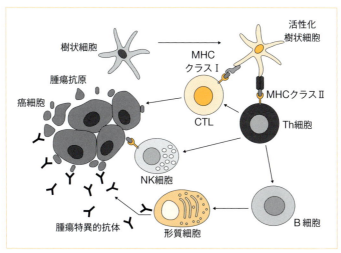

図10-1　腫瘍細胞に対する宿主の免疫応答
腫瘍細胞は自然免疫系のNK細胞に直接攻撃されるとともに，腫瘍抗原が樹状細胞に取り込まれ獲得免疫性を誘導し，CTLや活性化したB細胞（形質細胞）から特異抗体が産生され，総合的に攻撃・排除される。

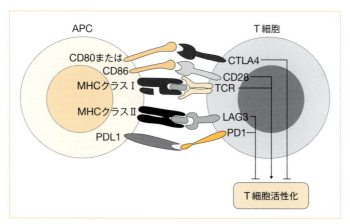

図10-2　腫瘍抗原を取り込んだ樹状細胞によるT細胞への抗原提示
活性化した樹状細胞はAPCとなり，T細胞に腫瘍情報を伝達し活性化する。

原tumor-specific antigen（TSA）とよぶ。一方，正常組織にも発現しているが腫瘍組織に比較的限局して，または多く発現する抗原は腫瘍関連抗原tumor-associated antigen（TAA）とよばれる。これらの腫瘍抗原の存在は，癌ワクチンなど，腫瘍抗原を攻撃の標的とする免疫療法によって癌治療が可能であると考える根拠となっている。腫瘍抗原が出現する理由としては，①ウイルスの感染による新たな遺伝子情報の挿入（猫白血病ウイルスに感染したリンパ球に発現するFOCMA抗原，マレック病腫瘍細胞に発現するマレック腫瘍特異抗原など），②発癌物質による癌遺伝子や腫瘍抑制遺伝子の損傷が誘導する異常なタンパク質の発現，あるいは蓄積（Ras，p53など），③正常ではほとんど発現しないか，胎生期にしか発現しない原始的なタンパク質の増加（悪性黒色腫関連の抗原や癌胎児性抗原carcinoembryonic antigen〔CEA〕など），④癌細胞の細胞死，あるいは癌細胞により周囲の組織が破損することによる隔離されていた細胞内抗原の露出，⑤腫瘍細胞あるいは腫瘍に刺激された組織によ

表10-1 腫瘍抗原の出現する機序とその例

機序	原因	例
新たな遺伝子情報の挿入	ウイルス感染	B型肝炎，子宮頸癌，猫白血病，マレック病
遺伝子の損傷	発癌物質，紫外線	悪性黒色腫，扁平上皮癌
胎児抗原の発現	細胞の脱分化	消化管腺癌，悪性黒色腫，肝癌
細胞内抗原の露出	癌組織の壊死・融解	扁平上皮癌，白血病，悪性リンパ腫
タンパク質の過剰産生	腫瘍細胞あるいは周辺組織の活性化	前立腺癌，副腎腫瘍

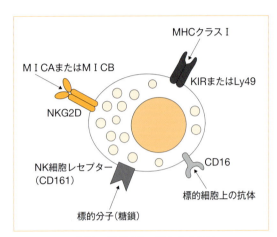

図10-3 NK細胞の腫瘍認識に関与する分子
KIRまたはLy49は正常なMHC分子を認識すると抑制機能を発揮し，NK細胞の活性化を抑制する．一方，CD161などは，腫瘍細胞を認識してNK細胞を活性化し，腫瘍細胞を攻撃する．

るタンパク質の過剰産生(前立腺特異抗原 prostate-specific antigen〔PSA〕)，などの機序が考えられている(表10-1)．

1) NK細胞の腫瘍に対する免疫反応

免疫とは細菌などの生体異物(非自己)を排除するための機構であり，正常な状態では自己に対して免疫機構は働かない．自己と非自己，あるいは正常細胞と異常細胞の判別は，各細胞に発現する主要組織適合遺伝子複合体 major histocompatibility complex (MHC)クラスIを介して行われる．NK細胞は腫瘍免疫の主役を担う細胞であり，腫瘍細胞の除去を担当する．NK細胞によって異常な自己とみなされた細胞は細胞死(アポトーシス)へと誘導される(図10-3)．

NK細胞が腫瘍細胞を認識する分子機構は，T細胞とは異なっている．NK細胞はAPCによってプロセシングされ，MHCクラスIとともに提示された抗原の断片を認識できないが，MHCクラスI分子を発現しない細胞に遭遇すると活性化される．NK細胞のMHCクラスI分子の認識には，killer cell inhibitory receptor (KIR，またはCD158)ファミリー分子あるいはLy49ファミリー分子が関与し，正常なMHCクラスI分子を認識するとNK細胞機能が抑制される．ヒトやウシでは多様なKIR分子が，マウスやウマでは多様なLy49分子が，この抑制機構に関与する．どちらの分子が主として抑制機構に関与するかは，動物種により異なっているが，その理由は不明である．

腫瘍化した細胞では，しばしばMHC class I chain related moleculeA/B (MICA/MICB)が発現する．NK細胞には，NKG2Dというレセプターが発現しており，MICAまたはMICBを認識して腫瘍細胞を攻撃する．また，NK細胞は，NK細胞レセプター(CD161)により，標的細胞の特定の糖鎖を認識すると活性化される．さらに，NK細胞に発現するCD16はFcレセプター(FcγRⅢ)であり，抗体を結合した腫瘍細胞を認識して攻撃できる．また，NK細胞表面にはCD95L (FasL)が発現しており，標的細胞が発現するCD95 (Fas)を認識すると，TNFにより細胞死を誘導したり，パーフォリンやグランザイムによる殺傷効果を発揮する．

2) リンパ球の腫瘍に対する免疫反応

腫瘍細胞と遭遇し活性化されたNK細胞から放出されるIFN-γは，T細胞やB細胞の増殖や分化を促進し，獲得免疫系を作動させる．特異抗原提示を受けるCD4陽性のヘルパーT細胞 helper T cell（Th細胞）は，マクロファージやNK細胞から産生されるIFN-γやIL-12が優位な状況において，IL-2およびIFN-γを産生するTh1細胞に分化するが，Th1細胞は，CTLの分化や増殖を促進する。

T細胞の抗原認識はT細胞レセプターT cell receptor（TCR）を介して行われる。すなわちCTLは，標的細胞においてMHCクラスI分子とともに提示される抗原ペプチドを認識し，細胞傷害性を発揮する。細胞を傷害する機構はNK細胞と同様に，CD95あるいはパーフォリンなどを介するものであるが，抗原の認識機構が大きく異なるため，MHCクラスI分子を発現しない腫瘍細胞に対する殺傷効果はきわめて低いと考えられる。このことからCTLを介する腫瘍細胞への細胞傷害作用は，MHCクラスI分子とともに異常な抗原を提示するウイルス感染に起因する腫瘍細胞に対するものと理解することができる。ウイルスや紫外線などにより誘発された腫瘍は抗原性が高く，CTLにより認識されやすい。一方，自然発癌による腫瘍細胞はMHCクラスI分子の発現性が低く，CTLによってはほとんど排除されない。

多くの腫瘍患者では，腫瘍に反応する抗体が産生されている。腫瘍細胞に抗体が結合すると，NK細胞やマクロファージなどによる排除を促進すると考えられるが，強固に形成された癌組織を傷害するほどの効果はない。血中の抗腫瘍抗体の存在は，バイオマーカーとして，腫瘍の再発や治療効果判定に用いられる。

3）NKT細胞の腫瘍に対する免疫反応

ナチュラルキラーT細胞 natural killer T cell（NKT細胞）は，T細胞，B細胞，NK細胞に続く，第4のリンパ球として腫瘍免疫に果たす役割が期待されている。NKT細胞は，末梢血白血球中に0.1%以下しか存在しないきわめて少ない細胞であるが，T細胞とNK細胞の両方の性質を有し，自然免疫系から獲得免疫系への橋渡しをすると考えられている。

T細胞表面に発現するTCRには，あらゆる異物を識別するための1兆種類ともいわれるバリエーションが存在する。また，T細胞はタンパク質抗原に対して反応する。しかしNKT細胞では異物認識のためのレセプターはVα14のみで，これはMHCクラスId（CD1d）分子とともに提示されるαガラクトシルセラミドという糖脂質を認識する。活性化されたNKT細胞は，IL-4やIFN-γを産生して，獲得免疫系を活性化する。NKT細胞にはNK細胞レセプターであるCD161や細胞死誘導レセプターであるCD95L（FasL）が発現しており，これらが標的分子を認識するとパーフォリンやグランザイムを放出して，腫瘍細胞を直接攻撃する。NKT細胞の機能に関してはまだ不明な点も多いが，腫瘍に対する免疫反応のなかで重要な役割を果たすと考えられている。

10-3．腫瘍の免疫回避機序

宿主の体内では，異常な細胞に対する多様な免疫反応が誘導され，腫瘍の監視や排除に働いているにもかかわらず，癌は死亡原因の上位であり続けている。そこには，腫瘍が免疫系から巧みに逃れ，増殖拡大する免疫回避のメカニズムが存在することが動物実験などで明らかになってきている。

1．免疫原性の喪失

ここまで述べてきたように，腫瘍細胞は宿主の免疫系を活性化する特徴を有している。すなわち腫瘍抗原の発現やMHCクラスI分子の非発現などがそれにあたり，それらを認識したNK細胞やNKT細胞などが活性化し，腫瘍細胞の排除に働く。腫瘍のなかには，宿主の免疫応答を刺激しない

「免疫回避」とよばれる機構で，免疫担当細胞からの攻撃を免れるものがある。免疫回避により，腫瘍形成のきわめて初期段階を潜行し，ある一定のレベルまで腫瘍組織が成長すれば，宿主の免疫反応では排除できなくなる。特徴的な腫瘍抗原を発現せず，MHC クラス I 分子の発現にも異常がなければ，NK 細胞を中心とする免疫監視をすり抜けることができる。このような腫瘍では，免疫療法の対象にもならない。通常悪性度の高い腫瘍や，様々な治療を受けたあとの再発腫瘍でこのような抗原性の低下が認められることが多い。遺伝子の損傷などで，非常に強い宿主の免疫応答を惹起するような抗原を発現する腫瘍は，発病に至る前に免疫系によって排除される。

2．腫瘍細胞による宿主免疫の抑制

　そもそも癌患者では，免疫機能が低下していると考えられている。例えば，後天性免疫不全（AIDS）患者では，健常者に比べ腫瘍発生率が高くなっており，リンパ腫や白血病の患者では，免疫不全を併発しやすい。

　癌における免疫不全では，主として NK 細胞やリンパ球の活性が低下する。また，腫瘍から産生される因子により，マクロファージ機能や Th1 型免疫反応が抑制される場合もある。

1）制御性 T 細胞による免疫抑制

　腫瘍細胞からは様々な因子が産生される。悪性黒色腫などの悪性度の高い腫瘍では，血管内皮成長因子 vascular endothelial growth factor（VEGF）により腫瘍組織へ栄養血管を誘導するのみならず，IL-10 やトランスフォーミング成長因子 transforming growth factor（TGF）-β を産生して，制御性 T 細胞 regulatory T cell（Treg）などの免疫抑制性細胞群の増殖分化を誘導したり，樹状細胞の機能を低下させたりして，局所および全身の免疫抑制環境が構築される。Treg は，CD4 陽性 T 細胞のなかで，IL-2 レセプター α 鎖である CD25 分子を発現し，免疫寛容を誘導することができる細胞群として同定された。その後の研究で，CD4 および CD25 の両方を発現する T 細胞のうち，転写因子 Foxp3 の支配を受ける細胞が Treg であり，Foxp3 が特異的な分化マーカーであるとともに Treg のマスタースイッチであることが明らかとなっている。

　腫瘍細胞から産生される IL-10 は，Treg の分化を誘導する。また，TGF-β は，全身あるいは末梢において，ナイーブ CD4 陽性 T 細胞から Treg の分化を促進し，免疫抑制環境の構築や維持に関与，結果として腫瘍の成長を促す。腫瘍細胞では，様々な細胞内シグナル伝達系や転写因子の活性が異常をきたしている。悪性度の高い腫瘍で認められる Ras の異常発現や Wnt シグナル系は，IL-10 や TGF-β などの産生を誘導して，宿主免疫の抑制に関与している。

2）CD95 の調節による免疫抑制

　NK 細胞や CTL には，CD95L（FasL）が発現しており，標的細胞が発現する CD95（Fas）と結合するとパーフォリンやグランザイムを放出して細胞死を誘導する。CD95（Fas）は，アポトーシスの誘導に関与するレセプターである。しかし，癌細胞のなかには，CD95（Fas）の発現を低下させ，免疫担当細胞の攻撃から免れているものが存在する。また，CD95L（FasL）を発現し，免疫担当細胞が有する CD95（Fas）と結合して細胞死を誘導する場合があることも知られている。さらに，肺癌などのなかには，免疫担当細胞が発現する CD95L（FasL）と結合するが細胞死を起こさないデコイ（偽）レセプターを発現して，NK 細胞や CTL の攻撃を免れるものも存在する。

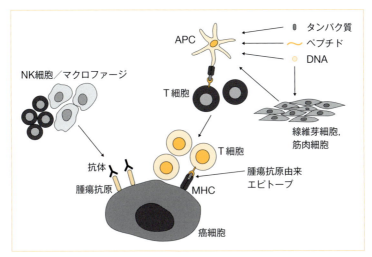

図10-4 投与後に患者体内で様々な免疫担当細胞を活性化させる方法
腫瘍に特異的なタンパク質などを精製し、それを患者体内に注射することによって患者自身の自然免疫系や獲得免疫系を活性化し腫瘍の退縮を目指す。

10-4. 腫瘍に対する免疫療法

1992年、ヒトの黒色腫において腫瘍特異的に発現する抗原（腫瘍抗原）が報告されて以来、免疫療法は外科療法、化学療法および放射線療法に次ぐ「第四の療法」として注目されている。以下にこの免疫療法について、その概念とともに様々な取り組みについて述べる。

1. 免疫療法の概念

免疫療法の先駆けは1992年、Traversariらによる melanoma-associated antigen-1（MAGE-1）の報告である。彼らは、黒色腫の表面に発現するヒト白血球抗原 human leukocyte antigen（HLA）に結合するペプチド断片（エピトープ）を解析した結果、正常組織に発現するHLAには提示されない腫瘍特異的なエピトープを同定し、それが腫瘍細胞にのみ高確率に発現するMAGE-1タンパク質由来であることを示した。この報告は体内の免疫担当細胞が腫瘍を特異的に認識できる可能性とともに、癌患者体内の免疫応答を適切に操作すれば腫瘍細胞が排除できる可能性をも提示した。なお、同定されている腫瘍特異抗原および同抗原に由来するエピトープはすでに100を超えている。以下に、免疫担当細胞を利用して腫瘍細胞を排除するための様々な取り組みを概説する。

2. 主に患者体内で免疫担当細胞を活性化させる方法

以下に、投与後に患者体内で様々な免疫担当細胞を活性化させる方法を示す（図10-4）。

1) 抗体

投与される抗体には、大別して腫瘍細胞を標的としたものと、免疫担当細胞を標的としたものの2種類がある。前者は、特に腫瘍細胞の表面に発現するタンパク質を認識する抗体を投与するもので、代表的なものにはHER2分子を標的とした療法がある。HER2分子は主に乳癌などでの高発現が報告されている膜型チロシンキナーゼのひとつであり、その発現により腫瘍細胞の増殖・維持シグナルが亢進する。抗体のFab領域が腫瘍細胞表面の標的タンパク質に結合する一方、Fc領域を認識したマクロファージやNK細胞が同部位に集積し、腫瘍細胞を破壊する作用 antibody-dependent cell-mediated cytotoxicity（ADCC）や，補体を介した細胞の破壊作用 complement-dependent cytotoxicity（CDC 活性）により抗腫瘍効果を発揮する．

一方，免疫担当細胞を標的とした代表的な抗体では，抗 cytotoxic T-lymphocyte antigen-4（CTLA-4）抗体が知られている．同分子は主に Treg の表面に発現しており，CTLA-4 の活性化に伴い同細胞による免疫反応の抑制作用を増強する．抗 CTLA-4 抗体はこの抑制性反応の抑制，すなわち CTL や NK 細胞による腫瘍細胞への攻撃能を増強することで，抗腫瘍効果を強める作用を持つ．一方でこのような作用を持つ抗体は，過剰な免疫応答の結果として引き起こされる自己免疫疾患の懸念も有している．

いずれも，抗体療法は細胞表面に発現する抗原に対してのみ有効である．

2）タンパク質

腫瘍細胞特異的に発現するタンパク質を精製し，これを用いて免疫することで，同タンパク質に対し攻撃能を持つ CTL や Th 細胞，抗体産生を誘導する獲得免疫系を活性化し，腫瘍細胞を排除しようとするものである．前述の MAGE-1 のように，細胞表面に発現しない抗原であっても同タンパク質に由来するエピトープペプチドは MHC 上に提示されるため，腫瘍特異的な抗原でありさえすれば，対象疾患の患者に幅広く適用することができる．

獣医療領域で使用されるタンパク質としては，猫白血病ウイルスの予防ワクチンやマレック病ワクチンである．これらのワクチンには，ウイルスそのものを攻撃して感染防御する効果と，ウイルス感染により異常なタンパク質を発現した細胞を殺傷するという2つの効果が期待できる．

3）ペプチドワクチン

腫瘍細胞特異的なタンパク質に由来するエピトープで免疫することで，これを認識する CTL を誘導するものである．タンパク質では患者体内で自らの MHC にあったエピトープ断片が切り出されるため，投与する患者の MHC を選択する必要がないのに対し，ペプチドワクチンは投与するエピトープを提示する MHC を発現する患者のみにしか投与できない．一方，タンパク質と比較してペプチドワクチンは合成が容易であるが，一般的には，1種類のペプチドだけではそれほど強い癌治療効果がないことや，MHC からの刺激だけでは CTL が反応しなくなる状態（免疫寛容）に陥り，抗腫瘍効果を発揮できないことも報告されている．そのため，これを補うために免疫応答を強めるアジュバンドの添加や複数のペプチド投与による抗腫瘍効果の増強が必要である．

4）DNA ワクチン

抗原を発現する遺伝子を組み込んだプラスミド DNA とよばれる細菌由来の環状 DNA を投与すると，投与した部位の筋肉細胞や線維芽細胞，あるいは APC においてプラスミド DNA にコードされる遺伝子の発現が起こり，この遺伝子により発現したタンパク質に対して免疫応答が誘導される．プラスミド DNA に腫瘍特異抗原タンパク質がコードされていた場合は，タンパク質と類似の機序により抗腫瘍活性が誘導されることになるが，体内である程度持続的に抗原が発現する分，数回のタンパク質と近い効果が得られることもある．一方，腫瘍特異抗原に加え，APC に発現し T 細胞の増殖・抗腫瘍活性に必要なシグナルを活性化する補助刺激分子も同 DNA にコードされている場合，T 細胞に対してより強い刺激を与えることが期待できる．これと同様の効果を狙ってポックスウイルス由来のウイルスベクターを用いた方法も行われている．しかしその一方で，投与する DNA そのものに対

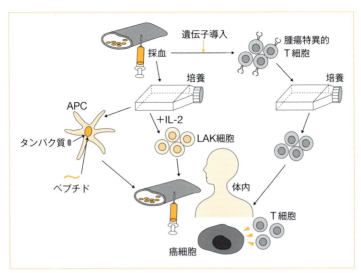

図 10-5　体外で抗腫瘍免疫能を付与した患者由来の細胞を体内に戻す方法
患者から採取した血液細胞を，体外で培養し，非特異的に活性化したり，腫瘍抗原特異的に増殖・活性化するなどして，再び患者の体内に戻すことで，腫瘍の退縮を目指す。

する免疫反応や発癌性などの副作用の懸念がある。

3. 体外で培養した免疫担当細胞を患者体内に戻す方法

以下には，患者より採取した血液を培養し，抗腫瘍免疫能を付与した細胞を体内に戻す方法を示す（図 10-5）。

1）T 細胞移入療法

体内より取り出したリンパ球に腫瘍特異的な抗原由来のエピトープを認識する TCR を遺伝子導入し，抗腫瘍効果を持つように改変した T 細胞を作製後，これを大量培養して体内に戻す方法である。遺伝子導入した細胞が癌化して異常増殖するための予防策として，遺伝子導入の際にチミジンキナーゼ遺伝子を併せて導入しておき，異常増殖した際にはガンシクロビルを投与することで，細胞がアポトーシスに陥るように仕組みを持たせたものもある。

患者体内で様々な免疫担当細胞を活性化させる手法よりも，はるかに大量の細胞を用いて治療できるメリットがあるものの，現療法では体内に移入した T 細胞数が腫瘍局所に集積するわけではなく，単に移入した細胞数に比例した局所での細胞増加が認められるのみである。

2）樹状細胞移入療法

患者の血液より取り出した細胞を培養して APC となる樹状細胞を誘導し，この細胞に腫瘍抗原を取り込ませることで，同細胞を体内に移入した際に種々の免疫担当細胞を活性化し，抗腫瘍効果を誘導する方法である。体外で細胞を培養する方法のなかでも特徴的な点として，APC はサイトカインで培養してもほとんど増殖しないため，多量の細胞数を確保するためには患者より多量の細胞を採取・培養する必要がある。

3）LAK 細胞療法

　LAK 細胞とは lymphokine-activated killer 細胞の略で，患者より取り出した白血球を IL-2 と培養して得られる細胞（LAK 細胞）を体内に再び戻す療法である。LAK 細胞は自然免疫の一端を担う NK 細胞と比較しても抗腫瘍効果が高いことが知られており，獣医療領域でも同療法による抗癌治療を試みた報告がある。イヌのリンパ腫や猫白血病ウイルスによる腫瘍に対し，イヌあるいはネコから誘導した LAK 細胞が殺傷効果を発揮する。前述の種々の療法と異なり，腫瘍に対し抗原拘束性のない自然免疫を利用している。

4．特殊な腫瘍

　獣医療領域で認められる特殊な腫瘍としては，イヌ科の動物の可移植性性器肉腫（伝染性生殖器肉腫）がある。この腫瘍は，交尾の際に腫瘍細胞が移入されることによって感染を広めていく腫瘍であるが，これは同種異系の宿主に移っていくというきわめて珍しいものである。通常は排除されるが，栄養状態の低下や寄生虫感染などで免疫系が著しく抑制されたイヌでは，腫瘍細胞が定着してしまう。このとき腫瘍細胞では，MHC クラス I 分子が発現していない。

　パピローマウイルス感染による腫瘍は様々な動物種で認められ，ウマの皮膚に認められる馬類肉腫やウシの眼に発生する扁平上皮癌などがある。いずれも，感染動物の血清中には，腫瘍と反応する因子が存在すると報告されている。

5．免疫療法の問題点―癌細胞の不均一性

　癌組織は，様々な細胞から構成されている。かつて病理学者は，光学顕微鏡レベルで癌の悪性度や今後の動態を予測していた。つまり，どのような細胞から構成された癌組織であるかを見分けることで，ある程度の予後予測ができた。つまり癌組織は，病理学的に不均一なのである。このような癌の不均一性は，病理学的所見だけではない。遺伝子変異，発現する異常なタンパク質，細胞周期調節，抗原性など，様々な点で癌組織を構成するひとつひとつの癌細胞には不均一性が存在する。つまりそのことは，ある種の腫瘍抗原や細胞表面分子を標的とする免疫療法の限界を暗示するものである。

　さらに近年，癌組織も正常組織と同様に，幹細胞を中心とする階層構造を呈することが明らかとなってきた。癌幹細胞は，高い腫瘍形成能を有するが，抗癌治療には強い耐性を示すとされる。また，治療に耐えた癌幹細胞は，遠隔転移や再発の原因となる。そして癌幹細胞から分化する癌細胞により，癌組織のなかには階層性が維持され，不均一な組織となることで，治療抵抗性を高めている。多くの臨床試験において，統計学的に解析すると，免疫療法が確固たる抗癌効果を発揮できないことが多いのは，このような癌組織の不均一性によるところが大きい。

参考文献

1）Helfand SC, Soergel SA, Modiano JF, et al. Induction of lymphokine-activated killer (LAK) activity in canine lymphocytes with low dose human recombinant interleukin-2 in vitro. Cancer Biother. 9(3): 237-244, 1994.
2）Hodi FS, O'Day SJ, McDermott DF, et al. Improved survival with ipilimumab in patients with metastatic melanoma. N Engl J Med. 363: 711-723, 2010.
3）Hudziak RM, Schlessinger J, Ullrich A. Increased expression of the putative growth factor receptor p185HER2 causes transformation and tumorigenesis of NIH 3T3 cells. Proc Natl Acad Sci USA. 84(20): 7159-7163, 1987.
4）Leader B, Baca QJ, Golan DE. Protein therapeutics: a summary and pharmacological classification. Nat Rev Drug Discov. 7(1): 21-39, 2008.
5）Liu MA. DNA vaccines: an historical perspective and view to the future. Immunol Rev. 239(1): 62-84, 2011.
6）Mellstedt H. Monoclonal antibodies in human cancer. Drugs Today (Barc) . 39: 1-16, 2003.
7）Merhavi-Shoham E, Haga-Friedman A, Cohen CJ. Genetically modulating T-cell function to target cancer. Semin Cancer Biol. 22(1): 14-22, 2012.
8）Purcell AW, McCluskey J, Rossjohn J. More than one reason to rethink the use of peptides in vaccine design. Nat Rev Drug Discov. 6(5): 404-414, 2007.
9）Traversari C, van der Bruggen P, Luescher IF, et al. A nonapeptide encoded by human gene MAGE-1 is recognized on HLA-A1 by cytolytic T lymphocytes directed against tumor antigen MZ2-E. J Exp Med. 176(5): 1453-1457, 1992.
10）Yamaguchi Y, Ohshita A, Kawabuchi Y, et al. Adoptive immunotherapy of cancer using activated autologous lymphocytes-current status and new strategies. Hum Cell. 16(4): 183-189, 2003.
11）Yamanaka R, Kajiwara K. Dendritic cell vaccines. Adv Exp Med Biol. 746: 187-200, 2012.

演習問題

第10章　腫瘍免疫

10-1. 腫瘍に対する免疫機構について正しいものはどれか。
 a．自然免疫系のみが関与する。
 b．獲得免疫系は誘導されない。
 c．免疫監視にはNK細胞やNKT細胞が関与する。
 d．NK細胞とCTLは，同じように腫瘍細胞を攻撃する。
 e．腫瘍に対して抗体は産生されない。

10-2. 腫瘍の免疫学的特徴について正しいものはどれか。
 a．腫瘍はすべて免疫原性が強い。
 b．腫瘍はすべて免疫原性が低い。
 c．自然発癌での腫瘍細胞では，MHCクラスI分子の発現性が低いことが多い。
 d．腫瘍細胞に特徴的な分子はすべてタンパク質である。
 e．ひとつの腫瘍細胞にはひとつの腫瘍抗原が存在する。

10-3. 腫瘍の免疫回避機構に関する記述で正しいものはどれか。
 a．発癌物質は，遺伝子損傷を誘導するので腫瘍抗原が発現しない。
 b．腫瘍抗原を発現する細胞では，宿主免疫応答を逃れる。
 c．腫瘍細胞から産生される様々な因子は，すべて宿主免疫応答を活性化する。
 d．腫瘍による宿主免疫抑制にはTregの誘導が関与する。
 e．腫瘍は細胞表面にCD95を発現することで宿主免疫から逃れる。

10-4. 腫瘍に対する免疫療法に関する記述で正しいものはどれか。
 a．免疫療法では自然免疫系のみを活性化する。
 b．免疫療法では獲得免疫系のみを誘導する。
 c．免疫療法は，腫瘍抗原で感作したリンパ球を腫瘍に注入する。
 d．ウイルスに対する予防ワクチンには抗腫瘍効果もある。
 e．免疫療法はきわめて安全で副作用はない。

解答：143ページ

解　答

10-1. 正解　c
　　解説：a. 自然免疫系だけではなく，b. 獲得免疫系も誘導される。
　　　　　d. CTLはMHC拘束性に腫瘍細胞を攻撃する。
　　　　　e. 腫瘍に対しても獲得免疫系が作動し，抗体が産生される。

10-2. 正解　c
　　解説：a, b. 腫瘍は免疫原性が強い場合も，低い場合もある。
　　　　　d. 腫瘍細胞に特徴的な分子には，タンパク質だけではなく糖鎖もある。
　　　　　e. ひとつの腫瘍細胞に複数の腫瘍抗原が存在することもある。

10-3. 正解　d
　　解説：a. 発癌物質は遺伝子損傷を誘導することで腫瘍抗原を付与する。
　　　　　b. 腫瘍抗原を発現する細胞では宿主免疫応答が強く誘導される。
　　　　　c. 腫瘍細胞から産生される因子のうち，IL-10などは宿主免疫応答を抑制する。
　　　　　e. 腫瘍は細胞表面のCD95の発現を低下したり，CD95Lを発現することで宿主免疫から逃れる。

10-4. 正解　d
　　解説：a, b. 免疫療法では自然免疫系だけではなく，獲得免疫系も活性化する。
　　　　　c. 免疫療法には様々な方法があり，活性化した白血球を全身循環に戻す方法もある。
　　　　　e. 自己免疫疾患誘導などの問題点がある。

第11章 輸血，移植免疫および生殖免疫

一般目標：血液型の特徴と多様な拒絶反応機構，受精および妊娠時における免疫学的不応答の機構を理解する。

➡ **到達目標**
1) 各種動物の血液型の特徴と輸血および新生子溶血症を説明できる。
2) 移植片拒絶機構を説明できる。
3) 受精および妊娠時の免疫抑制機構を説明できる。

➡ **学習のポイント・キーワード**
血液型，同種（アロ）抗原，自然抗体，輸血反応，アロ抗体，血管内溶血，血管外溶血，急性反応，遅延性反応，新生子溶血症，交叉適合試験（クロスマッチテスト），自家移植，同系移植，同種移植，拒絶反応，超急性拒絶，急性拒絶，慢性拒絶，抗原提示細胞（APC），主要組織適合抗原（MHC分子），クロスプレゼンテーション，直接認識，間接認識，補助刺激分子，移植片対宿主反応，非特異的免疫抑制，免疫抑制剤，ドナー特異的寛容，Clonal Anergy，Clonal Deletion，Clonal Suppression，受精時の免疫抑制機構，妊娠時の免疫抑制機構，出生前の抗体移行，胎盤，卵黄嚢，出生後の抗体移行，初乳

11-1．輸血

1．各種動物の血液型

　血液型とは，赤血球表面上にある同種（アロ）抗原である。表11-1に各種動物の血液型とその特徴について示した。これらの動物のなかで，ネコ，イヌ（一部の血液型）およびブタでは，ヒトと同様に特定の血液型に対する自然抗体が存在するため，これらの血液型を持つ赤血球に対しては，感作がなくても抗体を介した反応が起こり，赤血球が破壊される（溶血）。ウシ，ウマおよびヒツジでは，血液型に対して自然抗体を持たないため，感作されてない状態，すなわち血液型が不適合であっても初回輸血では，免疫反応はまれにしか起こらない。

2．輸血反応

　輸血反応は不適合な血清，血小板，白血球の投与によっても起こるが，臨床的に最も重要なのは，不適合な血液型の赤血球に対する反応である。これは，不適合な赤血球表面上のアロ抗原に対する抗体（アロ抗体）によるもので，抗体が抗原と複合体を形成することによって，①血管内で補体を活性化して溶血（血管内溶血）を起こしたり，②肝臓，脾臓においてマクロファージによるFcγを介した貪食（血管外溶血）を誘導する。輸血反応には，急性反応と遅延性反応がある。
　急性反応は，輸血後48時間以内に起こり，臨床的には，発熱，頻脈，嘔吐，呼吸困難，振戦，痙攣，虚脱などが輸血開始後数分以内に観察されることが多い。B型のネコにA型の血液を輸血した場合や，DEA1.1の血液を輸血されたDEA1.1以外の血液型のイヌが，再びDEA1.1の血液を輸血された場合などにみられる。特に前者では，自然抗体中のIgMクラスの抗体による血管内溶血のた

表11-1 各種動物の血液型とその特徴

自然抗体	動物種	型数	血液型	特徴
有	ネコ	3	A（74〜100%），B（0〜26%），AB（約1%）	B型のネコはA型に対する自然抗体を持ち，A型血液の輸血により，重篤な輸血反応を起こす。
有	イヌ	7	DEA 1（1.1，1.2，1.3，陰性の4種類） DEA 3（陽性，陰性の2種類） DEA 4（陽性，陰性の2種類，陽性98%） DEA 5（陽性，陰性の2種類） DEA 6（陽性，陰性の2種類） DEA 7（Tr，O，陰性の3種類） DEA 8（陽性，陰性の2種類）	DEA3および5においては陽性が陰性に対し，DEA7においては陰性およびOやTrに対して自然抗体を有する。特にTrに対する抗体は，軽度の輸血反応を起こす。DEA 1，4，6および8においては亜型間で自然抗体は存在しない。DEA1では，DEA1.1は他の亜型に対して遺伝的に優性であるため，DEA1.1以外のイヌにDEA1.1の血液を輸血した場合，高い力価の抗体が産生されるため，次にDEA1.1の血液を輸血した場合には重篤な輸血反応を起こす。
有	ブタ	15	A，B，C，D，E，F，G，H，I，J，K，L，M，N，O	A型に対する自然抗体により，A型以外のブタにA型の血液を輸血すると軽度の輸血反応が起こる。
無	ウシ	11	A，B，C，F，J，L，M，R，S，T，Z	B型およびC型には多くの亜型がある。J型抗原は真の意味での赤血球抗原ではなく，血清または組織抗原で，赤血球表面に結合している。
無	ウマ	8	A，C，D，K，P，Q，T，U	臨床的に重要な血液型はA型とC型で，新生子溶血性貧血の原因となる。
無	ヒツジ	7	A，B，C，D，M，R，X	M型は赤血球内カリウム濃度に，C型はアミノ酸輸送に，D型はアルカリホスファターゼ多型に関係している。

め，最も重篤な輸血反応が起こることが知られており，臨床的には低血圧，徐脈，不整脈，無呼吸または呼吸低下，嘔吐，下痢，流涎などがみられる。さらに，ヘモグロビン血症および血色素尿を発症し，重度ではショック死を起こすこともある。

表11-2 イヌにおける新生子同種溶血の起こる可能性

血液型：DEA1.1+/−			溶血が起こる可能性
父	母	子	
＋	−	＋	有
＋	＋	＋	無
−	＋	＋	無
−	−	−	無

＋：DEA1.1，−：DEA1.1以外

遅延性反応では，輸血した赤血球が1〜2週間（通常なら29〜39日生存する）で血管外溶血反応によって破壊されて，輸血の効果が損なわれる。A型のネコにB型の血液を輸血したときなどにみられ，臨床的には軽度の発熱，嘔吐，顔面浮腫としてみられることが多い。

重篤な輸血反応を防止するためには，反応を引き起こさない血液型のドナーを用いることが重要である（グレーハウンドの多くはDEA1.1および1.2が陰性のため，供血犬としてよく用いられる）が，輸血前に必ず交叉適合試験（クロスマッチテスト）を行い，反応が起きないことを確認すべきである。

3. 新生子溶血症

新生子溶血症 hemolytic disease of the newborn は，ウシ，ウマ，ブタ，ネコおよびイヌで報告されており，その主な機序は，母親と血液型不適合の新生子赤血球が出生後に初乳中に含まれる抗赤血球アロ抗体により破壊されることによる（新生子同種溶血）（表11-2）。抗赤血球アロ抗体がつくられる原因としては，過去の輸血（イヌ，ネコに多い）や胎子赤血球と接触するような外傷性の分娩（牝馬に多い）によって母体が感作されたことなどが挙げられる。初乳中のアロ抗体の抗体価と子ネコに移行する抗体の量にばらつきがあるため，A型の子ネコにB型のネコが授乳する場合でも，子ネコの血清中に抗Aアロ抗体が必ず認められるわけではない。新生子同種溶血以外に，クリスタルバイオレット不活化豚コレラワクチンや，ウシのホルマリン不活化アナプラズマまたはバベシア症ワクチンなど，赤血球を含むワクチンを母体に接種したことが原因となって起こることもある。新生子は，出生直後は健康であるが，授乳開始後12〜24時間以内に急性貧血の症状を示し，黄疸を呈する。新生子溶血症の診断は，新生子の赤血球の自己凝集の確認か，クームス試験または新生子赤血球と母体血

清との交叉適合試験における陽性所見によって行われる。

11-2．移植免疫

1．移植の種類

移植は自家移植 autologous transplantation，同系移植 syngeneic transplantation，同種（異系）移植 allogeneic transplantation および異種移植 xenogeneic transplantation に分けられる。自家移植とは自分の組織を自分自身の体のほかの部位へ移植することで，拒絶反応はほとんど起こらず，移植片は生着しやすい。同系移植は，遺伝学的に同一の動物同士で行われる移植で，一卵性双生子間や近交系動物間での移植が例として挙げられる。自家移植と同様に免疫反応をほとんど起こさない。同種移植とは同じ種に属するうちでの他個体に対する移植で，臨床現場で通常行われている移植がこれに属する。同種移植片の細胞表面には，レシピエントが自己のものではないと認識するアロ抗原がある。異種移植とは，異なる種の動物間における移植で，異種移植片はレシピエントが持っている IgM クラスの自然抗体により激しい拒絶反応が起こる。

2．移植片拒絶反応の種類

移植片の拒絶反応は，移植から反応が現れる時間経過によって超急性拒絶，急性拒絶，慢性拒絶に分類される。

1）超急性拒絶

超急性拒絶は，出血と移植片の血管における血栓形成を特徴とし，レシピエントの血管と移植片の血管とを吻合してから数分～数時間で起こる急激な反応である。自然抗体による拒絶が行われる異種移植や同種移植において，あらかじめアロ抗原に対して抗体が存在する場合によくみられる。これらの抗体が移植片中の血管内皮に結合すると補体が活性化され，それによって血管内皮が傷害されて血栓を形成する。異種あるいは同種赤血球抗原に対する自然抗体も大きな原因となる。抗体価が低い場合には，超急性拒絶は数日間かけてゆっくりと発現する。

2）急性拒絶

急性拒絶は T 細胞，マクロファージおよび抗体による血管と実質の障害過程で，通常，移植後 1 週間以内にみられる。急性拒絶は，主に同種移植において問題となり，その主役は T 細胞で，血管内皮や実質細胞に存在するアロ抗原に反応する。活性化した細胞傷害性 T 細胞 cytotoxic T lymphocyte (CTL) による移植片細胞の直接溶解や，ヘルパー T 細胞 helper T cell (Th 細胞) から産生されるサイトカインを介して活性化した炎症性細胞によって移植片の壊死をもたらす。同種腎臓移植などでは，血管内皮が急性拒絶のごく初期の標的となる。

3）慢性拒絶

慢性拒絶は線維化と正常構造の喪失を特徴とし，移植後長時間経過したあとに起こる。明らかな血管障害は認められず，多くの例で移植片の血管平滑筋細胞の増殖により動脈の血流が阻害されることから，この反応は移植片の動脈硬化とよばれている。心臓移植や腎臓移植での拒絶反応でよく観察され，移植後 6 カ月～1 年以内に起こる。遅延型過敏反応の関与が指摘されているが，慢性拒絶の病理発生は急性拒絶ほどよくわかっていない。

3. 同種移植片拒絶のメカニズム

同種移植片に対する拒絶は主に急性拒絶の反応によって行われ，その反応は樹状細胞を代表とする抗原提示細胞 antigen presenting cell（APC）によって提示されたアロ抗原を抗原特異的なT細胞が異物として認識し，活性化することからはじまる。

1）抗原提示

移植抗原とは移植片拒絶反応を起こし得る抗原という意味であり，同種移植における移植抗原は組織適合抗原とよばれている。そのなかでも特に強く拒絶反応を引き起こす抗原群は，主要組織適合抗原（MHC分子）である。MHC分子は，同種拒絶反応の標的となるだけでなく，細胞外から取り込んだ外来性抗原や内在性抗原（自己抗原，感染ウイルス抗原）を結合して細胞表面に提示する役割を持つ。MHC分子は，主

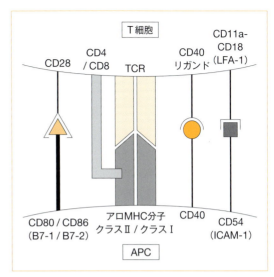

図11-1 同種移植片拒絶（直接認識）におけるT細胞と APC間の相互作用
拒絶反応を起こすT細胞において，TCRはAPC上のアロMHC分子と，CD4はMHCクラスⅡ分子と，CD8はMHCクラスⅠ分子と結合する。T細胞の活性化には，これらの結合のほかに図に示すような補助刺激分子同士の結合が必要となる。

にMHCクラスⅠ分子とMHCクラスⅡ分子の2種類があり，通常内在性抗原はMHCクラスⅠ分子によって提示され，外来性抗原はMHCクラスⅡ分子によって提示される。APCの代表である樹状細胞は例外的に外来性抗原をMHCクラスⅠ分子によって提示することができ，これをクロスプレゼンテーションとよんでいる。さらに，MHCクラスⅠ分子はCD8と結合するため，CD8陽性T細胞に抗原を提示し，MHCクラスⅡ分子はCD4と結合するため，CD4陽性T細胞に抗原を提示する（図11-1）。

2）抗原認識

図11-2に示すように，アロMHC分子の認識機構には基本的に異なる2つの方法が考えられている。ひとつは直接認識とよばれるもので，レシピエントT細胞レセプター T cell receptor（TCR）はドナーAPC上のアロMHC分子と直接結合する。もうひとつは間接認識とよばれるもので，ドナーのMHC分子がレシピエントのAPCに取り込まれてプロセシングを受け，アロMHC分子由来のペプチドが自己のMHC上に提示され，レシピエントT細胞によって認識される。一般的に抗原は間接認識の機構によって認識されるが，アロMHC分子のみは，間接認識に加えて直接認識の機構によっても認識される。T細胞の2%は非自己のMHCを直接認識できるとされており，このようなアロMHC分子に対して反応するT細胞レパートリーの多さが同種移植片に対して強い拒絶反応が起こる原因と考えられる。

3）T細胞の活性化

拒絶反応において，アロMHCに特異的なT細胞は，TCRを介してAPCによって提示されたアロMHC分子と結合する。しかしながら，T細胞が活性化して拒絶反応を起こすには，アロMHC分子-TCRの結合のほかに，図11-1に示すようなAPCおよびT細胞の双方から発現される補助刺激

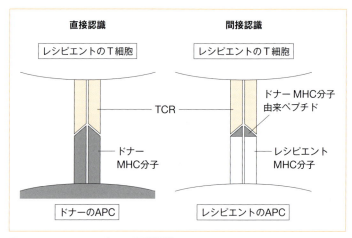

図 11-2 アロ MHC 分子の認識機構
アロ MHC 分子の認識機構として直接認識と間接認識の 2 つの機構があり，その概要を示す．

分子間（CD80/CD86 と CD28，CD40 と CD40 リガンド，CD54 と CD11a-CD18 複合体など）の結合が必要である．ほとんどの体細胞は，MHC クラス I 分子を発現しており拒絶反応の標的となるが，APC 以外の細胞は補助刺激分子を発現しないため，CD8 陽性 T 細胞を直接認識することによって活性化させることはない．したがって，移植片内にパッセンジャー白血球として存在するドナーの APC をあらかじめ移植片から完全に除去できれば，拒絶反応を弱めたり，遅らせたりすることが可能である．しかし，この場合でも移植片内に浸潤したレシピエントの APC によってアロ MHC 分子が取り込まれて提示されれば，間接認識によって T 細胞が活性化されるため，拒絶反応を免れることはできない．

4）移植片対宿主反応

拒絶反応はレシピエントの免疫担当細胞が移植片に対して攻撃することで，宿主対移植片反応 host versus graft reaction（HvGR）ともよばれている．これに対して移植片中の免疫担当細胞がレシピエントの細胞を攻撃することを移植片対宿主反応 graft versus host reaction（GvHR）とよび，一般的な臓器移植では問題とならないが，免疫不全動物にアロのリンパ球を輸注した場合や，アロの骨髄移植の際にドナーのリンパ球が混入した場合に問題となることがある．この場合は，レシピエントの体細胞が破壊されることによる臓器機能障害が現れ，これを移植片対宿主病 graft versus host disease（GvHD）とよんでいる．同種移植における GvHR のメカニズムは，ドナーとレシピエントを入れ替えれば，拒絶反応のメカニズムと同じである．

4．拒絶反応の抑制

拒絶反応の抑制は，非特異的免疫抑制とアロ抗原特異的な抑制がある．

非特異的免疫抑制は，放射線照射や免疫抑制剤の投与によって誘導されるもので，その機序としては，非特異的リンパ球の破壊，T リンパ球の増殖抑制および活性化抑制が挙げられる（表 11-3）．アロ抗原特異的な抑制は，移植片のアロ抗原に対してレシピエントを免疫寛容状態にすることである．免疫寛容は，① Clonal Anergy，② Clonal Deletion および③ Clonal Suppression の 3 つの機序によって誘導される．anergy とは，無反応あるいは麻痺の状態を指し，抗原 − MHC と TCR の結合がある

表 11-3 非特異的免疫抑制の誘導法

項目	薬物名	主な作用機序
放射線照射		リンパ球の間期死[*1]誘導による排除
免疫抑制剤	シクロスポリン タクロリムス（FK506） ラパマイシン	T細胞内のシグナル伝達経路の遮断によるIL-2依存性の増殖および活性化の抑制
	アザチオプリン メトトレキサート シクロホスファミド	DNA合成阻害による感作リンパ球の増殖抑制
	合成副腎皮質ホルモン	マクロファージによる炎症性サイトカインの合成阻害、T細胞の増殖抑制、IL-2産生抑制
	抗リンパ球グロブリン （ポリクローナル抗体）	リンパ球の排除、活性化抑制
	抗T細胞モノクローナル抗体[*2]	抗原分子を表面に持つT細胞を除去、活性化抑制
	CTLA4-Ig[*3] CD40アンタゴニスト抗体	補助刺激シグナルの遮断によるT細胞活性化の防止

[*1]：細胞分裂の静止期における死。
[*2]：CD3，CD4，CD8，CD25（IL-2R）分子に対するモノクローナル抗体。
[*3]：CTLA4（cytotoxic T-lymphocyte antigen 4）とIgGのFc領域を融合させた分子。
CTLA4は，CD80/86に対してCD28よりも高い親和性を持ち，CD80/86-CD28間の結合を遮断する。

が、補助刺激分子からのシグナルがない場合に起こる。顆粒球，リンパ球はアロ抗原を発現するが補助刺激分子を発現しない。これらのドナー細胞を移植前にレシピエントに注入する「ドナー特異的輸血」は，ドナーのアロ抗原に対してanergyを誘導すると思われる。自己反応性のT細胞を胸腺内で除去して自己寛容を誘導する機序は，Clonal Deletionの代表例である。同様なことがアロの骨髄を移植した場合にもみられ，ドナーの造血幹細胞から分化したT細胞は，ドナーおよびレシピエント両方のアロ抗原に対して寛容となる。Clonal Suppressionは，抗原特異的な制御性T細胞 regulatory T cell（Treg）によって引き起こされる。現在，Tregを利用したアレルギー治療法の開発が試みられており，今後，移植への応用も期待される。

5. 動物における移植の実際

イヌの周期性造血あるいはリンパ腫に対する骨髄移植やネコの慢性腎不全に対する腎臓移植など，実際の症例に対して行われた移植も報告されているが，動物における移植は，移植方法，手技を検討するための実験的なものがほとんどである。

11-3. 生殖免疫
1. 受精時の免疫抑制機構

受精時において精子は，強い免疫応答を引き起こさずに雌の体内に侵入できる。これは，精漿液の持つ免疫抑制作用によるものである。この液体に浸されている精子は，洗浄後も抗原性がない。前立腺液は免疫抑制作用があり，補体による溶血反応を抑制する。ウシ精液における免疫抑制タンパクは50～150 kDaである。

2. 妊娠時の免疫抑制機構

胎子は父親からの遺伝子に由来する抗原を持つため，母親にとって異物となる。しかしながら，妊娠中，胎子は母体内で成長を続ける。したがって，複数の機序によって胎子組織は特異的または非特異的方法により免疫攻撃から守られていると考えられる。

第一に，受精卵および着床前の胚はMHCクラスIおよびクラスII分子を発現せず，拒絶反応の標

的にならないということである．これらの組織では，MHC の発現増強剤であるインターフェロン処理後も MHC の発現がみられない．胎盤形成後に出現する栄養芽細胞(胎子側胎盤の，母親側との境界面に分布する細胞)の MHC 分子の発現も，ほかの体細胞に比べると低い．第二は，胎子環境中に多くの免疫抑制物質が存在することである．胎子および胎盤がプロゲステロン，絨毛性ゴナドトロピン human chorionic gonadotropin (hCG) などのホルモンを産生し，それが免疫抑制物質となる．胎子血清中の主なタンパクは α-フェトタンパクで，それは T 細胞の機能を抑制する．また，羊水にはリン脂質が多量に含まれ，それらは免疫抑制作用を持つ．第三は，母体内に存在する胎子特異的抑制機構で，母体内には胎子タンパクに対してブロッキング抗体および Treg が形成される．このほかにも様々な免疫抑制機構が妊娠の維持に働いている．

3．母子間の抗体移行

新生子は獲得免疫を持っておらず，感染などからの防御は母から子へ移行した抗体によって行われる．表 11-4 に示すように，抗体移行には出生前に胎盤または卵黄嚢を経て移行する様式と，出生後に初乳を腸から吸収して移行する様式とがある．

1）出生前の抗体移行

胎盤または卵黄嚢を経て抗体が移行するか否かは胎盤構造により決定される(表 11-4)．ヒトやほかの霊長類の胎盤は血絨毛型であり，母親の血液が胎子栄養芽細胞層を洗う形となっている．この型の胎盤は，母親の IgG を胎子へ移行させるが，IgM，IgA，IgE は移行させない．したがって，ヒトや霊長類の新生子は母親と同質，同レベルの IgG を持つ．イヌ，ネコは，内皮絨毛型の胎盤を持つ．この型では絨毛上皮が母親の血管と触れる形となっている．これらの動物では母親のレベルの約 10％ の IgG しか胎内移行しない．反芻動物の胎盤は結合織絨毛型である．この型は胎子絨毛上皮が子宮組織と触れる形となる．また，ブタやウマの胎盤は上皮絨毛型で，胎子絨毛上皮が子宮上皮と触れる形となる．これらの結合織絨毛型および上皮絨毛型の場合は，胎盤を介しての抗体移行はない．

2）出生後の抗体移行

イヌ，ネコの抗体移行の大部分，反芻動物およびブタ，ウマの抗体移行のすべてが出生後に初乳の吸収によって行われる(表 11-4)．初乳には，妊娠末期に乳房に蓄積したタンパク，およびプロゲステロン，エストロゲンの作用で血流から多量に移行した IgA，IgG および少量の IgM を含むタンパクが含まれる．家畜の初乳のガンマグロブリンの 65〜90％ は IgG である．授乳期間が進行するにつれて，初乳は常乳に変化する．ヒトや霊長類では，初乳，常乳ともガンマグロブリンは IgA が主体である．ブタやウマでは，初乳は IgG が主体であるが，常乳では IgA が主体となる．反芻動物では，初乳，常乳とも IgG が主体となる．

新生子では消化酵素の作用は弱い．しかも，この作用は初乳中のトリプシン阻害物質によりさらに減弱する．したがって，初乳タンパクは分解されずに小腸に達する．小腸上皮は，これらのタンパクを積極的にリソソームで分解せずに吸収し，リンパ管や血管へ移行させる．この方法により，新生子は大量のガンマグロブリンを母親より得る．ウマやブタでは，IgG，IgM は吸収されるが，IgA は腸管内に残留する．反芻動物では全クラスのガンマグロブリンが吸収され，その後，IgA が上皮より腸管内に分泌される．出生直後の腸管が最も吸収能力が高い．しかし，腸管上皮細胞が成熟することにより，生後 6 時間後にはすでに吸収能力は低下している．ガンマグロブリンの吸収能力は 24 時間で

表 11-4　動物種による胎盤構造と抗体移行の様式

動物	胎盤構造(組織層)	出生前の抗体移行		出生後の抗体移行		
		程度	経路	程度	期間	経路
ヒト，サル	血絨毛型(3層)	3+	胎盤	±		初乳
ウサギ	血内皮型(1層)	3+	卵黄嚢	−		
モルモット	血内皮型(1層)	3+	卵黄嚢	±		初乳
ウシ，ヤギ，ヒツジ	結合織絨毛型(4-5層)	−		3+	24時間	初乳
ブタ	上皮絨毛型(6層)	−		3+	24～36時間	初乳
ウマ	上皮絨毛型(6層)	−		3+	24時間	初乳
イヌ，ネコ	内皮絨毛型(3-4層)	+	不明	2+	1～2日	初乳
マウス	血絨毛型(1層)	+	不明	2+	16日	初乳
ラット	血絨毛型(1層)	+	卵黄嚢	2+	20日	初乳
ニワトリ		2+	卵黄嚢	2+	<5日	卵黄嚢

(参考文献1から抜粋変更)

半分以下に低下する。したがって，生後6時間以内に少なくとも1Lの初乳を飲ませることが，子ウシ，子ウマにとって必要と考えられている。初乳を飲むことにより，母親と同レベルの血中ガンマグロブリンの量が保たれる。腸管の吸収能力が低下するために，新生子の血中ガンマグロブリンは生後12～24時間がピークである。その後，母親からのガンマグロブリンは新生子の体外に排出される。この時期の腎臓糸球体もガンマグロブリン透過性があるため，新生子は尿中にもガンマグロブリンを排出する。腸管からのガンマグロブリン吸収が停止するのに伴い，このタンパク尿は自然に停止する。

参考文献
1) 小沼操，小野寺節，山内一也. 動物の免疫学 第2版. 文永堂出版. 2001.

演習問題

第11章　輸血，移植免疫および生殖免疫

11-1. 動物の血液型および自然抗体に関する記述で誤っているものはどれか。
 a. 血液型は，赤血球表面の同種抗原である。
 b. ネコ，ブタおよびヒトでは，特定の血液型に対する自然抗体が存在する。
 c. A型のネコにB型の血液を輸血した場合，初回から強い輸血反応が起こる。
 d. DEA1.2のイヌにDEA1.1の血液を輸血した場合，初回から強い輸血反応が起こる。
 e. ウシ，ウマおよびヒツジでは，特定の血液型に対する自然抗体が存在しない。

11-2. 動物の輸血反応および新生子溶血に関する記述で誤っているものはどれか。
 a. 血管内溶血は，活性化された補体によって起こる。
 b. 血管内溶血は，肝臓，脾臓でのマクロファージによる貪食によって起こる。
 c. 急性反応では，発熱，頻脈，嘔吐，呼吸困難，振戦，痙攣，虚脱などがみられる。
 d. 遅延性反応では，輸血した赤血球が1～2週間で血管外溶血反応によって破壊される。
 e. 新生子溶血症は，感作された母体の初乳中に含まれる抗赤血球アロ抗体によって起こる。

11-3. 移植片拒絶に関する記述で誤っているものはどれか。
 a. 超急性拒絶は移植後数分から数時間で起こる。
 b. 急性拒絶はT細胞，マクロファージおよび抗体による血管と実質の障害過程である。
 c. 急性拒絶は，通常，移植後1週間以内にみられる。
 d. 慢性拒絶は，通常，移植後1カ月以内にみられる。
 e. 慢性拒絶は，線維化と正常構造の喪失を特徴とする。

11-4. 同種移植片拒絶に関する記述で誤っているものはどれか。
 a. 同種移植片拒絶は，主にアロMHC分子に対する急性拒絶反応である。
 b. 直接認識では，レシピエントのTCRはドナーAPC上のアロMHC分子と結合する。
 c. 間接認識では，レシピエントのTCRはレシピエントAPC上に提示されたアロMHC分子と結合する。
 d. アロMHC特異的なT細胞の活性化には，補助刺激分子からのシグナルが必要である。
 e. 移植片内のドナーAPCを完全に除去できれば，拒絶反応は絶対に起こらない。

11-5．拒絶反応の抑制に関する記述で誤っているものはどれか。
　a．特異的免疫抑制は，放射線照射や免疫抑制剤の投与によって誘導される。
　b．シクロホスファミドは，感作リンパ球の増殖を抑制することによって拒絶反応を抑制する。
　c．シクロスポリンは，T細胞のIL-2依存性の増殖および活性化を抑制する。
　d．合成副腎皮質ホルモンは，マクロファージによる炎症性サイトカインの合成を阻害する。
　e．特異的免疫抑制は，3つの機序によって誘導される。

11-6．受精時および妊娠時の免疫抑制機構に関する記述で誤っているものはどれか。
　a．精漿液は免疫抑制作用を持つ。
　b．受精卵および着床前の胚はMHC分子を発現し，拒絶反応の標的になる。
　c．プロゲステロン，hCGなどのホルモンは，免疫抑制物質となる。
　d．胎子血清中のα-フェトタンパクは，T細胞の機能を抑制する。
　e．母体内には胎子タンパクに対してブロッキング抗体およびTregが形成される。

11-7．動物における母子間の免疫移行に関する記述で誤っているものはどれか。
　a．母子間の免疫移行は，主に母親から胎子への免疫担当細胞の移行による。
　b．哺乳動物母子間の抗体移行には，出生後に初乳の吸収とともに行われる様式が含まれる。
　c．ウサギでは，すべての抗体移行は出生前に卵黄嚢を経て行われる。
　d．イヌ，ネコでの抗体移行は，出生前も行われるが，多くは出生後に行われる。
　e．ニワトリの抗体移行は，出生前および出生後に卵黄嚢を経て行われる。

11-8．出生前の母子間の抗体移行に関する記述で誤っているものはどれか。
　a．抗体が出生前に胎子に移行するか否かは，胎盤の構造による。
　b．ブタやウマの上皮絨毛胎盤は，母親と同じレベルまでIgGを胎内移行させる。
　c．ヒトやほかの霊長類の血絨毛胎盤は，母親と同じレベルまでIgGを胎内移行させる。
　d．イヌ，ネコの内皮絨毛胎盤は，母親レベルの約10%までしかIgGを胎内移行できない。
　e．反芻動物の結合織絨毛胎盤では，胎盤を介した抗体移行はない。

11-9．初乳に関する記述で誤っているものはどれか。
　a．イヌ，ネコの抗体移行の大部分が，出生後に初乳の吸収によって行われる。
　b．妊娠末期に血流から多量のIgA，IgGが初乳中に移行する。
　c．家畜の初乳のガンマグロブリンの65〜90%はIgAである。
　d．ブタやウマでは，初乳はIgGが主体であるが，常乳ではIgAが主体となる。
　e．反芻動物では，初乳，常乳ともIgGが主体となる。

11-10. 新生子におけるガンマグロブリンの吸収および排泄に関する記述で誤っているものはどれか。

　a．新生子では，初乳タンパクは分解されずに小腸に達する。
　b．反芻動物では，IgG が上皮より腸管内に分泌される。
　c．ウマやブタでは，IgG，IgM は吸収されるが，IgA は腸管内に残留する。
　d．新生子におけるガンマグロブリンの吸収能力は，生後 6 時間後にはすでに低下している。
　e．新生子は尿中にもガンマグロブリンを排出する。

解答：155 ページ

> 解 答

11-1. 正解　d
　　　解説：DEA1.2 のイヌは DEA1.1 の血液型に対して自然抗体を持たないため，初回輸血では強い輸血反応を起こさない。

11-2. 正解　b
　　　解説：血管外溶血の記述である。

11-3. 正解　d
　　　解説：慢性拒絶は，通常，移植後 6 カ月〜1 年以内に起こる。

11-4. 正解　e
　　　解説：レシピエントの APC によってアロ MHC 分子が提示されるため，間接認識によって T 細胞が活性化され，拒絶反応が起こる。

11-5. 正解　a
　　　解説：非特異的な免疫抑制が誘導される。

11-6. 正解　b
　　　解説：受精卵および着床前の胚は MHC 分子を発現せず，拒絶反応の標的にならない。

11-7. 正解　a
　　　解説：母子間の免疫移行の大部分は，母親から胎子あるいは新生子への抗体移行による。

11-8. 正解　b
　　　解説：上皮絨毛胎盤では，胎盤を介した抗体移行はない。

11-9. 正解　c
　　　解説：家畜の初乳のガンマグロブリンの 65 〜 90%は IgG である。

11-10. 正解　b
　　　解説：IgA が上皮より腸管内に分泌される。

第12章 動物種による免疫系の特性

一般目標：生物種による免疫系の相違を理解する。

➡ **到達目標**
1) イヌ・ネコの免疫学的特性を説明できる。
2) 産業動物の免疫学的特性を説明できる。

➡ **学習のポイント・キーワード**
動物種差，一次リンパ組織（胸腺，反芻動物の回腸パイエル板，ニワトリのファブリキウス嚢，ウサギの虫垂，げっ歯類やヒトの骨髄），二次リンパ組織（脾臓，扁桃，空腸パイエル板，リンパ節，血リンパ節），B細胞レセプター（BCR），T細胞レセプター（TCR），多様性産生機構，免疫系グロブリンクラスとサブクラス，移行抗体（受動免疫），ワークショップクラスター（WC），リンパ球サブセット，$\gamma\delta$型T細胞，$\alpha\beta$型T細胞，サイトカイン，マイトジェン

12-1. 免疫系組織

1. 一次リンパ組織

　T細胞やB細胞などのリンパ球が分化・成熟する組織を一次リンパ組織という。ほとんどすべてのT細胞は胸腺で成熟するが，B細胞は動物種によって異なる組織で成熟する。それにはニワトリのファブリキウス嚢，ヒトやげっ歯類の骨髄，反芻動物やブタなどの腸管付属リンパ組織が該当する。特に反芻動物の回腸パイエル板は，約2 mにも及ぶ強大なリンパ組織である（口絵12-1）。イヌやウマでも回腸パイエル板は比較的大型である。回腸パイエル板には長楕円形のリンパ濾胞が密に存在し（口絵12-2），濾胞は95％以上がB細胞からなる。B細胞はリンパ濾胞内で分裂増殖する過程で，抗原と結合するB細胞レセプター B cell receptor（BCR）の多様性を産生し，血流を介して末梢の各組織へ移動し，体液性免疫と抗原提示を担う。

　胸腺は，T細胞が分化・成熟する場であり（口絵12-3），胸腺内のT細胞は，自己抗原と強く反応するT細胞レセプター T cell receptor（TCR）を持つ場合に排除される負の選択と，主要組織適合遺伝子複合体 major histocompatibility complex（MHC）と緩やかに結合できる細胞を選抜する正の選択を経て成熟する。これらの選択の結果，生き残ったT細胞は胸腺を離れ，血流を介して末梢の各組織へ移動し，細胞性免疫を担う重要な細胞となる。

　これらの一次リンパ組織は，性成熟に伴って退縮し，成体ではほとんど消失することが知られている。

2. 二次リンパ組織

　二次リンパ組織は，局所免疫を担い，脾臓，リンパ節，扁桃，腸管付属リンパ組織（空腸パイエル板）などを含む。これらの組織は，抗原刺激に対して，免疫応答や免疫記憶を誘導でき，動物が性成熟したあとでも機能する。例えば，ウシの空腸パイエル板は，長さ約15 cmのパッチ状を呈し（口絵12-1），小腸全域に20〜40個認められる。それらは瓜実状のリンパ濾胞が散在的に存在し，濾胞間T細胞領

表 12-1 各動物種における主要な末梢血リンパ球サブセット (%)

種	T細胞	B細胞	CD4陽性細胞	CD8陽性細胞	CD4/CD8
ウシ	45～53	16～21	8～31	10～30	1.53
ヒツジ	56～64	11～50	8～22	4～22	1.55
ブタ	45～57	13～38	23～43	17～39	1.4
ウマ	38～66	17～38	56	20～37	4.75
イヌ	46～72	7～30	27～33	17	1.7
ネコ	31～89	6～50	19～49	6～39	1.9

域が広い面積を占め，これは他の反芻動物（口絵 12-4）でも同様である．リンパ濾胞には，胚中心が形成される．

さらに反芻動物には，血リンパ節が大動脈に沿って認められる．血リンパ節は，リンパ節に類似の構造をしているが，リンパ管ではなく小血管に接続し，リンパ洞には多数の赤血球が含まれる．この組織は脾臓とリンパ節の両方の機能を持っていると考えられている．また，ブタのリンパ節は分節構造をしており，皮質は中心部に，髄質は辺縁部に位置する（口絵 12-5）．それぞれの分節の中心部分へリンパ管が進入してリンパ洞を形成し，皮質はリンパ洞に囲まれる．さらにその外側部に，傍皮質と髄質があり，髄質は近接した分節間で共有していると考えられている．

3．リンパ組織と免疫応答

抗原に対する免疫応答は，一次リンパ組織では誘導されず，二次リンパ組織において誘導される．例えば，空腸パイエル板と回腸パイエル板の腸管ループを外科手術によって作製し，腸管内へ抗原を投与すると，空腸パイエル板では抗原特異的な抗体産生が誘導されるが，回腸パイエル板では抗原特異的な抗体産生は起こらない．この結果は，両パイエル板を構成するリンパ濾胞内における細胞分画の違いでも説明できる．空腸パイエル板のリンパ濾胞内には，CD4 陽性ヘルパー T 細胞 helper T cell（Th 細胞）が多数認められるが，回腸パイエル板のリンパ濾胞にはきわめて少数の T 細胞しか認められない．したがって，空腸パイエル板リンパ濾胞内に局在する Th 細胞が，抗原に親和性の高い B 細胞を形質細胞や免疫記憶 B 細胞に分化させるなど，抗原特異的な免疫応答を起こしたものと考えられる．

12-2．リンパ球

1．リンパ球の分布割合

T 細胞および B 細胞という主要な 2 つのリンパ球によって，抗原に対する細胞性免疫応答や体液性免疫応答が行われている．これらの細胞の亜集団は，細胞表面分子の発現パターンによって解析することができる．例えば，T 細胞は血中リンパ球の 40～80% を，B 細胞は 10～50% を占めるが，これらの値は動物種差が大きいことが知られている（表 12-1）．さらに，ナチュラルキラー細胞 natural killer cell（NK 細胞）という，第 3 の集団も存在する．

2．動物種によるリンパ球の違い

家畜の細胞表面分子は，大きく 2 つに大別できる．ひとつはヒトやマウスと相同の分子で，これらの分子にはヒトと同じく CD 番号が付けられている．2 つ目は，ヒトやマウスの細胞表面分子とは異なるものであり，これらの分子は，ウシの場合には BoWC1 などのように，動物種の略語とワークショップクラスター（WC）を組み合わせて標記されている．同様にブタでは SWC，ウマでは EqWC と標記される．TCR は，$\alpha\beta$ 型と $\gamma\delta$ 型の 2 種類に大別できる．成熟したウシ末梢血 T 細胞の

表12-2　ビーグル犬の末梢血リンパ球サブセットの年齢による推移（％）

年齢	CD4 陽性細胞	CD8 陽性細胞	CD21 陽性細胞	$\gamma\delta$-TCR	CD4/CD8
5〜6日	45.6	7.7	39.5	2.4	7.0
2カ月	42.2	7.4	32.6	2.4	6.6
6カ月	45.4	12.2	22.0	2.2	3.8
1〜2年	45.9	18.9	14.8	1.8	2.5
3〜5年	45.5	17.5	11.4	2.0	2.8
>5年	40.3	23.1	15.0	1.7	1.8

（データは平均値）

表12-3　犬種による末梢血リンパ球サブセットの差異（％）

犬種	CD3 陽性細胞	CD4 陽性細胞	CD8 陽性細胞	CD21 陽性細胞	CD4/CD8
ビーグル	82.6	45.7	18.3	13.3	2.6
ジャーマン・シェパード・ドッグ	79.9	43.6	17.0	11.6	2.8
ダルメシアン	74.2	37.1	24.5	21.2	1.7
ダックスフンド	80.1	42.6	20.7	16.4	2.2

（データは平均値）

約85〜90％は$\alpha\beta$型T細胞で，残りの10〜15％が$\gamma\delta$型T細胞である．しかしながら子ウシでは，$\gamma\delta$型T細胞の比率が高く60％にも達し，$\gamma\delta$型T細胞の多くはBoWC1を発現している．BoWC1あるいはTCRからの刺激によって，$\gamma\delta$型T細胞はTNF-α，IL-1，IL-12やIFN-γなどを産生する．さらに抗原提示能を持ち，自然免疫応答と獲得免疫応答の橋渡しもしている．この$\gamma\delta$型T細胞は，皮膚や腸粘膜上皮に多数観察されることから，局所の感染防御にきわめて重要な細胞分画であると考えられている．子ヒツジや子ブタでも，末梢血中の$\gamma\delta$型T細胞の比率は高く60〜66％にも達するが，子イヌや子ネコの末梢血では，$\gamma\delta$型T細胞より$\alpha\beta$型T細胞の比率が高いことが知られている．

次に，イヌ（ビーグル犬）における末梢血中リンパ球サブセットの年齢による推移を表12-2に示した．加齢とともにサブセットは変化し，CD21陽性細胞，CD4陽性細胞が減少する．一方，CD8陽性細胞は増加し，CD4/CD8比が減少する．つまり加齢に伴って，免疫応答能が変化することが明らかになっている．また犬種間においても，末梢血中のサブセットに違いが観察される（表12-3）．加えて，黒毛和種とホルスタイン種の子ウシにおける免疫能の系統差についても，リンパ球幼若化試験，末梢血リンパ球サブセット解析などで報告されている．リンパ球幼若化試験は，分裂促進物質（マイトジェン）であるフィトヘマグルチニン（PHA）やコンカナバリンA（Con A）で刺激培養し，T細胞の分裂増殖を検査する．ホルスタイン種および黒毛和種とも，成牛に比べ子ウシではPHAやCon A刺激に対する幼若化反応が低い．さらに子ウシ同士（1〜2カ月齢）を比べると2系統間ではほとんど差がないが，新生子（7日齢以下）では黒毛和種の方がPHA刺激に対する幼若化反応が低い．末梢血リンパ球サブセットの解析では，CD3，CD4，CD8，WC1を発現しているT細胞に系統間で差があることが示されている．さらにWC1陽性$\gamma\delta$型T細胞が，黒毛和種ではホルスタイン種に比べ低値を示す傾向があった．このように，動物種差だけでなく系統によっても免疫応答が異なる．さらにニワトリでも，$\gamma\delta$型T細胞と$\alpha\beta$型T細胞が認められ，$\gamma\delta$型T細胞は腸粘膜上皮などに多数観察されることから，局所の感染防御にきわめて重要な細胞分画である．

12-3．免疫グロブリン

免疫グロブリンはBCRとして，B細胞表面に発現するだけでなく，可溶性となり周囲の組織へ移動し，抗体として働く．すべての恒温動物で確認されたわけではないが，多くの動物種が4〜5種類

表12-4 各動物種における免疫グロブリンとサブクラス

種	IgG	IgA	IgM	IgE	IgD
ウマ	G1, G2, G3, G4, G5, G6, G7	A	M	E	D
ウシ	G1, G2, G3	A	M	E	D
ブタ	G1, G2a, G2b, G3, G4, G5, G6	A	M	E	D
イヌ	G1, G2, G3, G4	A	M	E1, E2	D
ネコ	G1, G2, G3, (G4?)	A1, A2	M	E1, E2	不明

の免疫グロブリンクラス（IgM, IgG, IgA, IgE, IgD）の遺伝子を持つ。これらの免疫グロブリンH鎖（IgH鎖）遺伝子は，進化の過程で重複を繰り返し，さらに，これらの重複した遺伝子に変異が生じた結果，いくつかのサブクラスを生み出した。このサブクラスの数は，動物種によって大きく異なっている。さらに，L鎖ではκ鎖とλ鎖が存在するが，そちらが主に使われるかは動物によって大きく異なる。

1．初乳中の免疫グロブリン

　初乳を介して，大量の免疫グロブリンが母親から子へ供給され，受動免疫を担っている。母体の抗体が胎子へ移行する経路は胎盤の構造によって異なる。ヒトなどの霊長類は血絨毛胎盤であり，母体の血液が栄養膜と接している。このタイプは，胎盤を通じて母親由来抗体（IgG）が胎子へ移行する。反芻動物の胎盤は結合織絨毛胎盤で，絨毛上皮は子宮内膜結合組織と直接接している。ウマとブタの胎盤は上皮絨毛胎盤といわれる。これらのタイプの胎盤を持つ動物では，免疫グロブリンの移行がまったく行われない。よって新生子は，初乳を介して得られる抗体に移行抗体のすべてを依存している。イヌとネコでは内皮絨毛胎盤で，絨毛上皮が母体の毛細血管と接触している。そのためIgGの5〜10％程度が母親から子へ移行するが，大部分は初乳によって得る。

　さらに大多数の家畜では，初乳中の主要な免疫グロブリンはIgGであるが，授乳が進んで，初乳から常乳へ変わると動物種間で差が出てくる。ヒトなどの霊長類はIgAが初乳および，常乳において主要な免疫グロブリンである。ブタとウマでは初乳中の主要な免疫グロブリンはIgGであるが，常乳になるとIgAが主要抗体となる。反芻動物では初乳，常乳いずれもIgG1が主要な免疫グロブリンである。さらに初乳中には，サイトカインなどの生理活性物質が多く含まれており，新生子の免疫系の発達を促している。

　ニワトリでは，卵が卵巣内にある間に母鶏のIgYが血液から卵へ移行する。卵内で胚が発育するにつれて，卵黄IgYを吸収する。

2．各動物種の免疫グロブリンクラスの特徴

　表12-4に各動物種における免疫グロブリンとサブクラスを示した。それぞれの動物種における特徴を下記に記載する。

1）ウマ

　ウマではIgGのH鎖をコードする7個のIgH鎖遺伝子を持ち，すべてが機能的である。IgG3は，抗破傷風抗体の主要なサブクラスであったため，IgTとも記載されてきた。さらに，IgG3，IgG4，IgG7にはアロタイプが知られている。IgEにもアロタイプがある。L鎖はλとκが知られているが，主としてλ鎖が使われる。

2）ウシ

　ウシには 3 個の IgH 鎖遺伝子があり，それぞれ IgG1，IgG2，IgG3 のサブクラスがある。そのなかでもウシの IgG1 は血清中の IgG の約 50% を構成しているだけでなく，乳中の主要な免疫グロブリンである。L 鎖は λ と κ が知られているが，主として λ 鎖が使われる。

3）ブタ

　ブタには少なくとも IgG1，IgG2（IgG2a，IgG2b），IgG3，IgG4，IgG5，IgG6 の 6 個の IgG サブクラスが知られているが，IgG2a と IgG2b は 3 個のアミノ酸変異しか相違がない。IgG は血清免疫グロブリンの主要な抗体であり，抗体全体の約 85% を占めている。L 鎖は λ と κ があり，タンパクレベルでの λ/κ 使用比率は約 52/48 である。

4）ニワトリ

　ニワトリには IgM，IgY，IgA が知られている。IgY はウプシロンとよばれる H 鎖からなり，通常 1 個の可変領域と 4 個の定常領域とからなり，IgY はヒンジ領域を持たない。またニワトリでは，IgD と κ 鎖の存在が確認されていない。さらにカモやガチョウなどでは，2 個の定常領域を持った IgY の短鎖型アイソフォームも存在する。

5）イヌ

　イヌには 4 個の IgG サブクラスがあり，IgG1，IgG2，IgG3，IgG4 として知られている。さらに，IgE にもサブクラスの存在が示唆されている。

6）ネコ

　ネコには，少なくとも 3〜4 個の IgG サブクラスがあると考えられている。さらに，それぞれ 2 個の IgA サブクラス，IgE サブクラスがあると考えられている。

7）その他

　ラクダやラマの仲間では，IgG1，IgG2，IgG3 の 3 個の IgG サブクラスが知られている。IgG1 は通常の抗体と同様に 4 本のポリペプチド鎖で構成されており，分子量は 170 kDa である。しかし，抗体のなかで約 75% を占める IgG2 および IgG3 は L 鎖を持たず，100 kDa の H 鎖のダイマーとして存在し，L 鎖がなくとも多くの抗原と結合できる。

12-4. 抗原結合レセプターの多様性産生

　BCR タンパクや TCR タンパクを産生するための情報は，遺伝子にコードされている。BCR の多様性産生機構は動物種によって大きく異なっているが，TCR の多様性産生はどの動物種でも同じような機構が使われている。しかし，TCR がコードされている遺伝子断片の数は動物種により異なる。

　抗体遺伝子の多様性は，H 鎖では VDJ 遺伝子断片，L 鎖では VJ 遺伝子断片の遺伝子再編成，それに伴う塩基対の挿入や欠失，点突然変異および遺伝子変換などの異なる機構を組み合わせて用いられることによって産生されている。これらの機能のどれを用いて多様性を産生するかは動物種によって異なる。

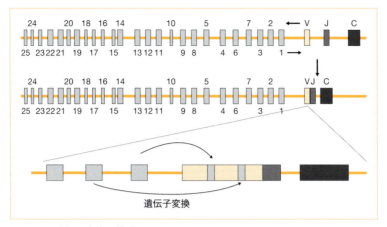

図 12-1　遺伝子変換の模式図
ニワトリの免疫グロブリン L 鎖は λ 鎖のみであり，機能的な Vλ，Jλ はひとつしかない。
Vλ の上流に 25 個の偽遺伝子がドナーとなり，遺伝子変換によって置き換わる。同様に
H 鎖も機能的な V 遺伝子断片はひとつしかなく，多様性産生に遺伝子変換を使っている。

1. 各動物種における BCR の多様性産生機構の特徴

1) ヒトやマウス

　多くの H 鎖 V 遺伝子断片を持つヒトやマウスでは，遺伝子断片を再編成することで抗体の多様性を産生している。さらに多様性は，結合部位での塩基対の挿入や欠失によっても産生される。これらの種では，再編成後の点突然変異によっても多様性が産生されている。

2) ウマ

　ウマの H 鎖は約 50 個の V 遺伝子断片，約 40 個の D 遺伝子断片および 8 個の J 遺伝子断片が報告されている。可変領域の多様性は，遺伝子断片の再編成と結合部位での塩基対の挿入や欠失によって産生される。おそらく再編成後の点突然変異によっても，多様性が産生される。

3) ニワトリ

　ニワトリは，機能的な V 遺伝子断片と J 遺伝子断片を H 鎖と L 鎖のそれぞれでひとつずつしか持たない。つまり V，(D)，J 遺伝子断片の再編成では，それほど多くの多様性を産生できない。再編成を終えた IgM 陽性 B 細胞がファブリキウス嚢の初期リンパ濾胞へ進入し，分裂増殖する過程で遺伝子変換によって可変領域の多様性を産生する。遺伝子変換は，組み換えられた V 遺伝子の上流の偽遺伝子（後述のウサギのように機能的な V 遺伝子からも起こる場合もある）から切り出された遺伝子断片が挿入され置換される（図 12-1）。よって，遺伝子変換が起こる前の配列とは大きく異なる配列を持つことになる。この遺伝子変換は，孵化前のファブリキウス嚢ですでに起きており，BCR の多様性産生が行われている。孵化後のファブリキウス嚢でも引き続き遺伝子変換と点突然変異によって多様性が産生される。さらに性成熟に伴ってファブリキウス嚢が退縮したあとは，脾臓などの二次リンパ組織に形成される胚中心で，遺伝子変換および点突然変異により多様性が産生される。

4) ウサギ

　ウサギの抗体遺伝子の多様性産生は虫垂において，ニワトリと同様に遺伝子変換によって行われている。V，(D)，J 遺伝子の組換えを行ったあと，B 細胞は虫垂へ移動する。虫垂に形成される胚中

表12-5　ウシとヒツジのTCRδおよびTCRγ遺伝子断片の数

種	TRDV	TRDD	TRDJ	TRDC	TRGV	TRGJ	TRGC
ウシ	56	5	3	1	11	9	6
ヒツジ	>40	不明	4	1	13	13	6
ヒト	3	3	4	1	8	5	2
マウス	6	2	2	1	7	4	4

心において遺伝子変換と点突然変異によって多様性産生を行っている．虫垂は出生後に発達することから，ウサギのBCRの多様性産生には，腸管からの微生物抗原，エンドトキシンなどの刺激が必要であると考えられている．ウサギのH鎖は200以上のV遺伝子断片を持っているが，約90%は，D遺伝子断片に最も近いV遺伝子断片が使われる．ほかのV遺伝子断片は遺伝子変換を行う際のドナーとして使われている．

5）ヒツジやウシ

ヒツジやウシでは，脾臓などのリンパ組織においてV，(D)，J遺伝子の再編成を行ったあと，回腸パイエル板の初期リンパ濾胞へ進入し，分裂増殖する過程で点突然変異によって多様性を産生する．ヒツジのL鎖のV遺伝子断片は約100個，J遺伝子断片は2個知られている．H鎖をコードするV遺伝子断片の数は少ない．ウシもヒツジと同様に遺伝子再編成を終え，BCRを発現しているB細胞が回腸パイエル板に進入し，分裂増殖する過程で点突然変異によって多様性を産生する．ウシのH鎖は約20個のV遺伝子断片を持つ．さらに，長短のD遺伝子断片によって，抗原に直接接触する相補性決定領域(CDR3)の長さがきわめて多様である．

6）ブタ

ブタでも，ウシやヒツジと同様の機構が用いられていると考えられる．約20個あるH鎖V遺伝子断片のうち，最も3'側のVH1が偽遺伝子であることが知られている．また，2個のH鎖D遺伝子断片と1個のH鎖J遺伝子断片が見つかっている．

7）イヌ

イヌのH鎖ではV遺伝子断片が約80個，D遺伝子断片が6個，J遺伝子断片が3個ある．V遺伝子は3個の遺伝子ファミリーからなり，その約半数は偽遺伝子である．可変領域の多様性産生は，遺伝子再編成と結合部位での塩基対の挿入や欠失，点突然変異によって起こると考えられている．

2. 各動物種におけるTCRの多様性産生機構の特徴

TCRの4種類のペプチドは，3個の遺伝子クラスターにコードされている．つまり，TRA/Dクラスターはα鎖とδ鎖を，TRBクラスターはβ鎖を，TRGクラスターはγ鎖をコードしている．すべての遺伝子クラスターには，V，J，C遺伝子があり，TRBとTRDにはこれらに加えてD遺伝子がある．これらの遺伝子の数は動物種によって異なっている．特に反芻動物では，ヒトやマウスに比べTRDVとTRGVをコードする遺伝子の数が多いことが知られている(表12-5)．

参考文献

1) Bao Y, Guo Y, Xiao S, et al. Molecular characterization of the VH repertoire in Canis familiaris. Vet Immunol Immunopathol. 137(1-2): 64-75, 2010.
2) Butler JE. Sun J, Wertz N, et al. Antibody repertoire development in swine. Dev Comp Immunol. 30(1-2): 199-221, 2006.
3) De Genst E, Saerens D, Muyldermans S, et al. Antibody repertoire development in camelids. Dev Comp Immunol. 30(1-2): 187-198, 2006.
4) Faldyna M, Levá L, Knötigová P, et al. Lymphocyte subsets in peripheral blood of dogs--a flow cytometric study. Vet Immunol Immunopathol. 82(1-2): 23-37, 2001.
5) Griebel PJ, Hein WR. Expanding the role of Peyer's patches in B-cell ontogeny. Immunol Today. 17(1): 30-39, 1996.
6) Guzman E, Price S, Poulsom H, et al. Bovine $\gamma\delta$ T cells: cells with multiple functions and important roles in immunity. Vet Immunol Immunopathol. 148(1-2): 161-167, 2012.
7) Inokuma H, Yoshida T, Onishi T. Development of peripheral blood mononuclear cell response to mitogens in Japanese black newborn calves. J Vet Med Sci. 57(5): 971-972, 1995.
8) Koti M, Kataeva G, Kaushik AK. Novel atypical nucleotide insertions specifically at VH-DH junction generate exceptionally long CDR3H in cattle antibodies. Mol Immunol. 47(11-12): 2119-2128, 2010.
9) Mage RG, Lanning D, Knight KL. B cell and antibody repertoire development in rabbits: the requirement of gut-associated lymphoid tissues. Dev Comp Immunol. 30(1-2): 137-153, 2006.
10) Mutwiri G, Watts T, Lew L, et al. Ileal and jejunal Peyer's patches play distinct roles in mucosal immunity of sheep. Immunology. 97(3): 455-461, 1999.
11) Ratcliffe MJ. Antibodies, immunoglobulin genes and the bursa of Fabricius in chicken B cell development. Dev Comp Immunol. 30(1-2): 101-118, 2006.
12) Yasuda M, Fujino M, Nasu T, et al. Histological studies on the ontogeny of bovine gut-associated lymphoid tissue: appearance of T cells and development of IgG+ and IgA+ cells in lymphoid follicles. Dev Comp Immunol. 28(4): 357-369, 2004.
13) Wada K, Hashiba Y, Ohtsuka H, et al. Effects of mycotoxins on mitogen-stimulated proliferation of bovine peripheral blood mononuclear cells. J Vet Med Sci. 70(2): 193-196, 2008.
14) Wagner B. Immunoglobulins and immunoglobulin genes of the horse. Dev Comp Immunol. 30(1-2): 155-164, 2006.
15) Zhao Y, Jackson SM, Aitken R. The bovine antibody repertoire. Dev Comp Immunol. 30(1-2): 175-186, 2006.

演習問題

第 12 章　動物種による免疫系の特性

12-1．一次リンパ組織に関する記述として正しいものはどれか。
　a．胸腺は B 細胞が成熟する組織である。
　b．反芻動物の回腸パイエル板は，T 細胞の一次リンパ組織である。
　c．ニワトリのファブリキウス嚢は，B 細胞の一次リンパ組織である。
　d．一次リンパ組織は，生涯にわたって活発に機能する。
　e．ブタでは脾臓やリンパ節が T 細胞の一次リンパ組織である。

12-2．B 細胞レセプター(BCR)の多様性産生に関する記述として正しいものはどれか。
　a．ニワトリでは，BCR は主に遺伝子再編成で多様性を産生する。
　b．ウサギでは遺伝子変換を使って BCR の多様性を産生している。
　c．反芻動物では主に遺伝子再編成によって BCR の多様性を産生している。
　d．BCR には点突然変異は起こらない。
　e．げっ歯類やヒトの BCR は，遺伝子変換によって多様性を産生している。

12-3．動物のリンパ球の特徴に関する記述として正しいものはどれか。
　a．子ウシの末梢血リンパ球には $\alpha\beta$ 型 T 細胞が多い。
　b．成牛の末梢血リンパ球には $\gamma\delta$ 型 T 細胞が多い。
　c．WC という CD 以外の細胞表面分子が分類されている。
　d．イヌやネコの末梢血リンパ球には $\gamma\delta$ 型 T 細胞が多い。
　e．リンパ球サブセットには，動物種差や系統差は観察されない。

12-4．免疫グロブリンの動物種差に関する記述として正しいものはどれか。
　a．ウシの初乳に含まれる主な免疫グロブリンは IgA である。
　b．ウマやウシの免疫グロブリン L 鎖では，主に λ 鎖が使われる。
　c．ニワトリの IgY にはヒンジ領域がある。
　d．ニワトリの免疫グロブリンの L 鎖には κ 鎖が使われる。
　e．ウシ，ブタ，ウマでは IgD が見つかっていない。

解答：165 ページ

第 12 章　動物種による免疫系の特性

12-1.　正解　c
解説：a. 胸腺はT細胞の一次リンパ組織である。
b. 反芻動物の回腸パイエル板は，B細胞の一次リンパ組織である。
d. 一次リンパ組織は性成熟に伴って退縮する。
e. ブタでも胸腺がT細胞の一次リンパ組織である。脾臓やリンパ節は，二次リンパ組織である。

12-2.　正解　b
解説：a. ニワトリは，遺伝子変換を使ってBCRの多様性を産生している。
c. 反芻動物では，主に点突然変異によってBCRの多様性を産生している。
d. 点突然変異は，BCRの多様性産生に寄与している。
e. げっ歯類やヒトのBCRは，遺伝子再編成によって多様性を産生している。

12-3.　正解　c
解説：a. 子ウシの末梢血リンパ球には，$\gamma\delta$型T細胞が多い。
b. 成牛では$\alpha\beta$型T細胞が多く観察される。
d. イヌやネコの末梢血リンパ球には，$\alpha\beta$型T細胞が多く観察される。
e. リンパ球サブセットには，動物種差や系統差が観察される。

12-4.　正解　b
解説：a. IgG1が初乳中の主な免疫グロブリンである。
c. ニワトリのIgYには，ヒンジ領域がない。
d. ニワトリ免疫グロブリンのL鎖には，λ鎖のみが使われる。
e. IgDは見つかっている。

第13章 ワクチン

一般目標：ワクチンの種類やその機序についての知識を修得する。

➡ 到達目標
1) ワクチンの概要を説明できる。
2) 新しいタイプのワクチンを説明できる。

➡ 学習のポイント・キーワード
感染細胞傷害活性，マクロファージ活性化，抗体産生，遅延型過敏症，追加免疫，生ワクチン，不活化ワクチン，ワクチン作用，有用性，持続性，アジュバント，安全性，経済性，投与方法，法的規制，免疫記憶，サブユニットワクチン，遺伝子欠損ワクチン，ベクターワクチン，DNAワクチン，植物発現ワクチン

13-1. ワクチンとは

1. ワクチンの概要

　免疫学は，ジェンナーとパスツールによるワクチン研究を起源に発展してきた。動物は病原微生物の侵入に対して，貪食細胞を中心とした自然免疫とリンパ球による獲得免疫の協調作用により病原微生物に対抗する。このうち獲得免疫では，抗原特異的なリンパ球が体内で長期間維持され，同じ病原体の再侵入時に速やかな免疫応答を起動することで病原体を排除する。この現象を免疫記憶という。

　予防接種（ワクチネーション）とは，病原性を減弱した微生物あるいは微生物由来の物質を抗原（厳密にはこの抗原をワクチンという）として接種するものである。ワクチンとは，抗原を人工的に接種し，免疫記憶を付与することで病原体感染に対する体液性免疫または細胞性免疫を素早く応答させるものである。このように，ワクチンによる免疫方法は能動免疫（図13-1）であり，免疫動物において感染防御するものと，感染は許容するが発症を防ぐものに大別される。

2. ワクチンの歴史（図13-2）

1) 最初のワクチン

　人類最初のワクチンは，1796年のジェンナーによる種痘が起源である。イギリスのジェンナーは，牛痘感染牛に接触した農婦らが痘瘡（天然痘）に感染しないことを発見した。以前から病原体に一度感染すると抵抗力がつくことは経験的に知られていたが，1798年，ジェンナーは，少年の腕に牛痘を接種したあとに，痘瘡患者由来の膿汁を接種しても痘瘡を発病しないことを論文として報告し，後世のワクチンの礎となった。

　長年人類を脅かしてきた痘瘡は，1977年の患者を最後に報告がなく，ついには1980年に世界保健機関（WHO）から根絶宣言がなされた。なお，ワクチンvaccineという名称の由来は，ラテン語の牝牛vaccaまたは牛痘variolae vaccinaeからである。

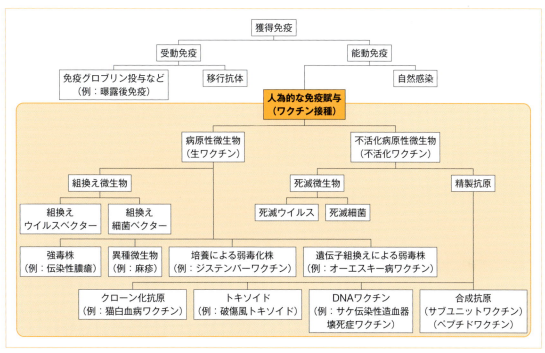

図13-1 獲得免疫の分類と感染防御免疫を誘導するワクチン接種法の分類(参考文献1から引用,一部改変)

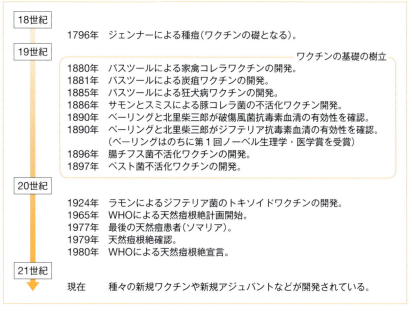

図13-2 ワクチンの歴史

2) パスツールによる弱毒生ワクチン研究

　1800年代後半,フランスのパスツールは,病原微生物の長期培養,高温培養,異種での継代培養によって病原性が減弱することを次々と見出した。この性質を応用した強毒株の改変によるワクチン研究は,現行の弱毒生ワクチンの作製法の礎となっている。パスツールの研究において用いられた以

下の病原体は，獣医療領域とゆかりが深い。

①家禽コレラ
　家禽コレラの病原菌である *Pasteurella multocida* を長期培養すると，病原性が弱まることを偶然に発見した。さらに，長期培養株をニワトリへ接種したあとに新鮮培養株を接種すると発症しないことも確認し，家禽コレラ弱毒菌株がワクチンとして応用できることを1880年に報告した。

②炭疽
　炭疽菌を高温（42℃）で培養すると病原性が弱まることを発見した。これは，体温が高いニワトリは炭疽に対して抵抗性が強いという現象から発想されている。高温で長期培養すると，より弱毒化することに加え，30〜35℃に戻して培養しても病原性が復帰しないことも確認している。この現象については近年，高温培養によって病原性に関与するプラスミドが脱落するためであると報告されている。パスツールは，この現象を100年以上も前に発見し，以降，炭疽生ワクチン（II苗）として日本を含めた世界中で使用されている（日本では1977年度まで市販されていた）。

③狂犬病
　豚丹毒菌を本来の宿主でないウサギで継代すると病原性が弱まることを発見した。同様に，本法を狂犬病についても応用した。すなわち，狂犬病ウイルスに感染したイヌの脊髄をウサギに接種し，継代を重ねることで発症までの潜伏期間が一定になることを確認（固定毒）したうえ，薬剤を用いて減毒することに成功した。1885年には，実際に患者に接種し，発症を防ぐことに成功している（曝露後免疫の礎）。

3) 不活化ワクチンやトキソイドの発見

　1886年，アメリカのサモンは豚コレラの原因菌である *Salmonella* Choleraesuis を加熱すると，病原性は喪失するが免疫原性は保持していることを発見し，現行の不活化ワクチンの礎となった。

　1890年，ベーリングと北里柴三郎は，破傷風毒素をウサギに接種すると血清中に毒素を中和する抗毒素が産生されることを発見した。さらに1924年には，フランスのラモンがジフテリア菌の毒素を用いて，ホルマリン処理をすることにより免疫原性を保持したまま毒性を除去することが可能であると報告し，トキソイドもワクチンとして使用されることになった。

13-2．ワクチンの種類
1．現行ワクチン
　ワクチンとして用いる病原微生物を不活化するか否かで，生ワクチンか不活化ワクチンに大別される。生ワクチンと不活化ワクチンの比較は表13-1に示す。

1) 生ワクチンの特徴
　自然界に存在する病原性が弱い病原体か，長期継代培養などによって人為的に病原性を弱くした病原体を使用する（図13-3a）。程度の差はワクチンの種類によって異なるが，生体内での増殖能を有しているため免疫の持続時間が長く，Th細胞や形質細胞だけでなく，細胞傷害性T細胞 cytotoxic T lymphocyte（CTL）も誘導する。よって生ワクチンは，アジュバントの必要性がないことに加え，体液性免疫および細胞性免疫の両方を誘導するなどの利点があり，ワクチン効果が大きい。しかし，弱毒株の作出に時間を要することに加え，移行免疫の影響を受けやすく病原性の復帰の可能性が否めな

表13-1 生ワクチンと不活化ワクチンの比較

ワクチンの種類	生ワクチン	不活化ワクチン
接種動物内での増殖	する	しない
アジュバントの接種	不要	必要
投与量	少量	多量
誘導される免疫	細胞性および体液性免疫	主に体液性免疫
免疫の持続	長い	短い
受動免疫(移行抗体)による影響	大きい	小さい
病原性(毒力)の復帰	可能性はある	ない(安全)
幼若動物,免疫不全動物,妊娠動物への影響	ときどきある(病原性)	ない
過敏症(アナフィラキシー)や肉腫の発生	ほとんどない	ある
迷入病原体	可能性はある	ない
開発日数	長期	短期で可能
開発費用	高い	低い
製造費用	低い	高い

(参考文献4から引用,一部改変)

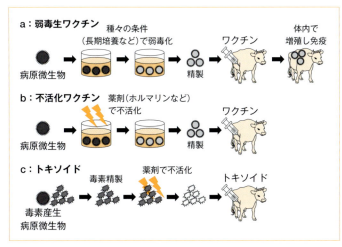

図13-3 ワクチンの作製方法①

いことや,幼若動物,免疫不全動物や妊娠動物へ接種した場合の影響など,安全性の問題点もある。

2) 不活化ワクチンの特徴
①不活化ワクチン

　病原体全体または一部の成分をワクチンの主成分とするもの(死滅させたウイルスや細菌など)である(図13-3b)。一般的に不活化処理としてホルマリンが使用され,病原体は生体での増殖能を失うものの免疫原性は保持しており,病原性復帰の可能性はなく安全性に富む。不活化ワクチンは,接種によって主に体液性免疫を誘導し,産生された特異抗体によって病原体を不活化する。しかし,生ワクチンと比べ,多めの接種量やアジュバントが必要なこと,免疫持続のために追加免疫が必要であることなどの問題点が挙げられる。

②トキソイド

　トキソイドは,毒素産生細菌由来の外毒素をホルマリンなどの処理により不活化し,免疫原性を有した状態でその毒性を消失させた毒素をワクチン抗原として利用したものである(図13-3c)。

表 13-2　日本で使用されている主なアジュバント（動物用）

アジュバントの種類	動物種
アルミニウムゲル	ウシ, ウマ, ブタ, ニワトリ
流動パラフィン	ウシ, ブタ, ニワトリ, ネコ
スクワラン	ウマ, ブタ
トコフェロール	ブタ, ニワトリ
カルボキシビニルポリマー	ブタ, ネコ
エチレン‐無水マイレン酸コポリマー	イヌ
アクリル酸‐スチレンポリマー 　（流動パラフィンやスクワランとの併用）	イヌ, ネコ
サポニン（アルミニウムゲルとの併用）	ウシ, ネコ

(参考文献 4 から引用，一部改変)

表 13-3　各ワクチンの特徴

ワクチンの種類	ワクチンの性状	問題点	例（研究中も含む）
遺伝子欠損ワクチン	病原性に関する遺伝子を欠損させて増殖性は残した弱毒生ワクチン	生ワクチンと同様の問題	オーエスキー病
遺伝子組換え（ベクター）ワクチン	弱毒化したベクター（ウイルスや細菌）に標的とする病原微生物の感染防御に関与する抗原遺伝子を導入した組換えワクチン	組換え体の野外における安全性の問題	狂犬病ワクチン 牛疫ワクチン 大腸菌ワクチン ニューカッスル病ワクチン
DNA ワクチン	発現プラスミド（DNA）に標的とする病原微生物の感染防御に関与する抗原遺伝子を導入したワクチン	安全性（腫瘍原性）	インフルエンザワクチン 狂犬病ワクチン 結核ワクチン
サブユニットワクチン（組換え抗原タンパクワクチン）	標的とする病原微生物の感染防御に関与する抗原を精製したり，大腸菌や酵母などを用いて組換えタンパク質（ワクチン抗原）を作製したワクチン	アジュバントの必要性 免疫の持続性	B 型肝炎ワクチン 猫白血病ワクチン
合成ペプチドワクチン	リンパ球の認識部位である病原体のエピトープ領域を同定し，その領域を人工的にペプチドとして合成し応用したワクチン	免疫の持続性	
植物発現ワクチン（食べるワクチン）	標的とする病原微生物の感染防御に関与する抗原遺伝子を植物に導入し，抗原を発現した植物を経口的に摂取するワクチン	免疫原性 免疫寛容	マラリア 大腸菌

(参考文献 4 から引用)

③アジュバント

　不活化ワクチンは生ワクチンと比べ免疫原性が弱いことから，多くの不活化ワクチンやトキソイド（および一部の生ワクチン）には，強固な免疫を賦与するためにアジュバントが添加されている。アジュバントの語源は，ラテン語の adjuvate（助ける）に由来し，ワクチンの免疫応答を効率よく強める物質をいう。アジュバントはワクチン抗原と混合して使用することにより，接種部位に抗原を長く残留させ，持続的に免疫担当細胞を刺激する効果がある。最も多く使用されているアジュバントは，毒性が低いアルミニウムゲルアジュバントであり，水酸化またはリン酸化アルミニウムゲルアジュバントが使用されている。オイルアジュバントも汎用されており，ワクチン抗原を含む水溶液と流動パラフィンなどのオイルを乳化させて，エマルジョン（懸濁）状態にすることで効率的に免疫を誘導する。獣医療領域で使用されている現行のアジュバントを表 13-2 に示す。

2. 新しいワクチン

1）作製方法によるワクチンの分類
①遺伝子欠損ワクチン

　人工的に病原性に関する遺伝子を欠損させた弱毒生ワクチンである（表 13-3）。ブタのオーエスキー病ワクチンとしてすでに実用化されている。このオーエスキー病ワクチンの場合は，ウイルスの病原性に関与するチミジンキナーゼ（TK）遺伝子を人工的に欠損させている。また，野外株と区別す

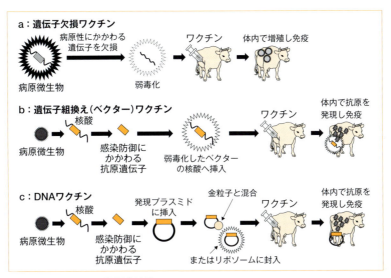

図 13-4　ワクチンの作製方法②

表 13-4　動物用ワクチンに使われているウイルスベクター

ベクターウイルス	標的疾病（対象動物）	挿入抗原遺伝子
ワクチニアウイルス	狂犬病（野生動物）	G
鶏痘ウイルス	ニューカッスル病（ニワトリ） 鳥インフルエンザ（ニワトリ） 伝染性喉頭気管炎（ニワトリ） マイコプラズマ・ガリセプチカム（ニワトリ）	HN, F HA gB 40 kDa
カナリア痘ウイルス	ジステンパー（イヌ，フェレット） 狂犬病（ネコ） 白血病（ネコ） インフルエンザ（ウマ） ウエストナイル熱（ウマ）	HA+F G Env, gag/pol HA preM-E
七面鳥ヘルペスウイルス （マレック病ウイルス 3 型）	ニューカッスル病（ニワトリ） 伝染性ファブリキウス嚢病（ニワトリ） 伝染性喉頭気管炎（ニワトリ）	HN, (F) VP2 GI, gD
マレック病ウイルス 1 型	ニューカッスル病（ニワトリ）	F
黄熱病ウイルス	ウエストナイル熱（ウマ）	preM-E
ニューカッスル病ウイルス	鳥インフルエンザ（ニワトリ）	HA（H5）

（参考文献 4 から引用，一部改変）

るために，ウイルスの糖タンパク遺伝子（gI，gⅢあるいは gX）を欠損させている（図 13-4a）。

②遺伝子組換え（ベクター）ワクチン

　弱毒化したウイルスや細菌をベクターとして，このベクターに目的とする病原微生物の感染防御抗原をコードする遺伝子を組み込み，生体内で抗原を発現させるワクチンである（図 13-4b）。ウイルスではワクチニアウイルス，アデノウイルス，ポリオウイルス，細菌ではサルモネラなどがベクターとして利用されている（表 13-4）。狂犬病に対するワクチニアウイルスを用いた遺伝子組換え（ベクター）ワクチンは，野生動物を対象とした経口ワクチンとして，すでにヨーロッパで実用化され，効果を発揮している。

③ DNA ワクチン

　目的とする病原微生物の感染防御抗原をコードする遺伝子を発現プラスミドに組み込み，金粒子と混合して遺伝子銃 gene gun を用いて生体の皮下に接種する。直接的またはリポソームなどに封入

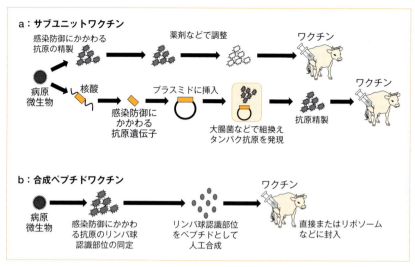

図 13-5　ワクチンの作製方法③

し，筋肉内や皮下へ注射で接種する場合もある(図 13-4c)。サイトメガロウイルスなどのプロモーターが挿入された DNA プラスミドが用いられる。接種された DNA プラスミドは，筋肉細胞内や皮下の樹状細胞内でコードしている抗原を発現することで，主要組織適合遺伝子複合体 major histocompatibility complex (MHC)と会合し抗原提示がなされ，免疫が誘導される。

④サブユニットワクチン

病原微生物の感染防御に重要な有効成分(サブユニット)を抽出し，作製したワクチンをいう(図 13-5a)。成分(コンポーネント)ワクチンとは同義語であり，ほかのワクチンに比べて副作用が弱いとされる。サブユニットワクチンには感染防御抗原を精製しワクチンとしたものや，遺伝子組換え技術により大腸菌や酵母などを使って感染防御抗原タンパクを作製したものがある。

⑤合成ペプチドワクチン

サブユニットワクチンで使用される抗原よりも小さく，T 細胞や B 細胞が認識する抗原由来のエピトープ部分を，人工的に十数個のアミノ酸からなるペプチドとして合成し，ワクチン抗原として用いたものである(図 13-5b)。

⑥植物発現ワクチン

病原微生物の感染防御に重要な抗原を発現する植物(野菜，果物，牧草など)を遺伝子組換え技術により作製し，抗原発現植物を摂取することで免疫を賦与する経口ワクチンである。いわゆる食べるワクチンといわれ，摂取した抗原は腸管リンパ組織に認識されて免疫が誘導される。

2) 新しいアジュバント

不活化ワクチンは，樹状細胞などの自然免疫レセプター(パターン認識レセプター pattern-recognition receptors〔PRRs〕)を刺激する病原体関連分子パターン pathogen-associated molecular patterns (PAMPs)が作製過程で喪失されていることが多く，アジュバントの添加が必要である。近年，Toll様レセプター Toll-like receptor (TLR)や TLR リガンドによる自然免疫系と炎症応答の研究から，樹状細胞やマクロファージを活性化する TLR リガンドが新規のアジュバントとして注目されている。例として，TLR-3 のアゴニストであるポリイノシン・ポリシチジン酸 polyinosinicpolycytidylic acid

表 13-5　ワクチンの主な作用機序の比較

ワクチンの種類	弱毒生ワクチン				不活化ワクチン トキソイド
	弱毒生ウイルスワクチン		弱毒生菌ワクチン		
由来抗原の種類	細胞内抗原	細胞外抗原	細胞小胞内抗原	細胞外抗原	細胞外抗原
抗原処理の場所	細胞質	細胞小胞内	細胞小胞内	細胞小胞内	細胞小胞内
抗原(ペプチド断片)が結合するMHCの種類	MHC クラス I	MHC クラス II	MHC クラス II	MHC クラス II	MHC クラス II
抗原提示する細胞	CTL	Th1 細胞 Th2 細胞	Th1 細胞	Th2 細胞	Th2 細胞
免疫応答	細胞性免疫 (ウイルス感染細胞の傷害)	細胞性免疫 (樹状細胞やマクロファージの活性化) 体液性免疫 (抗体を介した病原体の排除)	細胞性免疫 (遅延型過敏反応：IV型アレルギー)	体液性免疫 (抗体を介した病原体の排除)	体液性免疫 (抗体を介した病原体の排除)

(poly I：C)，TLR-4 のアゴニストであるモノホスホリルリピド A monophosphoryl lipid A (MPL)や TLR-9 のアゴニストである CpG オリゴデオキシヌクレオチド CpG oligodeoxynucleotides (CpG-ODNs) などが今後のワクチンアジュバント候補として期待されている。

13-3. ワクチンの機序
1. ワクチンの作用機序

　一般的に，生ワクチンは細胞性免疫を誘導しやすく，不活化ワクチンは細胞性免疫を誘導しにくい。これは，それぞれのワクチン抗原が T 細胞に認識される際の作用機序の差による(表 13-5)。

　樹状細胞などの貪食細胞内で分解されたワクチン抗原はペプチドとなり，MHC と会合する。これらの抗原提示細胞 antigen presenting cell (APC)は，細胞表面で MHC 分子(MHC クラス I または MHC クラス II)にペプチドが結合した状態で初めてナイーブ T 細胞に抗原提示を行う。MHC クラス I を介した抗原提示は，細胞傷害性を有する CTL の分化・増殖を誘導する。一方，MHC クラス II を介した抗原提示は，ヘルパー T 細胞 helper T cell (Th 細胞)の分化・増殖を誘導する。このときの Th 細胞は，細胞性免疫を惹起する Th1 細胞と，体液性免疫(抗体産生)を惹起する Th2 細胞に大別される。

1) 弱毒生ウイルスワクチン

　接種された弱毒生ウイルスは細胞内で増殖し，ウイルス抗原はプロテアソームで酵素の作用を受けペプチド断片へと分解される。分解されたペプチド断片はトランスポーター(TAP)により粗面小胞体に運ばれ，ここで MHC クラス I と会合する。その後，ゴルジ装置を経て細胞表面に発現される。このウイルスペプチド−MHC クラス I 複合体はナイーブ CD8 陽性 T 細胞へ抗原提示され，細胞性免疫が誘導される。

　一方，増殖や細胞死に伴い細胞外に放出されたウイルス抗原は APC に貪食され，MHC クラス II に会合することでナイーブ CD4 陽性 T 細胞を Th 細胞に分化・増殖させ，マクロファージの活性化や抗体産生を誘導する。このように弱毒生ウイルスワクチンはアジュバントの必要性がないことに加え，体液性免疫および細胞性免疫の両方を誘導する有用なワクチンである(図 13-6)。

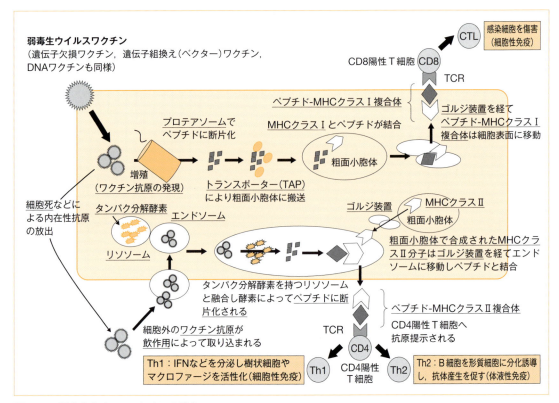

図 13-6 弱毒生ウイルスワクチンの機序

2）弱毒生菌ワクチン

　結核菌やサルモネラ菌のような細胞内寄生細菌は，マクロファージや樹状細胞内で増殖する。弱毒生菌を動物に接種すると，細菌はマクロファージや樹状細胞内の細胞質小胞内で増殖し，リソソームと融合することにより菌体抗原は分解されペプチドとなる。この分解された菌体由来ペプチドはエンドソームに運ばれ，ここで MHC クラス II と会合し，細胞表面に発現される。この菌体ペプチド - MHC クラス II 複合体は，不活化ワクチンの機序と異なり，主にナイーブ CD4 陽性 T 細胞へ抗原提示され，Th1 細胞が分化・増殖する。Th1 細胞は感染局所において IFN-γ などのサイトカインを分泌し，細胞内寄生細菌を貪食するマクロファージの活性化を誘導し，細胞内寄生細菌の排除を行う。結核菌の BCG ワクチンの作用機序はこれに相当する。

　一方，増殖や細胞死に伴い細胞外に放出された抗原は，APC に貪食され MHC クラス II と会合し，ナイーブ CD4 陽性 T 細胞へ抗原提示されることで抗体も誘導する（図 13-7）。

3）不活化ワクチン

　不活化ワクチン抗原は，生体内に入るとマクロファージや樹状細胞に貪食され，エンドソーム内でタンパク分解酵素により十数個のペプチドに分解される。分解されたペプチド断片は粗面小胞体で形成された MHC クラス II と会合したのち細胞表面に輸送され発現し，ナイーブ CD4 陽性 T 細胞へ抗原提示され，Th2 細胞が分化・増殖する。Th2 細胞は IL-4 や IL-10 を分泌し，エフェクター B 細胞の形質細胞への分化を促し，体液性免疫（抗体産生）を誘導する。一般的に不活化ワクチンは増殖能がないため，CTL は誘導せずに主に体液性免疫を誘導すると考えられているが，MHC クラス II からの

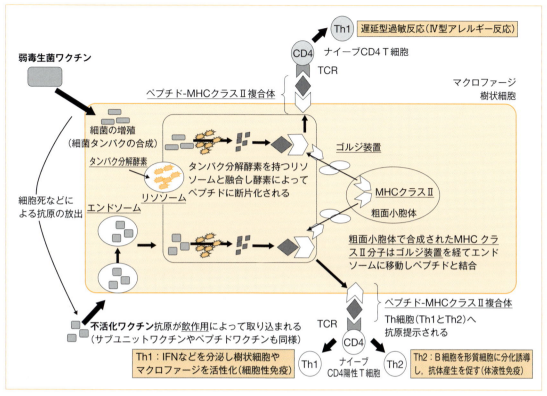

図13-7　弱毒生菌ワクチンと不活化ワクチンの機序

抗原提示によって Th1 細胞を介した細胞性免疫が誘導されるものもある（図 13-7）。

2. ワクチン効果による病原体の排除
1）体液性免疫による病原体排除
　ワクチンによって誘導された特異抗体は，種々の機構によって感染病原体の増殖や，病態の進行を阻止する（図 13-8）。
①抗体依存性細胞傷害（ADCC）による感染細胞の排除機構
　ウイルスなどの抗原が感染細胞表面に発現している場合，ワクチンによって誘導された特異抗体は，その抗原に結合する。抗体が結合した感染細胞には Fc レセプターを保有するエフェクター細胞が（NK 細胞，単球など），抗体の Fc 領域を介して結合し，貪食やパーフォリンやグランザイム B などの攻撃により破壊される（この現象を抗体依存性細胞傷害 antibody-dependent cell-mediated cytotoxicity〔ADCC〕という）。
②中和反応
　ワクチンやトキソイドによって誘導された特異抗体は，病原体や毒素と結合し不活化することで，体内伝播や発症を防いでいる。血中では IgG が作用する一方，腸管や気道などの粘膜表面では分泌型 IgA が作用し，中和反応を担っている。
③抗体のオプソニン作用による感染病原体の排除機構
　ワクチンによって誘導された特異抗体が細胞外の寄生体と結合すると，Fc レセプターを保有する好中球などの貪食細胞が抗体の Fc 領域を介して結合し貪食する。この抗体による作用をオプソニン

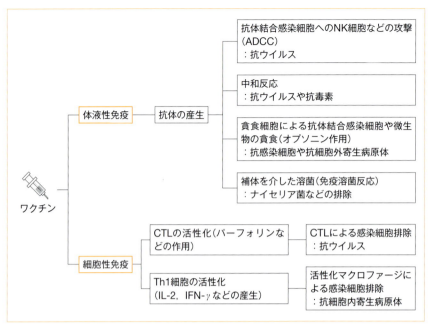

図13-8　ワクチン効果による病原体排除機構

作用といい，これにより感染病原体の排除がなされる。オプソニンとして働く主な分子として，補体のC3bと抗体のIgGがあるが，一次感染では補体がオプソニン化の中心である。一方，ワクチンにより抗体が存在する場合での感染ではIgGがオプソニン化の中心となる。

④補体を介した免疫溶菌による感染病原体の排除機構

　ワクチンによって誘導された特異抗体（特にIgM）が細胞外の寄生体（細菌）と結合すると，補体の第1成分であるC1qが抗体に結合し，補体古典経路が活性化される。その結果，C5bにC6，C7，C8，C9が結合し，膜侵襲複合体 membrane attack complex（MAC）が形成され，抗体結合病原体を溶菌する。

2）細胞性免疫による病原体排除

　体液性免疫による抗体の作用から逃避し細胞内に定着する病原微生物の排除には，細胞性免疫の誘導が必須である（図13-8）。

①CTLによる感染細胞の排除機構

　ウイルス感染細胞表面には，ウイルス由来抗原がMHCクラスⅠと複合体を形成し，抗原提示されている。ワクチンによって誘導されたCTLは，この複合体を認識しパーフォリン，グランザイム，リンホトキシンなどの傷害顆粒を放出し，感染細胞を破壊しウイルス増殖を阻止する。

②活性化マクロファージによる感染細胞の排除機構

　細胞内に寄生可能な細菌や原虫の排除機構には，マクロファージの活性化が重要である。ワクチンによって誘導されたTh1細胞は，マクロファージ活性化因子のひとつであるIFN-γを放出しマクロファージを活性化する。活性化されたマクロファージは活性酸素，リゾチーム，塩基性タンパク，脂肪酸などの殺菌物質を用いた強力な貪食殺菌作用により，感染病原体の増殖を阻止する。

13-4. ワクチンの使用方法
1. 投与量・接種方法
1) 弱毒生ワクチン
　体内で増殖するため，年齢や体重に影響されず投与量は一定であるものが多い。接種方法は皮下または筋肉内注射がほとんどである。ニワトリ用ワクチンでは点眼，点鼻，飲水，噴霧，穿刺，翼膜接種，卵内接種などの方法がある。

2) 不活化ワクチン
　年齢，体重にあわせて接種量が決められている。接種方法は皮下または筋肉内注射がほとんどである。

3) 母子免疫
　新生子は免疫応答が不十分であるため，母親にあらかじめワクチンを施し，移行抗体による母子免疫によって感染症から防御する方法がある。例として，牛ロタウイルス病，豚伝染性胃腸炎，ニワトリの伝染性ファブリキウス嚢病などのワクチンがある。

4) 投与経路による発現抗体と効果の違い
　多くの病原微生物は粘膜を介して侵入する。病原体の感染経路である粘膜では，感染によって二量体のIgAが産生され感染防御を担っている。ワクチンの多くは注射により皮下や筋肉内に接種され，IgGの産生を誘導する。IgGは血液や組織中などで全身性の感染防御効果をもたらし，侵入した病原微生物による重篤な疾患を防ぐ。しかし，IgGは呼吸器や生殖器の粘膜を通過するが，消化器粘膜を通過できない。よって経口投与によってIgAを誘導する粘膜ワクチンは，粘膜上皮に感染する病原性大腸菌やロタウイルスなどの病原微生物に対して有効である。

5) 混合ワクチン
　2種類以上のワクチンを混合したものを混合ワクチンという。一度で複数のワクチン接種が可能なため，接種によるストレスの軽減と，ワクチン接種の効率化に伴う接種率の向上および経費節減を目的として行われる。生ワクチンと不活化ワクチンを混合したワクチンの場合，凍結乾燥された生ワクチンを不活化ワクチンで溶解して使用する方法がある。

6) 多価ワクチン
　同一の病原微生物に対するワクチンで，2種類以上の抗原性の異なるワクチン抗原を含むワクチンをいう。血清型が多い病原体に対するワクチン（不活化ワクチン）などで使用される。

7) 単価ワクチン（単身ワクチン）
　1種類のワクチン抗原のみを含むワクチンをいう。

2. ワクチンの接種時期
　免疫応答が不十分な新生子は，母親由来の移行抗体を介して病原微生物の侵入に対抗する。ワクチンが標的とする病原微生物に対する移行抗体を持つ新生子では，生ワクチンを接種しても移行抗体に

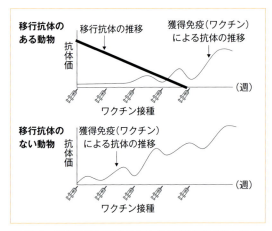

図 13-9　移行抗体のワクチンへの影響（参考文献 1 を元に作成）

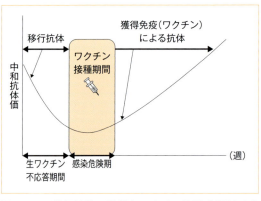

図 13-10　移行抗体の動態とワクチン接種時期（参考文献 1 を元に作成）

よる中和反応が起こるために無効となり，ワクチン効果が賦与されない（図 13-9）。そのためワクチン接種は，移行抗体が消失するまで控えなければならない（図 13-10）。移行抗体の消失時期は動物種によって異なり，イヌでは約 30 日，ブタで約 60 日，ウシで約 100 日であり，これらを考慮したワクチン接種を行う必要がある。

13-5. ワクチンの実施

1. ワクチン効果の発現と持続性

　一般的に不活化ワクチンの効果は短期間しか持続せず，生ワクチンは長期にわたって免疫を維持する。しかし，これらの効果は永久的ではなく，追加免疫（再接種）が必要となる。ワクチン接種動物では，ワクチンの種類や接種動物側の要因（年齢，飼育状態，免疫抑制を誘導する病原体感染動物，過去にワクチンの標的病原体と同じ病原体に感染した動物，免疫寛容による免疫不応答）によっても異なるが，ワクチン接種後 2〜4 週間後に免疫応答はピークに達する。これを一次免疫応答という。しかし，一次免疫応答はやがて消失するため，ワクチンの再接種によって免疫を維持する。この再接種による追加免疫のことをブースターという。一般的に一次免疫応答の持続は，不活化ワクチンより生ワクチンの方が長い。

2. ワクチンの有効性と有用性

　ワクチンは，病原微生物からの感染防御または発症予防の効能がなければ有効とは判断されないが，現行のワクチンは，感染の完全な防御は困難であり，発症予防または発症の軽減を目的としたものがほとんどである。

　対象動物によっても考慮しなければならない点があり，すなわち，家畜を対象とする場合，愛玩動物とは異なり全体の飼育期間や出荷までの期間を考慮し，適切なワクチン接種プログラムを実施する必要がある。ワクチンを使用するには，費用対効果などの有用性を考えた使用方法が必要とされ，諸々の事情（有効なワクチンであっても高価な場合など）により使用されない場合もある。

　このようにワクチンの有効性と有用性は完全に一致するものではない。安全かつ有効なワクチンでも，実際に野外において有用性を認められて初めて使用されることとなる。

表13-6　日本で使用されている動物用ワクチンの数

動物種	ワクチンの種類			合計（%）
	生ワクチン	不活化ワクチン	混合ワクチン	
ウシ	17	24	1	42 (13.8)
ウマ	0	11	0	11 (3.6)
ブタ	22	67	0	89 (29.2)
ニワトリ	41	61	0	102 (33.4)
イヌ	12	7	8	27 (8.9)
ネコ	2	9	3	14 (4.6)
魚類	0	14	0	14 (4.6)
ミンク	1	4	0	5 (1.6)
カナリア	1	0	0	1 (0.3)
合計（%）	96 (31.5)	197 (64.6)	12 (3.9)	305 (100)

（参考文献4から引用）

3．ワクチンの安全性
1）弱毒生ワクチン

現行の弱毒生ワクチンは，強毒株などを長期継代培養することで弱毒化したワクチンも含む．しかし，弱毒化の機序は不明なものもあり，弱毒株の病原性残存の可能性は否定できない．弱毒生ワクチンは生体内で増殖することから，病原性を復帰する可能性も残る．また，生ワクチン中に，ほかの病原微生物が迷入していた場合，新たな疾病を引き起こす可能性がある．現在，このような安全性に関する問題点の解決を目的とした種々の研究開発が進められている．

2）不活化ワクチン

不活化ワクチンは免疫原性を高めるため抗原量を多く必要とする．その結果，接種抗原が異物やアレルゲンとして認識され，発熱やショックを引き起こす場合がある．また免疫増強のために添加されているアジュバントが発赤，腫脹，発熱などの局所反応の原因となることもある．ネコでは，不活化ワクチンの頻回接種による接種部位での肉腫形成が，ほかの動物に比べ高頻度に発生することが知られている．現在，これらの問題を解消するための開発が進められている．

13-6．ワクチンの法的規制

ワクチンは薬事法の規則に従い，農林水産大臣による製造（輸入）承認および製造（輸入）許可を受けたあと，農林水産省動物医薬品検査所で品質にかかわる国家検定に合格することにより販売，授与が可能となる．

13-7．ワクチンの経済性

動物用ワクチンの実用化には経済性が重要である．特に家畜を対象とするワクチンは，動物の価値として経済性に重点がおかれるため，副作用がなく有用性に優れるワクチンであっても，製造コストが高ければ実用化は困難である．動物用ワクチンの実用化には低コスト化は必須である．このため，家畜などの大集団を対象として，より経済的な混合ワクチンや多価ワクチンが汎用されている．

我が国における現行の主な動物用ワクチンについて表13-6，表13-7，表13-8にまとめた．

表13-7 日本で使用されている主な動物用ワクチン(ウシ,ウマ,ブタ)

動物種		対象疾病(ワクチン性状)	動物種		対象疾病(ワクチン性状)
ウシ	ウイルス	牛疫(生) アカバネ病(生・不活化) チュウザン病(不活化) アイノウイルス感染症(不活化) イバラキ病(不活化) 牛RSウイルス感染症(生・不活化) 牛アデノウイルス感染症(生・不活化) 牛伝染性鼻気管炎(生・不活化) 牛パラインフルエンザ(生・不活化) 牛ウイルス性下痢・粘膜病(生・不活化) 牛コロナウイルス感染症(不活化) 牛ロタウイルス感染症(不活化) 牛流行熱(不活化)	ブタ	ウイルス	豚コレラ(生) 日本脳炎(生) 豚インフルエンザ(不活化) オーエスキー病(生) 豚サーコウイルス感染症(不活化) 豚伝染性胃腸炎(生) 豚流行性下痢 ゲタウイルス感染症(生) 豚パルボウイルス感染症(生・不活化) 豚繁殖・呼吸障害症候群(生)
	細菌	牛大腸菌下痢症(不活化) 牛サルモネラ症(不活化) 牛ヘモフィルス・ソムナス感染症(不活化) パスツレラ・ムルトシダ感染症(不活化) マンヘミア・ヘモリチカ感染症(不活化) 炭疽(生) 破傷風(トキソイド) 気腫疽(トキソイド)		細菌	豚大腸菌下痢症(不活化) 豚丹毒(生・不活化) 豚レプトスピラ病(不活化) 豚アクチノバチラス・プルロニューモニエ感染症(不活化) 豚ボルデテラ感染症(不活化・トキソイド) 豚パスツレラ症(トキソイド) クロストリジウム・パーフリンゲンス(トキソイド) 豚ストレプトコッカス・スイス感染症(不活化) 豚増殖性腸炎
ウマ	ウイルス	日本脳炎(不活化) 馬インフルエンザ(不活化) 馬鼻肺炎(不活化) 馬ウイルス性動脈炎(不活化) ゲタウイルス感染症(不活化)		マイコプラズマ	マイコプラズマ・ハイオニューモニエ感染症(不活化)
	細菌	破傷風(トキソイド)			

(参考文献4から引用)

表13-8 日本で使用されている主な動物用ワクチン(ニワトリ,愛玩動物,魚類)

動物種		対象疾病(ワクチン性状)	動物種		対象疾病(ワクチン性状)
ニワトリ	ウイルス	鶏痘(生) ニューカッスル病(生・不活化) 鶏伝染性気管支炎(生・不活化) 鶏伝染性ファブリキウス嚢病(生・不活化) 鳥レオウイルス感染症(生・不活化) 鳥ニューモウイルス感染症(生・不活化) 産卵低下症候群(不活化) 鶏伝染性咽頭気管炎(生) 鶏脳脊髄炎(生) マレック病(生) 鶏貧血ウイルス感染症(生) 鳥インフルエンザ(不活化)	イヌ	ウイルス	狂犬病(不活化) ジステンパー(生) 犬アデノウイルス2型感染症(生) 犬パルボウイルス感染症(生) 犬パラインフルエンザ感染症(生) 犬コロナウイルス(不活化)
				細菌	犬レプトスピラ病(不活化)
			ネコ	ウイルス	猫汎白血球減少症(生・不活化) 猫ウイルス性鼻気管炎(生・不活化) 猫カリシウイルス感染症(生・不活化) 猫免疫不全ウイルス感染症(不活化)
				クラミジア	クラミジア感染症(不活化)
	細菌	鶏伝染性コリーザ(不活化) 鶏サルモネラ症(不活化) 鶏大腸菌症(不活化)	魚類	ウイルス 細菌	イリドウイルス感染症(不活化) サケ科魚類ビブリオ病(不活化) 類結節症(不活化) ブリα溶血性レンサ球菌症(不活化) ブリビブリオ病(不活化) ストレプトコッカス・ジスガラクチェ感染症(不活化)
	マイコプラズマ	マイコプラズマ・ガリセプチカム感染症(生・不活化) マイコプラズマ・シノビエ感染症(生)			
	原虫	鶏コクシジウム症(生) 鶏ロイコチトゾーン(組換え型)			

(参考文献4から引用)

参考文献
1) Ian R.Tizard. Veterinary Immunology, 9th ed. Saunders. Philadelphia. US. 2012.
2) 明石博臣,小沼操,菊池直哉ら.動物の感染症,第三版.近代出版.東京.2011.
3) 小沼操,小野寺節,山内一也.動物の免疫学,第2版.文永堂出版.東京.1996.
4) 動物用ワクチン・バイオ医薬品研究会.動物用ワクチン-その理論と実際-.文永堂出版.東京.2011.

演習問題

第13章　ワクチン

13-1. 弱毒生ワクチンに関する記述について正しいものはどれか。
   a．不活化ワクチンに比べ，免疫原性が強く効果時間が持続する。
   b．免疫原性が強いため移行抗体の影響を受けない。
   c．より強い免疫応答を誘導するために，必ずアジュバントが必要である。
   d．ワクチンなので体内で増殖しない。
   e．トキソイドは弱毒生ワクチンの一種である。

13-2. 不活化ワクチンに関する記述について正しいものはどれか。
   a．主に細胞傷害性T細胞（CTL）による細胞性免疫を誘導する。
   b．病原微生物の病原性を弱毒化させたワクチンである。
   c．副作用はまったくない。
   d．弱毒生ワクチンに比べ，少量の接種量で十分効果がある。
   e．病原体排除機序のひとつに抗体による中和反応がある。

13-3. ワクチンに関する記述について正しいものはどれか。
   a．弱毒生ウイルスワクチンは体液性免疫のみを誘導する。
   b．多価ワクチンとは，同一病原体の2種類以上の抗原性の異なるワクチン抗原を含むワクチンをいう。
   c．アジュバントの添加は，副作用を抑えるために行う。
   d．BCGによる免疫応答はⅠ型アレルギー反応である。
   e．ブースターとは，ワクチンによる免疫反応がないことをいう。

13-4. 各ワクチンに関する記述について正しいものはどれか。
   a．遺伝子欠損ワクチンとは，病原微生物の病原性に関与する遺伝子を挿入した生ワクチンである。
   b．ワクシニアウイルスは，遺伝子組換えワクチンのベクターとして使用可能である。
   c．サブユニットワクチンとは，2種類以上の異なる病原微生物の抗原を組み合わせたワクチンのことをいう。
   d．遺伝子組換えワクチンは，病原微生物のT細胞やB細胞の認識部位を人工的に合成したペプチドを用いたワクチンである。
   e．トキソイドは，感染防御に関与する抗原遺伝子を挿入した発現プラスミドを用いたワクチンである。

解答：182ページ

解 答

13-1. 正解 a
解説：b. 弱毒生ワクチンは移行抗体の影響を受けやすい。
c. 不活化ワクチンは，免疫原性をあげるためアジュバントが必要である。
d. 弱毒生ワクチンは体内で増殖する。
e. トキソイドは不活化ワクチンの一種である。

13-2. 正解 e
解説：a. 不活化ワクチンは主に体液性免疫を誘導する。
b. 不活化ワクチンは，病原微生物の病原性を不活化させたワクチンである。
c. 一部でアナフィラキシーや肉腫を起こすことがある。
d. 一般的に不活化ワクチンの免疫原性は，弱毒生ワクチンに比べ低いため，多めの接種量が必要である。

13-3. 正解 b
解説：a. 弱毒ウイルスワクチンは，細胞性免疫と体液性免疫の両方を誘導可能である。
c. アジュバントの添加は，ワクチン抗原と混合して使用することにより，接種部位に抗原を長く残留させ，持続的に免疫担当細胞を刺激するためである。
d. BCGによる免疫応答は，遅延型過敏反応（Ⅳ型アレルギー）である。
e. ワクチン接種後2〜4週間後に免疫応答はピークに達するが，やがて消失するため，ワクチンの再接種によって免疫を維持する。この再接種による，より高い免疫の再誘導のことをブースターという。

13-4. 正解 b
解説：a. 遺伝子欠損ワクチンとは，病原微生物の病原性に関与する遺伝子を欠損させた生ワクチンである。
c. サブユニットワクチンとは，感染防御抗原を精製しワクチンとしたものや，遺伝子組換え技術により大腸菌などを使って感染防御抗原タンパクを用いたワクチンのことをいう。
d. 合成ペプチドワクチンは，病原微生物の感染防御にかかわる抗原のT細胞やB細胞の認識部位を人工的に合成したペプチドを用いて使用するワクチンである。
e. DNAワクチンは感染防御に関与する抗原遺伝子を挿入した，発現プラスミドを用いたワクチンである。

第 13 章　ワクチン

> **コラム**
>
> ### 口蹄疫ワクチン（口蹄疫備蓄ワクチン）
>
> 　口蹄疫常在国や周辺国では口蹄疫に対する不活化ワクチンが使用されている。日本においても同ワクチンは緊急用として備蓄されており，2010 年に宮崎県で発生した口蹄疫に対して初めて使用された。本ワクチンは感染防御を目的としたものではなく，感染拡大を遅らせることを目的としている（リング・ワクチネーション）。宮崎県での使用例では，流行地の家畜に対して使用され，使用開始後感染拡大は沈静化に向かった。しかし，ワクチン接種動物はすべて殺処分の対象となるため，その後約 7 万 6 千頭の家畜が殺処分・埋却された。これは，ワクチンを接種することによってワクチン接種と自然感染との鑑別が困難になることに加え，ワクチンを接種しても完全には口蹄疫ウイルスの感染を防ぐことができずキャリアーになる場合もあり，感染源になる可能性があるためである。
>
> 　口蹄疫ウイルスには様々な血清型があるうえ，流行株の抗原変異によって効果が認められない，またはあったとしても効果が弱く感染を阻止できないなどの問題が生じることもあり，口蹄疫ワクチンの使用には課題が残る。

第14章 抗原抗体反応を利用した検査法

> **一般目標**：診断法などで用いられている体液性免疫学的検査法の種類，理論および応用への知識を修得する。

> ➡ **到達目標**
> 1) モノクローナル抗体の作製法を説明できる。
> 2) 凝集反応，沈降反応，酵素結合免疫吸着(ELISA)法，蛍光抗体法，およびイムノブロットを説明できる。
>
> ➡ **学習のポイント・キーワード**
> 抗原決定基(エピトープ)，ポリクローナル抗体，脾細胞，骨髄腫(ミエローマ)，ポリエチレングリコール，細胞融合(フュージョン)，ハイブリドーマ，HAT 培地，モノクローナル抗体，抗原抗体反応，特異抗体，凝集原，凝集素，直接凝集反応，急速凝集反応(スライド凝集反応)，試験管内凝集反応，間接(受身)凝集反応，受身赤血球凝集反応，クームス試験，赤血球凝集試験，赤血球凝集抑制試験，沈降原，沈降素，二重拡散法(オクタロニー法)，単純拡散法，免疫電気泳動法，免疫電気拡散法(ロケット法)，重層法，混合法，免疫溶血反応，補体結合反応，中和反応，蛍光色素，直接法，間接法，フルオレセインイソチオシアネート(FITC)，テトラメチルローダミンイソチオシアネート(TRITC)，フローサイトメーター，酵素，ペルオキシダーゼ，アルカリホスファターゼ，基質，酵素結合免疫吸着(ELISA)法，サンドイッチ ELISA 法，競合 ELISA 法，放射免疫測定法(RIA)，ウエスタンブロッティング(イムノブロッティング)，SDS-PAGE，転写，ニトロセルロース膜

14-1. モノクローナル抗体の作製法

通常，単一の抗原分子は多数の抗原決定基(エピトープ epitope)を有する(図 14-1)。このため，ある抗原分子を動物に免疫して得られた通常の抗血清は，複数の抗原決定基に対する抗体を含み，厳密な意味での抗原特異性を持たない(ポリクローナル抗体 polyclonal antibody)。一方，既述のとおり，のちに抗体として分泌されることになる B 細胞レセプター B cell receptor (BCR)の特異性は，遺伝子再構成により無作為に生み出されるが，その際に対立遺伝子排除が起こり，ひとつの B 細胞からは 1 種類の抗原決定基を特異的に認識する抗体のみがつくられる。すなわち，理論的にはこの B 細胞を試験管内で培養すれば，特定の抗原決定基に対する単一の抗体を得ることができる。しかし，実際には B 細胞は株化細胞のように無限に増殖することはできない。そこで，①骨髄腫(ミエローマ)などに由来するリンパ系株化細胞と，免疫した動物の脾臓やリンパ節の B 細胞を主にポリエチレングリコールを用いて人為的に細胞融合(フュージョン)させ，さらに②細胞融合後の細胞を HAT 培地(ヒポキサンチン hipoxanthine，アミノプテリン aminopterin，チミジン thymidine を含み，ヒポキサンチン-グアニンホスホリボシルトランスフェラーゼ hypoxanthine-guanidinephosphoribosyl-transferase〔HGPRT〕を持っていない骨髄腫細胞はアミノプテリンにより核酸の新規合成を阻害され生存できない)で試験管内培養することによって，株化細胞の無限増殖性と B 細胞の抗体産生能の両方の性質を有するハイブリドーマ hybridoma を選択的に得る手法が確立された(図 14-2)。個々の B 細胞に由来するハイブリドーマはそれぞれ異なる抗体を産生しているため，クローニングを行って個別に

第14章 抗原抗体反応を利用した検査法

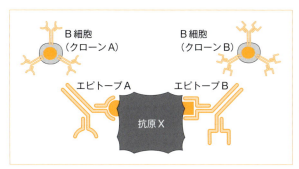

図14-1 抗原分子上のエピトープと抗体の関係性
1個のB細胞は1種類の抗体のみを発現する。一方、通常、抗原分子は複数のエピトープを有しており、例えば抗原Xをマウスに免疫すると、エピトープAあるいはBいずれかに反応する抗原レセプターを持つB細胞がそれぞれ増殖し、この抗原レセプターを抗体として産生する。

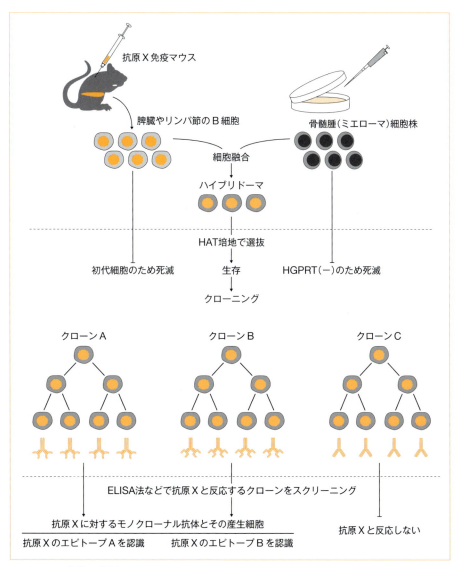

図14-2 モノクローナル抗体の作製
マウスの足蹠に抗原Xを免疫したあと、抗原Xに対して抗体を産生する脾臓やリンパ節のB細胞を分離し、HGPRTを持たない骨髄腫（ミエローマ）細胞株とポリエチレングリコール存在下で融合させる。さらにHAT培地で培養し、HGPRTを持ち増殖活性を有する融合細胞のなかから抗原Xと反応する抗体を産生する細胞、すなわちハイブリドーマをスクリーニングする。得られたハイブリドーマのクローンのなかには、各エピトープに対するモノクローナル抗体を産生するものが含まれているはずである。

増殖させると，単一の抗原決定基を認識し，単一のクラスないしサブクラスに属する均質な抗体，すなわちモノクローナル抗体 monoclonal antibody を産生する大量の細胞クローンを得ることができる。この細胞の培養上清や，マウス腹腔内へのハイブリドーマ接種後の腹水には，モノクローナル抗体が大量に分泌されるため，これを精製し，種々の目的に広く利用されている。モノクローナル抗体は，微生物の同定や抗原解析，細胞表面レセプターの解析，また特異抗原の精製などで飛躍的な進歩をもたらし，感染症や腫瘍の診断および治療にも広く利用されている。なお，この技術は現段階でマウス，ラット，ハムスター，ウサギおよびニワトリのB細胞に対して応用可能となっている。

ただし，抗体を利用する検査を行ううえで，モノクローナル抗体とポリクローナル抗体の特徴をよく理解して使い分けることが望ましい。例えば，後述するウエスタンブロッティングや，組織切片の標識抗体法の一種である免疫組織化学検査では，それぞれドデシル硫酸ナトリウム−ポリアクリルアミドゲル電気泳動（SDS-PAGE）や組織切片の固定操作によって抗原が変性しており，抗原の自然な立体構造に依存している抗原決定基を認識する抗体はうまく反応しないことがあるので，複数の抗原決定基に対応できるポリクローナル抗体を用いた方が有利なことがある。

14-2. 抗原抗体反応に基づく検査法

動物が病原体に感染すると，体内ではその病原体に対して免疫応答が引き起こされる。なかでも，抗体応答は比較的古くから理解されていた。すなわち，動物体内において病原体に由来する抗原やそれに対する特異抗体の存在を証明することにより，動物の免疫状態を確認できるため，多くの試験管内検査法が開発されてきた。本項では，抗原抗体反応に基づく検査法を概説する。

1．凝集反応

凝集反応とは，赤血球や細菌など，粒子状抗原と抗体の反応物が可視的な凝集塊を形成する反応で，抗体（凝集素）の検出と定量，あるいは抗原（凝集原）の同定に用いる（凝集試験）。抗体が過剰な条件下で凝集試験を行うと，抗原に多数の抗体が結合するため，凝集塊が形成されない。これをプロゾーン現象，あるいは単にゾーン現象とよぶ。

1）直接凝集反応（急速凝集反応および試験管内凝集反応）

急速凝集反応は，不溶性の細菌あるいは抗原と血清をスライドグラス上で混合して反応させる方法で，スライド凝集反応ともよぶ。診断用抗血清を用いて分離菌の血清型の判定や菌種の同定，さらには診断用菌液を用いて被検血清での抗体検査に用いる（口絵14-1）。ひな白痢やマイコプラズマ症の診断には，急速診断用菌液と被検血液を混合する全血凝集反応を行う。

試験管内凝集反応は，試験管内で細菌と診断用抗血清を混合して反応させる方法である（口絵14-2）。分離菌の血清型の判定に応用されるほか，マイクロプレートで階段希釈した抗血清に一定量の抗原を加えて反応させ，凝集を起こす最大血清希釈率から抗体価を測定する定量法が広く普及している。

2）間接（受身）凝集反応

間接（受身）凝集反応は，抗原を吸着させた不溶性粒子と対応する抗体を混ぜると可視的な凝集が起こることを利用している。抗原を吸着させる粒子として，ラテックス粒子（ラテックス凝集反応）などの一定の形を持つものが使われる。赤血球を用いるものを特に受身赤血球凝集反応とよび，赤血球の

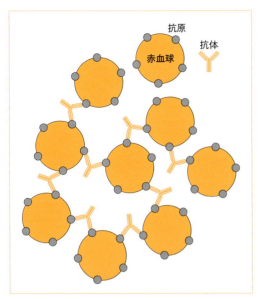

図 14-3　間接(受身)凝集反応
間接凝集反応では，抗原を吸着させた粒子と対応する抗体を混合し，凝集像を確認する．抗原を吸着させる粒子として，ラテックス粒子や赤血球を用いる．

膜表面上に抗原を人工的に吸着させたものを抗原粒子とし，対応する抗体を反応させて赤血球凝集を起こすかを判定するもので，間接凝集反応のひとつである(図 14-3)．これとは逆に，抗体を赤血球に吸着させる方法を逆受身赤血球凝集反応という．

胎子赤血球表面に各種赤血球抗原に対する母親由来抗体が付着すると，胎子の脾臓で赤血球が破壊され，溶血性疾患を生じる．その可能性を調べる方法を(直接)クームス試験 Coombs test とよぶ．ウサギ抗ヒト免疫グロブリン血清(クームス血清)を胎子赤血球浮遊液と混合し，赤血球が凝集した場合には，赤血球表面に母親由来抗体がすでに付着していたことの証明となる(クームス陽性)．

3) 赤血球凝集試験および赤血球凝集抑制試験

赤血球凝集試験 hemagglutination test (HA test) は，インフルエンザウイルスのように赤血球凝集性のあるウイルスが試料中に存在することを証明するのに有効な方法である．また，ウイルスを含むと考えられる試料をマイクロプレートで階段希釈し，一定量のニワトリ赤血球を加えて反応させ，凝集を起こす最大希釈倍率からウイルス力価を定量する方法も用いられる．この反応自体は抗原抗体反応ではないが，赤血球擬集性を利用した血清学的検査が可能である．

すなわち，ウイルス表面の赤血球凝集原に抗体が結合すると，そのウイルスは赤血球凝集性を失う．そこで，マイクロプレートで階段希釈した被検血清をあらかじめ既知のウイルスの赤血球凝集原と反応させてから赤血球凝集試験を実施すると，一定の希釈倍率以下で赤血球凝集が抑制されるため，赤血球凝集性病原体に対する抗体の有無を検査することが可能である．この試験を赤血球凝集抑制試験 hemagglutination inhibition test (HI test) とよび，凝集抑制を示す被検血清の最高希釈倍率を抗体価(HI 価)と見なす．上記ウイルスのほか，マイコプラズマ感染症，ニューカッスル病(口絵 14-3)，伝染性コリーザ，日本脳炎などの診断にも用いられる．

2. 沈降反応

抗原抗体反応物は，可溶性抗原と抗体の最適比において，混濁した沈降物として肉眼で観察できる．この沈降反応を利用して抗体(沈降素)や抗原(沈降原)の存在を確認し，あるいは定量することができる．

1) 免疫拡散法(ゲル内沈降反応)

最も汎用されるのが二重拡散法(オクタロニー法)である．本法では，寒天ゲル平板に適切な距離をおいてつくった小孔に抗原と抗体を入れて静置すると，寒天内でそれぞれが二次元方向に拡散し，両

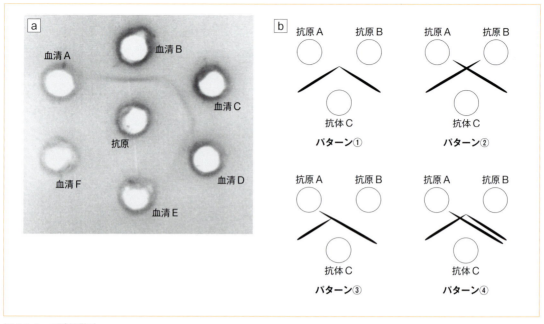

図14-4 二重拡散法
a：二重拡散法による抗体検査では，ゲルの中央に置いた既知の抗原と，周囲に置いた被検血清A～Fの間に生じる沈降線を観察する。本図はニワトリのロイコチトゾーン症の検査を行ったもので，ニワトリ血清B，CおよびDは中央の原虫抗原との間に沈降線を形成しているため，抗原と抗体が対応して反応していることがわかる。すなわち，これらのニワトリ血清中にはこの抗原に対する抗体が含まれており，感染歴があることを示す。また，この図にはみられないが，抗原が2種類存在し，血清中にも両抗原を区別して認識・結合する抗体が存在すれば，独立した抗原抗体反応が起こり，結果として異なる凝集物(沈降物)が生成するため，沈降線は2本形成されることになる。
b：感染症の診断のほか，エピトープの分析のような抗原性を比較する場合は，中央に置いた抗体と周囲に置いた目的の抗原の間に生じる沈降線を観察する。パターン①は，抗原Aと抗原Bが同一分子あるいは同一エピトープを有する抗原である。パターン②では，抗原Aおよび抗原Bは異なる抗原であり，抗体Cにはこれらを認識する2種類の抗体が含まれている。パターン③では，抗原Aおよび抗原Bが同一のエピトープを有するが，抗原Bはさらに抗体Cに認識される別のエピトープを有している。すなわち，抗原Aと抗原Bは一部共通した抗原構造を持つ。パターン④では，抗原Bに別の抗原が含まれており，抗体Cはそれに対する抗体を含んでいる。すなわち，パターン①とパターン②の混合型である。

者の最適比の所で沈降線を生じる(図14-4a)。沈降線の形状(融合，部分的融合，交差)や沈降線の数から，複数の抗原と抗体の間で反応の特徴(抗原性，抗原量，抗体の特異性など)を比較することができる(図14-4b)。馬伝染性貧血，豚コレラなどの診断に用いられる。

一方，単純拡散法では，抗体を含む寒天ゲル平板に小孔をあけ，一定量の抗原溶液を添加すると，抗原は拡散し，抗原と抗体の最適比の所に抗原抗体反応による沈降輪が生じる。抗原濃度と沈降輪の面積は比例関係にあるため，既知濃度の抗原を測定して得られる検量線から抗原濃度を求めることができる。

また，ゲル内で抗原を電気泳動したあと，二重拡散法により抗体と反応させる免疫電気泳動法は，多種類のタンパク質を含む検体において沈降線が正確に観察可能である。血清タンパクの解析によく用いられ，タンパク質の欠損や異常タンパク質などを検出する。単純拡散法に電気泳動法を組み合わせた免疫電気拡散法(沈降帯がロケット状に形成されるため，ロケット電気泳動ともよぶ)は，抗原を定量することができる。

2）重層法

　試験管内で抗原液を抗体液に重層して直接反応させると，その境界面に白い沈降輪が形成される。この方法は重層法とよばれ，炭疽の診断で用いられるアスコリー試験 Ascoli's test はこの原理に基づいている（口絵 14-4）。直径 2～3 mm の細試験管に炭疽沈殿素血清（抗莢膜血清）を入れ，さらに感染動物の臓器乳剤や培養菌液の加熱抽出物ろ液をパスツールピペットで静かに重層すると，陽性であれば数分以内に両者の境界面に白濁帯が観察できる。

3）混合法

　混合法では，試験管内で抗原液と抗体液を直接混合し，形成された沈降物の量をもとに定量する。細菌の型別，C反応性タンパクの定量のほか，破傷風毒素などの定量や抗毒素血清の力価測定に応用される。

3．補体結合反応

　赤血球を抗原として特異抗体を結合させ，これに補体を加えると補体が活性化され，溶血が起こる（免疫溶血反応）。この免疫溶血反応を利用するのが補体結合反応である。ある感染症に対する補体結合能のある血清中の抗体の存在を証明したいとき，既知の抗原に被検血清を加え，さらに一定量の補体を加える。抗原抗体複合体に補体が結合してもこの反応は肉眼では観察できないため，あらかじめ特異抗体を反応させた感作赤血球を添加して残存補体による溶血を起こさせ，その程度から補体消費量を測定し，間接的に抗原抗体反応の程度を知ることができる。すなわち，目的とする抗体が陰性の場合，抗原抗体反応は起こらないため補体は消費されず，感作赤血球は残存補体の結合によって完全に溶血する（図 14-5）。一方，陽性の場合，抗原抗体反応の程度に応じて残存補体は減少するため，溶血の程度は弱くなる。本法は，ブルセラ病，ヨーネ病，結核，口蹄疫，牛疫などの診断に用いられる。

4．中和反応

　ウイルス，毒素，酵素，ホルモンなど，生物活性を有する抗原に抗体が結合すると，それらの活性が消失する。この反応を中和反応，さらに関与する抗体を中和抗体とよぶ。

1）ウイルス中和試験

　ウイルスに抗体が結合するとウイルスの感染性が阻害され，細胞への感染およびその後のウイルス増殖が阻止される（ウイルス中和）。すなわち，あらかじめウイルスを中和抗体と反応させることで，本来 in vitro でのウイルス感染によって起こるはずの細胞変性効果 cytopathic effect（CPE）が抑制されるため，これを利用して，既知ウイルス感染細胞を用いた被検血清中の中和抗体価の測定や，既知抗体を用いた分離ウイルスの同定，ウイルス力価の測定を行うことができる。なお，通常，定量には1ウイルスで1プラックが形成されるプラック法 plaque assay が用いられる。

2）毒素中和試験

　ボツリヌス菌，破傷風菌，ブドウ球菌，そのほかの細菌が産生する毒素，あるいは蛇毒などに抗毒素抗体を反応させると，その毒性が失われる。例えば，ある試料からボツリヌス毒素を検出する際は，マウス2匹以上を1群として，試料（1群）と加熱処理済試料（2群）に加え，A型，B型，あるい

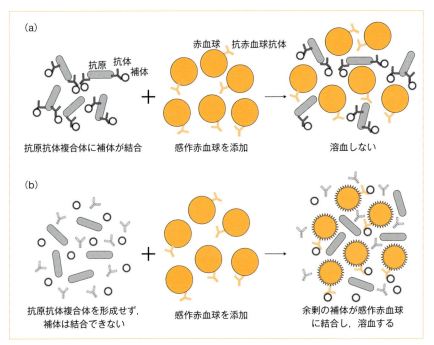

図14-5　補体結合反応
a：ある既知の抗原にその抗血清を加えると，抗原と血清中の抗体が抗原抗体複合体を形成する。さらにそこに一定量の補体を加えると，補体は複合体を形成した抗体に結合する。そこへ，あらかじめ特異抗体を反応させた感作赤血球を添加しても，感作赤血球に結合する余剰補体が少ないため，溶血は起こらない。
b：一方，陰性血清を加えると血清中には特異抗体がないため，抗原抗体複合体を形成しない。そのため，次に加える補体は複合体に結合することなく残存する。これらは感作赤血球に結合し，溶血を起こす。

はE型毒素に対する市販の抗毒素血清と試料を反応（中和）させたもの（各3〜5群）をそれぞれ腹腔内に接種する。1群がボツリヌス毒素による特有の症状（腹壁の陥没，後肢麻痺および呼吸困難）を呈して死亡，2群が生存，かつ3〜5群のうちいずれかひとつの群が生存した場合，生存群に使用した抗毒素血清で毒素が中和されたことになり，被検試料中における当該血清型に相当する毒素の存在が証明される。

5. 標識抗体法

　標識抗体法は，識別可能な化学物質（蛍光色素，酵素，放射性同位元素など）で抗体を標識しておき，これらを抗原と反応させる方法である。用いる反応系によって，抗原抗体反応の程度やその反応の結果生成された複合体の存在部位，あるいは抗体の認識する抗原の分子量を知ることができ，非常に有用である。

1）蛍光抗体法

　蛍光抗体法とは，試料の組織切片や塗抹標本に存在する特定の抗原を特異的な抗体によって検出する方法である。直接法の場合は抗原を認識する一次抗体に，間接法の場合は二次抗体に，それぞれ蛍光標識IgGなどを用いて反応させ，蛍光顕微鏡で観察すると，標識抗体が抗原に結合した部位において蛍光を発するため，高感度に当該抗原を検出できる（図14-6）。用いられる蛍光色素として，緑色のフルオレセインイソチオシアネート（FITC）や，赤色のテトラメチルローダミンイソチオシア

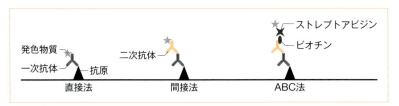

図 14-6　標識抗体法
標識抗体法による抗原検出には直接法，間接法および ABC 法がある．直接法では一次抗体に化学物質を標識したものを用いる．間接法は未標識の一次抗体と標識二次抗体を用いるもので，一般的に直接法よりも感度が高い．ABC 法は，未標識の一次抗体，ビオチン標識二次抗体，そして酵素あるいは蛍光色素で標識したストレプトアビジンを用いるもので，ほかの 2 つの手法よりもさらに感度が高いとされている．

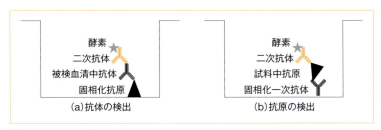

図 14-7　ELISA 法
a：ELISA 法による抗体検査では，あらかじめ既知抗原を固相化した 96 ウェルマイクロプレートの各ウェルへ被検血清を個別に加えたあと，酵素標識抗体を反応させ，基質添加後の発色の程度を吸光度として測定することで，被検血清に含まれていた目的とする抗体の量を測定できる．
b：ELISA 法で抗原を検出する場合には，あらかじめ特異抗体を固相化マイクロプレートに試料（抗原）を加え，さらに酵素標識抗体を反応させるサンドイッチ ELISA 法を用いる．その際用いる 2 種類の抗体は，それぞれ異なるエピトープを認識している必要がある．

ネート（TRITC）などがあり，組み合わせて使用すれば二重染色や三重染色が可能であるが，各色素には特有の励起スペクトルと放出スペクトルがあるため，重複したシグナルを検出してしまわないように最適な組み合わせを考慮する必要がある．細胞を固定せずに蛍光標識抗体で反応させることで，細胞表面抗原（マーカーなど）の検出も可能であり，近年はフローサイトメーターでの標識細胞の解析や，その後のセルソーターによる細胞の分取も広く行われている．

2）酵素抗体法および酵素結合免疫吸着（ELISA）法

　酵素抗体法は，前述の蛍光色素のかわりにペルオキシダーゼ peroxidase，アルカリホスファターゼ alkaline phosphatase などの酵素で標識した特異抗体を用い，抗原を検出する方法である．これらの酵素に特異的な基質を加えると，組織切片上で標識抗体の反応した部分が発色し，抗原の存在部位を正確に知ることができる．間接法の一種として，抗体にビオチン biotin を結合させ，酵素標識したアビジン avidin あるいはストレプトアビジン streptavidin（ビオチンと特異的に結合する性質を有する）を介して抗原‒抗体‒ビオチン‒アビジン‒酵素の複合体を形成させ，より検出感度を高めた ABC（avidin-biotin complex）法も汎用される（図 14-6）．

　また，酵素抗体法を固相で応用した例として，酵素結合免疫吸着（enzyme-linked immunosorbent assay，ELISA）法がある（図 14-7）．抗原を 96 ウェルマイクロプレートに結合させ，各ウェルへ異なる試料（主に血清など）を個別に加えたあと，酵素標識抗体を反応させると，基質の添加により結合酵

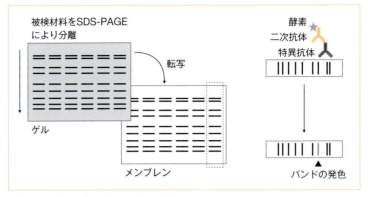

図14-8 ウエスタンブロッティング
ウエスタンブロッティングを用いて抗原を検出する際は，被検材料に含まれるタンパク質をSDS-PAGEなどによりゲル上で分離し，メンブレンへ転写後，酵素抗体法の原理に基づいて抗原抗体反応を行う。反応のあったバンドを基質の添加によって発色させる従来の方法に加え，酵素活性による発色や化学発光を検出する方法はより感度が高く，現在広く用いられている。

素量に応じて発色する（図14-7a）。各ウェルの吸光度を測定することにより，加えた試料中に含まれていた目的とする抗体量が測定できる。そのため，各種感染症において，ペア血清を使った診断法として広く用いられている。なお，抗原を検出する場合には，先に特異抗体を吸着させたマイクロプレートに試料（抗原）を加え，さらに酵素標識抗体を反応させるサンドイッチELISA法を用いる（図14-7b）。その際，用いる2種類の抗体は，異なる抗原決定基を認識している必要がある。また，極微量の抗原の検出には，標的物質に対する抗体をあらかじめマイクロプレートなどに吸着させ，次に抗原とともに，酵素標識した競合物質を反応させ，最終的に結合した競合物質量の逆数から抗原量を算出する，いわゆる競合ELISA法を用いる。ELISA法は，特異性の高い抗原抗体反応を利用し，酵素反応に基づく発色・発光をシグナルに用いることで，特異性の高さと定量性の良さを実現している。さらに，放射性同位元素で標識した抗体を用いた同様の原理に基づくラジオイムノアッセイ（放射免疫測定法）radioimmunoassay（RIA）と比較して，安全性が高く，安価で簡便なため，ホルモンなどの微量な生理活性物質の定量にも広く用いられている。

3）ウエスタンブロッティング

ウエスタンブロッティングとは，試料に含まれる複数のタンパク質をドデシル硫酸ナトリウム-ポリアクリルアミドゲル電気泳動（SDS-PAGE）などにより分離し，これらをニトロセルロース膜などのメンブレンへ電気的に転写し，さらに試料中の目的の抗原を特異抗体によって検出する方法で，イムノブロットともよばれる（図14-8）。直接法では抗原を認識する一次抗体に，間接法では二次抗体に，それぞれ酵素標識IgGなどを用い，前述の酵素抗体法の原理に基づいて行う。試料中の目的抗原量が少なく，SDS-PAGE後のクマシーブリリアントブルー（CBB）染色などで検出できない場合や，細胞溶解液のような雑多なタンパク質のなかから目的の抗原のみを特異的に検出する場合に有効な手段である。アフリカ豚コレラなどの感染症では抗体検査を目的に応用されるほか，牛海綿状脳症（BSE）ではELISA法によるスクリーニング検査で陽性となった場合の確定検査において，異常型プリオン（抗原）の検出に用いられている方法のひとつである。

第 14 章　抗原抗体反応を利用した検査法

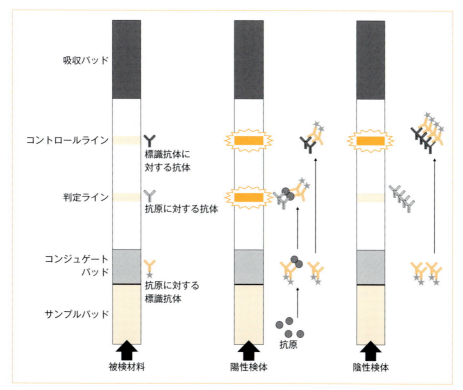

図14-9　イムノクロマトグラフィー法
イムノクロマトグラフィー法では，メンブレンの一端にのせた抗原が毛細管現象により一方向へ流れていく間に，コンジュゲートパッドに含まれた金コロイド標識抗体と反応し，免疫複合体を形成する。これは，抗原に対する抗体を固相化した判定ラインにおいて捕捉され，可視化される。一方，免疫複合体を形成しない場合，余剰の標識抗体は判定ラインを通過し，その後標識抗体に対する抗体を固相化したコントロールラインで捕捉され，可視化される。

4）イムノクロマトグラフィー法

　イムノクロマトグラフィー法は，抗原抗体反応と毛細管現象を利用して，目的とする抗原あるいは抗体を簡便に検出する方法である。メンブレンの一端に抗原を含む試料を載せると，毛細管現象により一方向へ抗原が流れていき，メンブレン上のパッドに含まれた金コロイド標識抗体と反応し，免疫複合体を形成する。さらに，抗原に対する抗体を固相化した判定ラインにおいて，この免疫複合体が捕捉されることで可視化される。一方，免疫複合体を形成しなかったフリーの標識抗体は判定ラインで捕捉されずに通過してしまうので可視化されず，その後，標識抗体に対する抗体を固相化したコントロールラインで捕捉されて可視化される。すなわち，陽性検体は判定ラインとコントロールラインのいずれも可視化されるが，陰性検体はコントロールラインのみが可視化される（図14-9）。本法は，ヒトの妊娠検査やインフルエンザ診断のみならず，獣医学領域においても猫白血病ウイルスや犬糸状虫抗原の検出などに広く用いられている。

参考文献
1）見上彪．獣医微生物学．第2版．文永堂出版．東京．2003．

演習問題

第14章 抗原抗体反応を利用した検査法

14-1. モノクローナル抗体に関する記述で正しいものはどれか。
- a．ひとつのB細胞は1種類の抗体しか産生しない。
- b．モノクローナル抗体は複数の抗原決定基に対して反応する。
- c．ハイブリドーマの選択にポリエチレングリコールを用いる。
- d．いかなる動物種においてもモノクローナル抗体の作製は可能である。
- e．どの検査法においても，ポリクローナル抗体よりもモノクローナル抗体を使用すべきである。

14-2. 炭疽の検査法として沈降反応を利用したものはどれか。
- a．ファージテスト
- b．パールテスト
- c．莢膜染色
- d．アスコリー試験
- e．PCR

14-3. 診断法として赤血球凝集試験（HA test）および赤血球凝集抑制試験（HI test）を適用できない感染症はどれか。
- a．ニューカッスル病
- b．インフルエンザ
- c．牛疫
- d．マイコプラズマ症
- e．伝染性コリーザ

14-4. 各種検査法とその用いる標識抗体の組み合わせで誤っているものはどれか。
- a．組織切片の免疫組織化学検査…酵素標識抗体あるいは蛍光標識抗体
- b．ELISA法…酵素標識抗体
- c．ウエスタンブロッティング…酵素標識抗体
- d．イムノクロマトグラフィー…金コロイド標識抗体
- e．フローサイトメーター…放射性同位元素標識抗体

解答：195ページ

第 14 章 抗原抗体反応を利用した検査法

解　答

14-1. 正解　a
解説：b. モノクローナル抗体は単一の抗原決定基に対してのみ反応する。
　　　c. 脾細胞と骨髄腫（ミエローマ）の細胞融合にポリエチレングリコールを用いる。
　　　d. マウス，ラット，ハムスター，ウサギ，ニワトリなどの限られた動物種においてのみモノクローナル抗体の作製が可能である。
　　　e. 検査法によってポリクローナル抗体とモノクローナル抗体を使い分けるべきである。

14-2. 正解　d
解説：a. γファージによる溶菌反応を利用している。
　　　b. ペニシリンによる細胞壁合成阻害を利用している。
　　　c. レビーゲル染色ともよぶ。
　　　e. 遺伝子学的検査である。

14-3. 正解　c
解説：ほかの選択肢はいずれも赤血球凝集性を有する病原体による感染症であるため，赤血球凝集試験（HA test）および赤血球凝集抑制試験（HI test）を診断に用いることが可能である。

14-4. 正解　e
解説：フローサイトメーターでは，蛍光標識抗体を使用して細胞表面マーカーを検出でき，これを応用して特定の細胞を分取することも可能である（セルソーター）。なお，放射性同位元素標識抗体は，放射免疫測定法（RIA）で用いられる。

第15章 免疫担当細胞の分離法および免疫学的検査法

> 一般目標：免疫担当細胞の代表的な表面マーカーとそれを用いた検査法の基本的な理論を理解する。

➡ **到達目標**
1) 代表的な免疫担当細胞マーカーと検査法およびそれを用いた免疫担当細胞の分類を説明できる。
2) 免疫担当細胞の検査法を説明できる。

➡ **学習のポイント・キーワード**
cluster of differentiation（CD），細胞表面マーカー，T細胞，T細胞レセプター（TCR），B細胞，NK細胞，免疫担当細胞，モノクローナル抗体，リンパ球幼若化試験，細胞傷害活性，サイトカイン産生試験，フローサイトメトリー（FCM），密度勾配法，磁気ビーズ法，限界希釈法，ELISpot法，バイオセンサー，乳酸脱水素酵素（LDH）法，TUNEL法，DNAマイクロアレイ

15-1. 免疫担当細胞の代表的な細胞表面マーカーと分類

1. CD分類

　免疫担当細胞は，調製の容易さや生理機能判定の重要さから，医学系研究において最もよく用いられている生体材料のひとつであり，細胞表面マーカーに基づく免疫担当細胞の細胞系統，機能および分化・成熟の分類は，モノクローナル抗体における技術の応用によって発展した。

　CD（cluster of differentiation）は，造血系細胞に対するモノクローナル抗体の反応特異性に基づくクラスター分類に用いられ，番号を設けている。したがって，各CD番号は特異的な細胞表面マーカーに対応しており，それぞれにモノクローナル抗体が存在することを表している。代表的なCD分子とその発現細胞および機能を表15-1に示した。CD分類は白血球をはじめ，血小板，赤血球，血管内皮細胞などの細胞表面マーカーにも及んでおり，さらに最近では細胞内抗原の分類にも適応されている。当初，CD分類はヒト白血球に限定されていたが，現在ではヒト以外の多様な動物種にも応用されている。しかし，T細胞レセプター T cell receptor（TCR）や免疫グロブリン，主要組織適合遺伝子複合体 major histocompatibility complex（MHC）などの分子には，CD分類は適応されない。

　CD分類は，末梢血リンパ球サブセット検査や造血器腫瘍（白血病や悪性リンパ腫など）の免疫学的分類 immunophenotyping に必須の検査手法であり，特に形態学的に見分けるのが困難な細胞の鑑別や分類に威力を発揮する。

表15-1　各種免疫担当細胞に発現する特異的CD分子

幹細胞	CD34, CD133
B細胞	CD10, CD19, CD20, CD22, CD40, CD154
T細胞	CD2, CD3, CD4, CD5, CD7, CD8, CD28, CD134, CD152
NK細胞	CD16, CD56
抗原提示細胞	CD80 (B7.1), CD86 (B7.2)
単球・マクロファージ	CD11, CD40
顆粒球	CD15, CD33
巨核球	CD41, CD42

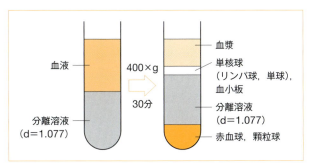

図 15-1　末梢血からの密度勾配法によるリンパ球の単離

2. その他の細胞表面マーカー

　CD 分類以外には，MHC（HLA），TCR$\alpha\beta$，TCR$\gamma\delta$，Ig$\alpha\beta$，Toll 様レセプター Toll-like receptor（TLR），CC chemokine receptor（CCR），CXC chemokine receptor（CXCR），NK1.1 やサイトカインレセプターなどの細胞特異的発現分子が標的となる。

15-2. 免疫担当細胞の検査法

1. 細胞の単離法

　免疫担当細胞の検査のためには，できる限り単一の細胞を準備する必要がある。その調整が最も容易であるのは培養細胞であり，全血であっても溶血操作により赤血球を除くことで，白血球を迅速に分離することが可能である。

　一方，固形組織や腫瘍からの単一細胞の分離には，細切した組織を機械的に分散する方法と，酵素などを用いて化学的に分散する方法があり，サンプルの種類あるいは検査目的によって選択する必要がある。

2. 末梢血からの密度勾配法によるリンパ球の単離

　リンパ球の性状を試験管内で解析するためには，末梢血からリンパ球を単離する必要がある。末梢血からリンパ球を単離するための最も簡易な方法には，糖質ポリマーや糖質重合体（Ficoll® 溶液などが市販されている）による濃度勾配を利用して遠心を行うことにより単離する密度勾配法がある（図 15-1）。動物種により白血球の数やリンパ球・単球の比重が異なることから，この方法により末梢血中の単核球であるリンパ球と単球の分離が可能となる。夾雑細胞群の除去は吸着法や抗体などによって行い，さらに必要に応じてアフィニティークロマトグラフィーやフローサイトメトリー（FCM）により単一な細胞を分離することができる。

3. 磁気ビーズ法によるリンパ球の単離

　磁気ビーズ法には，リンパ球表面マーカーに対する特異抗体を物理的に吸着させた高分子ポリマー性磁気ビーズを用いる。高価な機器を用いず，特異抗体結合磁気ビーズの種類を換えることによって多様な細胞に対応することができる。この抗体が付着したビーズと目的のリンパ球を含む細胞懸濁液を試験管内で混合し，目的のリンパ球表面に磁気ビーズを結合させ，その後，試験管壁に強力な磁気を置くとビーズと結合しているリンパ球は試験管壁に集められる。モノクローナル抗体と反応するマーカーを持たない細胞は浮遊細胞として懸濁液中に残っているため，懸濁液を除去することにより

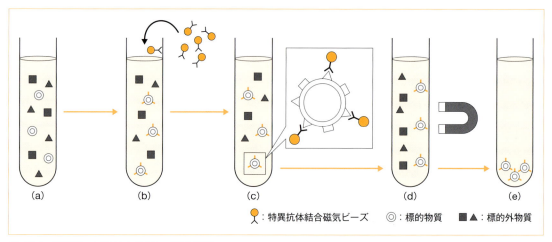

図15-2 磁気ビーズ法によるリンパ球の単離
a：多様な細胞混合液。
b：細胞表面マーカーに対する特異抗体に磁気ビーズを加える。
c：細胞表面マーカー特異抗体結合磁気ビーズが表面分子に結合する。
d：強力磁石により磁気ビーズ結合細胞を集める。
e：細胞浮遊液を静かに捨て，目的の細胞を回収する。

表15-2 フローサイトメーターで測定可能なサンプル

- 血球細胞（白血球，赤血球，血小板など）
- 動物細胞（培養細胞，単離細胞など）
- 植物細胞
- 海洋生物（プランクトンなど）
- 精子，酵母など
- ラテックスビーズ（マルチプレックスによるサイトカイン定量解析など）
- 微生物（細菌，原虫など）

表15-3 フローサイトメトリーに使用する蛍光色素

緑色	FITC，TO，Fluo-3，GFP など
オレンジ色	phycoerythrin，PE など
赤色	ECD，PI など
濃赤色	PC5，7-AAD など
黒赤色	PC7 など

　目的のマーカーを持ったリンパ球が単離される。それらのリンパ球は再懸濁と洗浄を数回行い，単一リンパ球として用いる（図15-2）。本法はリンパ球だけでなく，その他の浮遊細胞でも利用できる。

4. フローサイトメトリーによる細胞同定と単離

　フローサイトメトリー flow cytometry（FCM）は，調整された細胞の特性を，光や蛍光色素などを利用して迅速かつ高感度に測定する方法である。短時間に多くの細胞数を正確に測定できる，定量性・再現性に優れる，一度に数種類の抗原を定量できる（マルチパラメータ測定），特定の細胞群のクラスターを解析できる，特定の細胞が分取可能であるなどの特徴を持つ。FCMで測定するサンプルは細胞浮遊液にする必要があり，細胞は$40\,\mu m$までの大きさであれば測定が可能である。その他，表15-2に示す様々なサンプルが測定可能である。

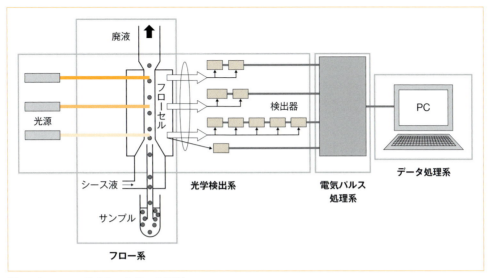

図15-3　フローサイトメトリーの原理

1) フローサイトメトリーの原理

フローサイトメトリーは，フローセル中を1列になって通過する細胞にレーザー光を照射し，そこから生じる散乱光と蛍光を同時に測定したものを相関ヒストグラムとして表示する。これらのヒストグラムを解析することにより細胞の特性を特定することができ，さらにこれらの特性別に数種類の細胞集団を分取することができる（セルソーター機能があるもののみ）。

フローサイトメーターの測定原理は，①細胞の流れをつくるフロー系，②レーザー照射により発生した細胞の大きさの目安となる前方散乱光 forward scatter（FS）と細胞内部の複雑さがわかる側方散乱光 side scatter（SS）からなる散乱光と，表15-3に示した蛍光色素抗体から発せられる蛍光を測定する光学検出系，③検出された電気パルスを数値化する電気パルス処理系，④得られた数値から各種ヒストグラムを作成，解析するデータ処理系，⑤目的の細胞を分取するソーティング系（フロー系に含まれる）の5つからなる（図15-3）。フローサイトメーターでの測定に使用可能な一般的蛍光色素を表15-3に示した。

2) データ処理系

各パラメータの数値データを用いて，コンピュータと解析ソフトウェアは各種ヒストグラムを作成し，統計解析を行う。多くのパラメータを用いるFCM解析（FACS解析）では，特定の細胞のみのヒストグラムをつくるゲーティングを多用する（図15-4）。

15-3. リンパ球の機能解析

特定の抗原に対する免疫応答を調べるためには，抗原レセプターを同定する方法および目的の細胞亜群を直接検出する方法，サイトカイン産生や細胞傷害活性などを測定することにより機能変化をみる方法がある。

1. 限界希釈法

リンパ球集団のなかに特異マーカーに対して反応するリンパ球がどの程度在するかを調べる方法が，限界希釈法である。骨髄腫（ミエローマ）細胞由来のハイブリドーマや特異抗体産生B細胞ある

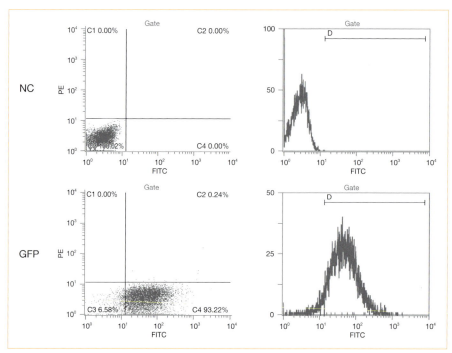

図15-4　FCMデータ解析例
細胞集団にゲート設定し，GFPタンパク質発現細胞を検出した。

いは抗原特異的T細胞のクローニングなど，単一機能を持つ細胞の単離方法として最も簡便な方法である．操作は簡易で，一定の細胞集団を段階希釈し，培養後単一集団となった細胞を分離して機能解析をする．本法は，FCMや細胞傷害活性試験などの詳細な機能解析の細胞調整法としても有用である．

2．ELISpot法

　enzyme-linked immunospot (ELISpot)法は，10万個中1個の細胞という低レベルで分泌されたサイトカインを検出できる最も高感度な方法のひとつである．ELISpot法の感度は通常のELISA法の20～200倍にもなり，mRNAを測定するRT-PCRと同等の感度を示す．また，翻訳段階で調節されているサイトカインを検出できるため，別のタンパク質との結合やプロテアーゼ活性により物質が損なわれることがほとんどないという特徴を持ち，免疫応答でみられるわずかな細胞活性の測定に有用である．

　測定原理は，測定対象がELISA法は溶液であるのに対して，ELISpot法は細胞である．測定方法はELISA法に類似するが，細胞を特異的キャプチャー抗体でコートされたウェル表面上で培養し，細胞除去後分泌された分子をELISA法の要領で検出する．基質の反応により分泌細胞が位置していた場所にスポットが形成され，そのスポットのサイズや発色強度から細胞により分泌されたサイトカインを定量的に測定することができる (図15-5)．

3．細胞内サイトカインの測定

　生体内において，サイトカインは細胞の分化・増殖および恒常性を維持するため，細胞同士の情報交換に働く細胞間情報伝達物質(液性因子)として免疫反応の中心的な役割を担っている．細胞のサイ

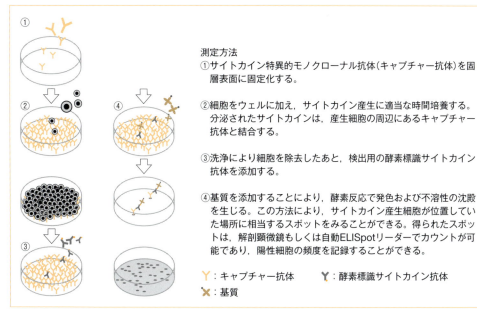

図15-5　ELISpot法の原理

トカイン産生能の測定には，細胞培養上清中に含まれる（細胞外に分泌された）サイトカインを測定する方法が一般的に用いられてきたが，近年では細胞内サイトカイン染色法やFCMを用いた細胞内サイトカイン測定法が可能になった。FCMでは分泌される前の"細胞内サイトカイン"を検出することで，個々の細胞のサイトカイン産生能を測定することができる。細胞内サイトカインの測定には，蛍光標識抗体を細胞内に導入するために，細胞への影響が少ない細胞膜透過処理を行う必要がある。細胞内サイトカイン染色法では定性的なサイトカイン測定にとどまるが，FCMでは細胞表面に対する抗体を組み合わせることにより特定の細胞が産生するサイトカインを定量的に検出することもできる。

4. バイオセンサーによるレセプター・リガンド結合測定法

水晶振動子マイクロバランス quartz crystal microbalance (QCM) 法とは，水晶の結晶をごく薄い板状に切り出した切片の両側に金属薄膜を取り付け，それぞれの金属薄膜に交流電場を負荷すると一定の周波数（共振周波数）で振動する性質（水晶振動子）を利用した測定法である。金属薄膜上にナノグラム程度の物質が吸着すると物質の質量に比例して共振周波数が減少するため，分子同士の結合や細胞表面のレセプターへの分子結合を検出する微量天秤として利用することができる（図15-6）。

5. リンパ球幼若化試験

リンパ球幼若化試験は，末梢血から比重遠心法によりリンパ球を分離し，様々なマイトジェン（フィトヘマグルチニン〔PHA〕，ポークウィードマイトジェン〔PWM〕やコンカナバリンA〔ConA〕）や特定の抗原を反応させ，リンパ球の幼若化を観察する検査である。

測定原理は，リンパ球がマイトジェンあるいは抗原に出会うと幼若化を起こしDNA合成が盛んになることを利用している。DNA合成時に細胞内に取り込まれるDNA前駆物質である^{3}H－チミジンがリンパ球へ取り込まれる量を液体シンチレーションカウンターで測定し，無添加で培養したリンパ

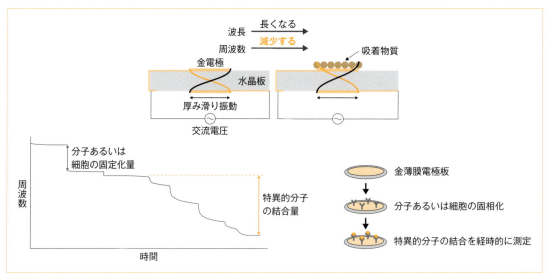

図15-6 バイオセンサーの原理

球と比較して定量的に幼若化率を判定する。感作されていれば、リンパ球の幼若化により ^3H-チミジンの取り込みが増加する。陽性の場合、リンパ球は添加物によって感作されていると考えられ、免疫応答の活性化が疑われる。本法は、薬物アレルギーに対する遅延型アレルギー反応の判定、免疫不全症においてT細胞の機能不全があるかどうか、臓器移植に際してドナーとレシピエントの末梢血単核球を混合培養して、レシピエントのT細胞がドナーの同種抗原に対して反応するかどうか(混合リンパ球反応)などの検査に使用される。

6. 細胞傷害活性試験

代表的な試験法として、細胞から放出された乳酸脱水素酵素(LDH)を高感度に測定することにより細胞傷害を測定する方法と、7-amino-actinomycin D (7-AAD)や5-(6)-carboxyfluorescein diacetate succinimidyl ester (CFSE)を用いたFCMによって細胞傷害を測定する方法がある。

1) 乳酸脱水素酵素(LDH)法

細胞質に存在する酵素であるLDHは通常細胞膜を透過しないが、細胞膜が傷害を受けると細胞外、すなわち培地中に放出される。そのLDHは乳酸の脱水素化を触媒しピルビン酸とNADHを生成する。NADHはDiaphoraseの触媒によりテトラゾリウム塩(ITN)を還元し、490 nmの吸光度を持つ赤色のホルマザン色素を形成する。その色素の性質を利用してLDH活性を測定することにより、細胞傷害活性を測定する。

2) FCM法

細胞媒介性細胞傷害は、細胞傷害性T細胞 cytotoxic T lymphocyte (CTL)やナチュラルキラー細胞 natural killer cell (NK細胞)などのエフェクター細胞が、ウイルス感染細胞や癌細胞など宿主の異物となる標的細胞に作用することにより生じる。FCMは、あらかじめ標的細胞をCFSEで標識したものにエフェクター細胞を加えて培養したあと7-AADで染色し、フローサイトメトリーで測定する。標的細胞のうち、生存しているものは緑色、死んでいるものは赤色、エフェクター細胞のうち生存し

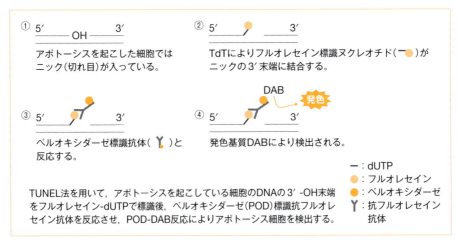

図 15-7　TUNEL 法の原理

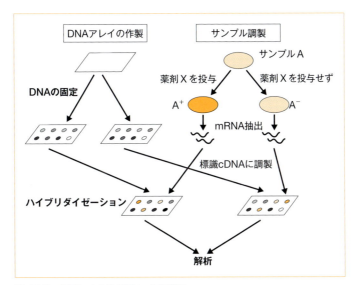

図 15-8　DNA マイクロアレイの原理

ているものは無色，死んでいるものは赤色に染色されるので，染色パターンにより細胞傷害効果を判定する。

7．TUNEL 法

アポトーシスの組織化学的証明法には，TdT-mediated dUTP nick end labelling（TUNEL）法が最もよく行われている。アポトーシスを起こした細胞は DNA にニックとよばれる切れ目が入っているため，ターミナルトランスフェラーゼ（TdT）を用いてニックの 3'-OH 末端にフルオレセイン−dUTP を結合させたあと，ペルオキシダーゼ（POD）標識抗フルオレセイン抗体を反応させ，発色基質 DAB によりアポトーシス細胞を検出する（図 15-7）。

8. DNA マイクロアレイ

　小さい基盤上に数千〜数万個の DNA を整然と配列したもので，DNA チップともよばれている。DNA マイクロアレイは非常に多くの種類の遺伝子について，遺伝子発現のプロファイルや遺伝子多型を一度に，かつ網羅的に解析できるのが特徴である。基本的な原理としては，DNA が相補鎖と結合（ハイブリダイズ）することを利用し，DNA マイクロアレイに固定した DNA 断片と特定の細胞や組織から調製した cDNA とを結合させ，遺伝子の発現を調べるものである。一般的には図 15-8 に示すような方法でサンプル調整を行い，目的に合った DNA マイクロアレイを用いて遺伝子発現の差異や変化を解析する。

演習問題

第15章　免疫担当細胞の分離法および免疫学的検査法

15-1．T細胞特異的細胞表面マーカーはどれか。
　　a．CD3
　　b．CD10
　　c．CD11
　　d．CD15
　　e．CD80

15-2．抗原提示の際にB7分子を結合するT細胞表面マーカーはどれか。
　　a．CD2
　　b．CD4
　　c．CD8
　　d．CD14
　　e．CD28

15-3．フローサイトメトリーなどに用いる緑色蛍光色素はどれか。
　　a．PE
　　b．PI
　　c．PC5
　　d．FITC
　　e．Phycoerythrin

15-4．ELISpot法が測定する対象はどれか。
　　a．特異抗体価
　　b．生細胞数
　　c．アポトーシス数
　　d．総RNA量
　　e．サイトカイン量

15-5．密度勾配法によるリンパ球の分離で用いられる溶液はどれか。

a．リン酸緩衝液
b．Ficoll® 溶液
c．ハンクス緩衝液
d．70％エタノール溶液
e．ホルマリン溶液

15-6．TUNEL 法で用いられる抗原抗体法はどれか。

a．沈降反応
b．凝集反応
c．蛍光抗体法
d．酵素抗体法
e．補体結合反応

第 15 章　免疫担当細胞の分離法および免疫学的検査法

解　答

15-1. 正解　a
　　　解説：CD10 は B 細胞，CD11 は単球・マクロファージ，CD15 は顆粒球，CD80 は抗原提示細胞の細胞表面マーカーである。

15-2. 正解　e
　　　解説：a，b，c はいずれも T 細胞表面マーカーであるが，B7 分子とは結合しない。CD14 は TLR シグナリングに関係する LPS-LPB に結合する分子である。

15-3. 正解　d
　　　解説：a，e はオレンジ色，b は赤色，c は濃赤色の色素である。

15-4. 正解　e
　　　解説：ELISpot 法はサイトカイン活性法で，直接細胞からのサイトカイン活性を測定するために考案された方法である。

15-5. 正解　b
　　　解説：糖質ポリマー重合体としては Ficoll® 溶液だけが該当する。

15-6. 正解　d
　　　解説：TUNEL 法は，ペルオキシダーセ(POD)標識抗体と発色基質を用いる酵素抗体法である。

索 引

あ

- アジュバント ……………………… 138, 170
- アスコリー試験 ……………………… 189
- アナフィラキシー ……………………… 124
- アナフィラトキシン ……………………… 51
- アフィニティークロマトグラフィー ……………………… 197
- アポトーシス ……………………… 134
- アレルギー ……………………… 123
- アロ抗体 ……………………… 144
- 異種移植 ……………………… 146
- 移植片拒絶反応 ……………………… 146
- 移植片対宿主反応(GvHR) ……………………… 148
- イソタイプ ……………………… 72
- Ⅰ型アレルギー ……………………… 124
- 一次免疫応答 ……………………… 39, 178
- 一次リンパ組織 ……………………… 156
- 遺伝子欠損ワクチン ……………………… 170
- 遺伝子再編成 ……………………… 76
- 遺伝子組換え(ベクター)ワクチン ……………………… 171
- イムノクロマトグラフィー法 ……………………… 193
- インバリアント鎖(Ii鎖) ……………………… 90
- ウエスタンブロッティング ……………………… 192
- エピトープ ……………………… 69, 184
- エフェクターB細胞 ……………………… 109
- エフェクターT細胞 ……………………… 39
- 炎症 ……………………… 59, 125
- エンドソーム ……………………… 53, 90
- エンベロープ ……………………… 109
- オプソニン化 ……………………… 44, 50, 71

か

- 架橋 ……………………… 124
- 家禽コレラ ……………………… 168
- 獲得免疫 ……………………… 22, 35, 37
- 過敏症 ……………………… 110, 112, 124
- カプシド ……………………… 109
- 可変領域 ……………………… 25, 68, 100
- 顆粒球 ……………………… 37, 62
- カルネキシン ……………………… 89
- 癌遺伝子 ……………………… 130
- 癌原遺伝子 ……………………… 130
- 間接(受身)凝集反応 ……………………… 186
- ガンマグロブリン欠乏症 ……………………… 121
- 癌抑制遺伝子 ……………………… 131
- 偽遺伝子 ……………………… 81, 161, 162
- 気管関連リンパ組織(BALT) ……………………… 29
- 北里柴三郎 ……………………… 23, 168
- 急速凝集反応 ……………………… 186
- 狂犬病 ……………………… 168
- 凝集反応 ……………………… 186
- 胸腺形成不全症 ……………………… 122
- 胸腺細胞 ……………………… 101
- 莢膜抗原(K抗原) ……………………… 111
- 菌体抗原(O抗原) ……………………… 111
- クームス試験 ……………………… 187
- クラススイッチ ……………………… 78
- グランザイム ……………………… 63
- グルカンレセプター ……………………… 37
- クロスプレゼンテーション ……………………… 92, 147
- 蛍光抗体法 ……………………… 190
- 軽鎖(L鎖) ……………………… 68
- 形質細胞 ……………………… 75
- 血液型 ……………………… 24, 144
- 血小板活性化因子 ……………………… 115
- ケモカイン ……………………… 61
- ケーラー, G ……………………… 25
- 好塩基球 ……………………… 71
- 抗核抗体 ……………………… 126
- 抗原決定基 ……………………… 69, 184
- 抗原抗体複合体 ……………………… 71, 125
- 抗原提示細胞(APC) ……………………… 92
- 交叉抗原提示法 ……………………… 33
- 交叉適合試験(クロスマッチテスト) ……………………… 145
- 好酸球 ……………………… 26, 114, 115
- 合成ペプチドワクチン ……………………… 172
- 抗体 ……………………… 23, 39, 68
- 抗体依存性感染増強(ADE) ……………………… 109
- 抗体依存性細胞傷害(ADCC) ……………………… 71, 175
- 好中球 ……………………… 62
- 高内皮性小静脈(HEV) ……………………… 28
- 骨髄 ……………………… 26
- コッホ, R ……………………… 23
- 古典経路 ……………………… 49
- コーリーワクチン ……………………… 131
- コンカナバリンA(Con A) ……………………… 158, 201
- 混合ワクチン ……………………… 177

さ

- サイトカイン ……………………… 38
- 細胞死誘導レセプター ……………………… 135

細胞傷害性T細胞(CTL)	26, 35
細胞性癌遺伝子	130
細胞性免疫	44, 109, 176
細胞内寄生細菌	112
細胞内チロシンキナーゼ(Lck)	91, 102
細胞表面マーカー	196
細胞変性効果(CPE)	189
サブユニットワクチン	172
Ⅲ型アレルギー	125
サンドイッチELISA法	192
ジェンナー, E	23
自家移植	146
磁気ビーズ法	197
試験管内凝集反応	186
自己寛容	123, 149
自己抗原	75, 123
自己抗体	124
自然免疫	23, 26, 34, 48, 58
重鎖(H鎖)	25, 68, 159
重症複合免疫不全症(SCID)	122
宿主対移植片反応(HvGR)	148
樹状細胞	26, 33, 93, 132
受動免疫	72, 159
腫瘍関連抗原(TAA)	133
腫瘍抗原	132
主要組織適合遺伝子複合体(MHC)	24, 86, 100, 108
腫瘍特異抗原(TSA)	133, 137
小動脈周囲リンパ鞘(PALS)	28
植物発現ワクチン	172
食胞(ファゴソーム)	61, 112
初乳	72, 145, 159
新生子溶血症	145
水晶振動子マイクロバランス(QCM)法	201
スカベンジャーレセプター	37, 62
ストローマ細胞	73, 100
制御性T細胞(Treg)	136, 149
成熟B細胞	75
正の選択(ポジティブセレクション)	100, 156
赤血球凝集試験(HA test)	187
赤血球凝集抑制試験(HI test)	187
前駆酵素	60
全身性エリテマトーデス(SLE)	125
線毛抗原(F抗原)	111
即時型過敏症	72, 124

た

体液性免疫(応答)	42, 109, 175
体細胞高頻度突然変異	39, 80, 101
大食細胞	23, 61
第二経路	50, 60, 109
多価ワクチン	177
多型核白血球	62
多能性造血幹細胞	26, 33, 73
タパシン	89
ダブルネガティブ胸腺細胞	100
ダブルポジティブT細胞	101
単価ワクチン	177
単球	26, 111
単純拡散法	188
炭疽	168, 189
チェディアック・東症候群	120
遅延型過敏症	126
虫垂	161
中枢リンパ組織	27
中和反応	175, 189
腸管関連リンパ組織(GALT)	28, 81
腸管上皮内リンパ球(IEL)	29
直接凝集反応	186
沈降反応	187
追加免疫	178
ツベルクリン反応	126
ディジョージ症候群	122
ディフェンシン	49, 61
点突然変異	161
同系移植	146
同種(異系)移植	146
痘瘡(天然痘)	23, 166
トキソイド	168, 169
利根川進	25

な

ナイーブリンパ球	28
ナチュラルキラー細胞(NK細胞)	63
ナチュラルキラーT細胞(NKT細胞)	135
生ワクチン	168, 177
Ⅱ型アレルギー	124
二重拡散法(オクタロニー法)	187, 188
二次リンパ組織	156
乳酸脱水素酵素(LDH)法	202
ヌードマウス	122, 126
ネガティブセレクション(負の選択)	75
猫伝染性腹膜炎(FIP)	126
猫白血病ウイルス(FeLV)	122, 126
猫免疫不全ウイルス(FIV)	122, 126
粘膜関連リンパ組織(MALT)	29
能動免疫	166

は

項目	ページ
パイエル板	157
バイオセンサー	201
胚中心	28
ハイブリドーマ	25, 184
曝露後免疫	168
パスツール, L	23, 167
パターン認識レセプター（PRRs）	32
白血球	33, 121
バーネット, F M	24, 132
ハプテン	24, 116
パーフォリン	63
鼻咽頭関連リンパ組織（NALT）	29
ヒスタミン	124
病原体関連分子パターン（PAMPs）	51
標的細胞	71, 202
ヒンジ領域	68
ファゴリソソーム	61
ファブリキウス嚢	161
フィトヘマグルチニン（PHA）	158, 201
ブースター	178
不活化ワクチン	169
ブラック法	189
プレ B 細胞	74
フローサイトメトリー（FCM）	198
プロ B 細胞	73
プロスタグランジン	59, 115
プロセシング	89
プロテアソーム	89
ベーリング, E A von	23
ヘルパー T 細胞（Th 細胞）	38
ボイトラー, B	26
ポークウィードマイトジェン（PWM）	201
ポジティブセレクション（正の選択）	100, 156
補助刺激分子	92
補体	49, 60
補体結合反応	189
ホフマン, J	26
ボルデ, J	23, 60

ま

項目	ページ
マイトジェン	158, 201
膜侵襲複合体（MAC）	60
マクロピノサイトーシス	33, 37
マクロファージ	23, 61
マスト細胞	26, 124
末梢リンパ組織	27
マンノース結合レクチン	50
マンノースレセプター	37, 62
未熟 B 細胞	75
ミルシュタイン, C	25
メダワー, P B	25
メチニコフ, I	23, 61
免疫応答	34, 102, 132
免疫寛容	25
免疫記憶	104, 166
免疫グロブリン	158
免疫担当細胞	26
免疫電気拡散法	188
免疫不全	120
免疫抑制剤	123, 148
免疫レセプターチロシン活性化モチーフ（ITAM）	102

や

項目	ページ
輸血	144
輸出リンパ管	28
輸入リンパ管	28
予防接種（ワクチネーション）	166
IV 型アレルギー	126

ら

項目	ページ
ラジオイムノアッセイ（RIA）	192
ランゲルハンス細胞	116
ラントシュタイナー, K	24
リンパ球	27, 157, 199
リンパ球幼若化試験	201
リンパ節	27, 157
リンパ組織	27, 157
リンホトキシン	103, 176
レクチン経路	50, 60
レクチンレセプター	37
レシピエント	148
レセプター編集	75
ロイコトリエン	59, 115
濾胞樹状細胞	93
濾胞 Th 細胞	39

わ

項目	ページ
ワークショップクラスター（WC）	157
ワクチン	166

欧文

項目	ページ
ABC 法	191
ABO 血液型	24
anergy	149
BCG ワクチン	174
B 細胞	73

B細胞レセプター（BCR）	73	IL-5	39, 103
C1	49	IL-6	62
C3b	50	IL-10	103, 136
C3転換酵素	49	IL-12	62
C4a	51	IL-17	103
C5a	51, 60	J遺伝子	76
C6	60	LAK細胞	140
CD3	101	LPS	53
CD11	120	L鎖（軽鎖）	25, 68
CD18	120	MHC（主要組織適合遺伝子複合体）	86
CD28	92	MHCクラスI分子	87
CD40	92	MHCクラスII分子	87
CD40L	39, 92	MHC拘束性	95, 102
CD80／CD86	92, 148	M細胞	29
CD4陽性T細胞	38, 92, 103	NOD-like receptors (NLR)	53
CD8陽性T細胞	91, 103	$p53$	131
c-onc	130	RAG	132
CXCL8	62	Rb	131
C反応性タンパク（CRP）	61	RIG-I-like receptors (RLR)	54
C領域	68	SCIDマウス	122
DEA	144	STAT	132
D-J組換え	76	TAP	89, 173
DNAマイクロアレイ	204	Th1細胞	38, 92
DNAワクチン	138, 171	Th2細胞	38, 92
D遺伝子	76	Th17細胞	38, 92, 103
ELISA（酵素結合免疫吸着）法	191	TNF-α／β	104
ELISpot法	200	Toll様レセプター（TLR）	26, 51
Fab領域	69	Treg（制御性T細胞）	92, 136
F(ab')$_2$	69	TUNEL法	203
Fas	103, 136	T細胞レセプター（TCR）	100
FCM法	202	V-DJ組換え	76
Fc領域	71	V-J組換え	76
FcγR	44	v-onc	130
HLA	86, 137	V遺伝子	76
H鎖（重鎖）	25, 68, 159	V領域	68
IFN-α／β／γ	63, 64, 108	$\alpha\beta$型T細胞	158
IgA	72, 150	$\alpha\beta$型TCR	100
IgD	72	$\gamma\delta$型T細胞	158
IgE	72	$\gamma\delta$型TCR	100
IgG	72	γ鎖	100
IgM	72	δ鎖	100
IgY	160	ε鎖	100
IL-1	59, 62	ζ鎖	102
IL-2	38	κ鎖	68, 159
IL-4	39, 103	λ鎖	68, 159

■監修者プロフィール

池田　輝雄（いけだ　てるお）
獣医学博士。麻布大学獣医学部准教授。
麻布獣医科大学(現・麻布大学)獣医学部卒業。麻布大学大学院獣医学研究科博士課程中退。麻布大学獣医学部助手，講師，米国ワシントン大学博士研究員などを経て，現在に至る。専門は，獣医免疫学，分子生物学，微生物学。

小川　健司（おがわ　けんじ）
農学博士。理化学研究所専任研究員。
日本大学農獣医学部(現・生物資源科学部)卒業。東京大学大学院農学系研究科(現・農学生命科学研究科)博士後期課程単位取得退学。東京大学農学部助手，理化学研究所研究員，米国インディアナ大学客員研究員などを経て，現在に至る。専門は，細胞生物学，分子生物学，化学遺伝学。

松本　安喜（まつもと　やすのぶ）
農学博士。東京大学大学院農学生命科学研究科准教授。
東京大学農学部卒業。東京大学大学院農学系研究科(現・農学生命科学研究科)博士課程修了。科学技術庁(現・文部科学省)特別研究員，米国国立衛生研究所(NIH)研究員などを経て，現在に至る。専門は獣医免疫学，寄生虫学，分子疫学，ワクチン学。

2018 年 3 月現在

獣医学教育モデル・コア・カリキュラム準拠

獣医免疫学

2015 年 3 月 10 日　第 1 刷発行
2023 年 3 月 1 日　第 3 刷発行©

監修者	池田　輝雄，小川　健司，松本　安喜
発行者	森田　浩平
発行所	株式会社 緑書房 〒 103-0004 東京都中央区東日本橋 3 丁目 4 番 14 号 TEL　03-6833-0560 https://www.midorishobo.co.jp
印刷所	アイワード

ISBN978-4-89531-161-8　Printed in Japan
落丁，乱丁本は弊社送料負担にてお取り替えいたします。

本書の複写にかかる複製，上映，譲渡，公衆送信(送信可能化を含む)の各権利は株式会社緑書房が管理の委託を受けています。
[JCOPY] 〈(一社)出版者著作権管理機構 委託出版物〉
本書を無断で複写複製(電子化を含む)することは，著作権法上での例外を除き，禁じられています。
本書を複写される場合は，そのつど事前に，(一社)出版者著作権管理機構(電話 03-5244-5088，FAX03-5244-5089，e-mail：info@jcopy.or.jp)の許諾を得てください。
また本書を代行業者等の第三者に依頼してスキャンやデジタル化することは，たとえ個人や家庭内の利用であっても一切認められておりません。